女人爱自己

呵护好你的乳房

孙悦香 / 著

HEHU HAO
NI DE RUFANG

黑龙江科学技术出版社

图书在版编目（CIP）数据

女人爱自己：呵护好你的乳房 / 孙悦香著. -- 哈
尔滨：黑龙江科学技术出版社，2015.12
ISBN 978-7-5388-8711-2

Ⅰ.①女…　Ⅱ.①孙…　Ⅲ.①乳房－保健－基本知识
Ⅳ.①R655.8

中国版本图书馆CIP数据核字（2015）第312335号

女人爱自己：呵护好你的乳房

NÜREN AI ZIJI : HEHU HAO NI DE RUFANG

作　　者	孙悦香	
责任编辑	徐　洋	
封面设计	红十月工作室	
出　　版	黑龙江科学技术出版社	
	地址：哈尔滨市南岗区建设街41号　邮编：150001	
	电话：（0451）53642106　传真：（0451）53642143	
	网址：www.lkcbs.cn　www.lkpub.cn	
发　　行	全国新华书店	
印　　刷	北京嘉业印刷厂	
开　　本	710 mm × 1000 mm　1/16	
印　　张	21.75	
字　　数	280千字	
版　　次	2016年3月第1版　2016年3月第1次印刷	
书　　号	ISBN 978-7-5388-8711-2/R · 2590	
定　　价	39.80元	

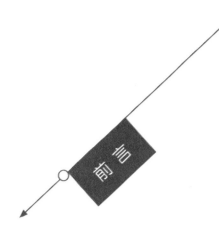

女性乳房承托着哺育下一代的神圣使命，也是女性美的象征及无限魅力之所在。女性在不同的年龄段都要对乳房进行保健护理。

在日常生活中，女性对于乳房健康的关注，还只停留在怎样选择合适的内衣及如何丰胸、隆胸等胸部美容等话题上，殊不知，如果没有健康的乳房，这些都只是无本之木、无源之水。

其实乳房的健康不仅与饮食有关，而且还和运动、情绪、生活习惯等方面息息相关。在生活中有很多"平胸公主"，她们为自己的平胸而烦恼。同样的连衣裙穿在别人身上就能突显出女性的妩媚，而穿在自己身上却松松垮垮，完全不能突显女性魅力。其实，这就是乳房发育不良造成的。女孩处于青春期时，如果饮食营养跟不上且缺乏运动，再加上站、坐、卧等姿势不正确，就很容易导致胸部发育不良。本书对有益于乳房健康的饮食知识进行了更深入地讲解，可以作为女性乳房保健的枕边书。

本书从不同角度阐述了乳房要美丽更要健康的观点。"关注乳房"为女人们解答了有关乳房生理结构和保健方面的困惑；"保养乳房"教会女性如何吃出美丽与健康；"乳房运动"为女性展示多样的健康方法，告诉你保持乳房健康其实很简单；"呵护乳房"告诉女性：保持良好的生活习惯对于乳

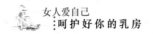

房健康至关重要；"孕期乳房"提醒女性：健康的乳房让你的宝宝更可爱；"诊治乳房"娓娓地对女性说：面对千差万别的乳房疾病，心别乱了，身体别倦了，方法找准了，我们才能更健康。相信每一位读过此书的女性朋友都能从中获益匪浅。

为使乳房健康长驻，美丽一生，每一位女性朋友都应自觉改正以往的诸多不良习惯，珍爱乳房，勤做运动，远离惰性。最好能根据自己的实际情况，制定一套切实可行的乳房及健身方案，并努力坚持下去。当习惯成为自然时，乳房的健康也就会被你牢牢地把握在手中。

望本书能够成为一部让女性拥有更健康、更丰满、更自信、更迷人的胸部保健手册，与女人们健康美丽的人生相伴相随。

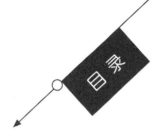

第一章　乳房，女性最亲密的伙伴

第二章　听一听来自乳房的自白

第三章　乳房说：爱我你就"摸摸"我

第四章　这才是乳房最想要的"生活"

第五章 乳房很脆弱，须加倍呵护

第六章　勤于运动，打造健康傲人美胸

第七章　想让胸部丰满，"吃"就能解决

第八章　边喂养宝宝，边护理胸部

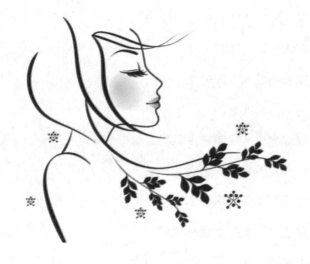

第一章　乳房，女性最亲密的伙伴

嘿，大家好，我是乳房，可不要小瞧我哟，我可是人类身体上最重要的器官之一，特别是爱美女性最亲密的伙伴哟！乳房的健康问题不仅仅是女性的大事，也是关系人类健康生活的大事，所以每一个人都执着于让自己的乳房变得更健康。让乳房更健康的前提就是要了解乳房的内在秘密。你可能会觉得自己知道得够多了，不过以下我要曝出来的这些秘密，也许还会让你大吃一惊！

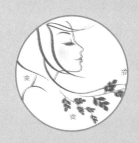

你了解自己的乳房吗?

正处于青春期的小丽近来十分苦恼，因为她发现自己的乳房在一天天地隆起来，常常觉得胸部发胀，在上体育课时，被球撞一下或与伙伴们一起玩耍时，不小心碰一下，竟会疼得叫出声来。由于胸部逐渐隆起，小丽不自觉地常常躬起了背，希望能使自己的胸部变化不那么明显和引人注目。

虽然人们习惯于把月经初潮作为女孩子进入青春期的重要标志，然而，女孩最先发育，也是最早出现的第二性征是乳房，乳房的发育大约是从9岁开始的。初期，构成乳房的乳腺及其周围起保护作用的脂肪组织在乳房及其周围的乳晕处形成一个纽扣样的小鼓包（乳蕾期），此后，乳头开始变大，乳晕逐渐扩展，乳房和乳晕的着色逐渐加深。14～15岁时，乳房发育比较明显，乳房明显地隆起。16～17岁时，乳房丰满、线条清晰、乳头大而突出，18～20岁乳房的大小和形状已具有成年女性（乳房期）的发育特征。

如果你也与小丽有一样疼痛的感觉，请不必担心，这是乳房发育过程中正常的生理现象，而不是什么毛病，不必大惊小怪，大多数女孩在乳房发育的乳蕾期都会有这种感受。要知道，这种不舒服的感受不会伴你一生，它将在乳房发育成熟后自然消失。青春发育时期，在日常生活和活动中尽量避免碰撞自己的胸部。

你可能发现，自己的乳房并不对称，有时一个乳房先长了，另一个乳房还是平平的；要么两个乳房同时开始生长，但大小不一样。其实，这都是常见的，处于发育期的少女，乳房的发育听命于雌激素的缘故，对雌激素敏感的乳房，就长得大些，不敏感的乳房就小些。你的双手或双脚伸出来，仔细对比，总归一个偏大些，一个略小些。等乳房发育成熟了，两个乳房的这种差别就很小了，除了自己之外，别人是觉察不到的。

乳房发育时期的姑娘常常感到难为情，就像小丽似的，夏天不敢穿比较单薄的衣服，因为胸部比较高，当别人看她时她会特别不好意思。为了掩盖自己外形"性"的痕迹，有的女孩走路时低头含胸，结果养成习惯，形成了驼背；有的女孩喜欢穿紧身衣束胸，结果限制了乳房和胸廓的正常发育。

在学术上，对乳房的定义是非常清晰的，我们只有通过详细了解才能完全认识乳房对于人体的重要性。

乳房位于哺乳动物躯干的上半部，在大多数情况下，它特指人类女性的乳房。对于大多数的哺乳动物来说，乳房是雌性哺乳动物（含鲸鱼在内的）哺育幼体的器官；对于人类而言，发育的乳房是女性的第二性征之一。而雄性哺乳动物（包括人类男性）在幼体（婴儿）时期就拥有乳腺等乳房组织，只是在成长过程中，并不发育。

人的乳房，男性不发达；女性于青春期后开始发育生长，妊娠和哺乳期的乳房有分泌活动。

乳房位置：乳房位于胸前部，胸大肌和胸筋膜的表面，上起自第2～3肋，下至第6～7肋，内侧至胸骨旁线，外侧可达腋中线。

乳房形态：成年女性未产妇的乳房呈半球形，紧致而有弹性。乳房中央有乳头，其顶端有输乳管的开口。乳头周围皮肤色素沉着较深的环形区，称为乳晕，表面有许多小隆起，其深面为乳晕腺，可分泌脂性物质滑润乳头。乳头和乳晕的皮肤较薄弱，易于损伤。妊娠和哺乳期乳腺增生，乳房明显增

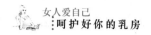

大。停止哺乳以后，乳腺萎缩，乳房变小。老年妇女乳房萎缩更加明显。

乳房结构：乳房由皮肤、纤维组织、脂肪组织和乳腺构成。脂肪组织主要位于皮下。纤维组织主要包绕乳腺，但不形成完整的囊。有纤维组织隔嵌入于乳腺叶之间，将腺体分割成15～20个乳腺叶。一个腺叶有一个排泄管，称为输乳管，通向乳头，在近乳头处输乳管膨大成输乳管窦，其末端变细，开口于乳头。乳腺叶和输乳管均以乳头为中心呈放射状排列。乳腺手术时应尽量做放射状切口，以减少对乳腺叶和输乳管的损伤。乳腺周围的纤维组织向深面发出小的纤维束连于胸筋膜上。乳腺表面的纤维组织也发出小的纤维束连于皮肤和乳头，乳房上部的这些纤维束更为发达。这些纤维束被称为乳房悬韧带，它们对乳腺起固定作用。（见图1）

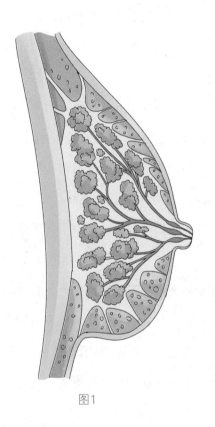

图1

乳房，怎样才算发育正常？

女孩子进入青春期后，乳房仍无明显发育，表现为乳房平坦，乳头小，乳晕范围小、颜色浅，或两侧乳房发育不对称，或乳头内陷等现象，称为乳房发育不良。

如果既有乳房发育不良，又有月经不正常，其原因主要是性腺发育不好，例如先天性卵巢发育不良、先天性无卵巢等。这些女孩子的卵巢不能分泌雌激素，以致乳房组织不能充分发育。

如果乳房发育不良是由于慢性营养不良、慢性消耗性疾病引起的，就需要加强营养，治疗慢性病。

如果乳房发育不良是因过分消瘦、胸大肌发育不良等引起，则需加强营养、增加体重，同时应注意加强体育锻炼，尤其是胸部肌肉的锻炼。当胸部肌肉发育良好时，乳房自然挺拔。

乳房发育不良还包括乳房发育不对称现象。有这样一位女青年，芳龄23岁，本来正是欢乐的年华，但她多年来一直承受着因左右两侧乳房发育极不均衡而造成的精神痛苦。她曾试着通过杂志上所教的矫形操来纠正这一差别，但效果却不大。

正常女性乳房左右对称，整个乳房呈半球形。乳头位于其顶端，周围有环形色素沉着，称乳晕，这种色素沉着在妊娠期将明显加重。乳房的形态变化较大，有碟形、圆锥形、半球形、纺锤形和下垂形。个别人从两腋下到耻骨的三角线上还有4~6个副乳房，这是进化痕迹。

事实上妇女的乳房并不一定完全对称，往往是一侧稍大，一侧稍小，或一侧稍高，一侧稍低。这是因为左右乳房对雌激素的反应不一致，于是腺体增生活跃的那侧乳房就会大一些，这并不奇怪。另外，右手干活的人右胸大肌发达，于是右乳房显得大些，而左撇子显得左侧乳房大些。

如果某侧乳房特别大，或短时间内增大明显，尚需排除乳腺瘤等肿物的存在。两侧差别不大时，可以用适当的文胸来弥补这一缺陷，如果相差太大只好做手术美容整形。手术可以用自身肌肉组织再建，也可以植入硅胶，这要视具体情况而定。

其实，乳房大小不一致对生育、性生活均无影响，对身体健康更无不利之处，完全不必为这种体象感到自鄙、苦恼。既然如此，乳房美容整形手术要不要做就要由这位女青年自己拿主意了。有一点必须指出的是，国外近年来对植入硅胶的安全性展开激烈争论，美国食品和药物管理局对此也毫无办法，因为主张继续使用或主张停用的人都拿不出充分驳倒对方的证据，只好采取模棱两可的态度，任其暂时合法使用，以观后效。至于用体内肌肉组织再植就完全没有任何不良反应吗？不大不小的瘢痕不会留下不时发作的痛楚吗？因此，正视现实，处理好身体不完美的问题，早日摆脱不应有的烦恼，树立健康的心理状态才是保证身体健康的重要的先决条件。

此外，乳房内的肿瘤也可使患侧乳房增大而致两侧乳房不对称，此时，常可触及乳房内肿块，应引起注意，及时就医。

少女的乳头内陷，多因发育受阻所致。有的少女发现自己渐渐隆起的乳房，觉得害羞，或因自己认为乳房过大等原因，采取束胸或戴过紧的文胸的方法。长期下去，乳头不仅不能向外凸出，反而凹了进去。这会给今后带来诸多不便。因此，乳头内陷的少女必须及早治疗。一般情况下，使用美胸精油，通过自我按摩可起到很好的效果。先在胸部涂上美胸精油，用左手将右侧乳房托起，右手示指、中指、无名指并拢，从乳房基部用三指向乳头做旋转轻揉，先从近胸骨处的乳房基部向外侧移动按摩，往返20次，然后按摩左侧乳房（见图2）；五指呈鸡爪形，扣住乳头下方，轻轻往乳房基部旋转揉摩，每侧乳房各 10次；牵引乳头，用拇指、示指和中指捏住乳头，向外做牵拉按摩，每侧20 次。注意用力要均匀，捏乳头时不要用力太大。

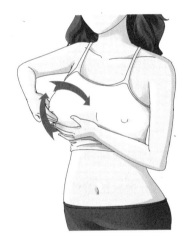

图2

影响乳房发育的那些因素

女孩子胸部的发育是从青春期开始的。专家表示，青春期是影响女性胸部大小最重要的黄金时期，在这段时期，若胸部发育过于缓慢，最好能了解体质，再进行调养，才不致出现影响日后胸部发育的情形。

女性乳房的发育期为9～14岁，发育完成约需4年，但个体间的差异性颇大，发育快的人，在1～2年即完成，发育缓慢者，前后可达10年之久，更有人可能到初次妊娠才发育完成，因此，乳房的发育不良可以由后天调养达到正常发育。虽然乳房的发育年龄有极大的差异性，但如果到了十四五岁，乳房仍未开始发育，就可能是异常的现象，最好请专科医师诊治。

胸部小的女性羡慕胸部丰满者，只可惜自己的乳房总是不懂事，天天盼着它长大，结果也是"恨铁不成钢"。乳房要长大，得问问是谁主宰着它的命运。

孕期妇女，虽然体内经常有不少激素促使乳腺发育，但是她们的乳腺仍没有腺泡，乳房都是由许多长形的乳腺管组成的，这说明乳房还没有发育，而只有在妊娠以后，血中的雌激素大大增加，由于雌激素的增多，乳腺管长得很长，并生出很多分支，血中孕激素的增多，使腺管末端的腺泡渐渐增大，小叶渐渐发育，这时乳腺更胀大。实验也证明，雌激素主要刺激乳腺管的增生，孕激素则促使腺泡的发育。但仅这两种激素是不能使乳房完全发育的，必须有垂体前叶激素的参与，即生长激素、糖皮质激素（或ACTH）及催乳素等共同作用，才能使乳房完全发育。

卵巢激素对乳腺发育的影响

女性自青春期后，卵巢中卵泡成熟，分泌大量雌激素，此时乳腺迅速发育，明显胀大。此功能是在垂体前叶激素控制的前提下，雌激素才能进行工作。雌激素的多少与乳管的再生，在某种范围内成正比，过量的雌激素，不仅不能促进乳腺的发育，相反还会抑制乳腺发育。这是因为大量的雌激素抑制了脑垂体前叶的分泌功能。垂体前叶的促性腺激素分泌减低，这也促使卵巢内分泌功能低下，因而影响乳腺的发育。

在卵巢分泌孕激素以前，腺小叶发育极其有限。性成熟后，尤其是妊娠期间，在孕激素与雌激素的反复联合作用下，腺小叶能充分发育。腺小叶的发育，需经一定强度的激素刺激，以及适当比例的雌激素与孕激素的作用，否则，末端乳管的上皮细胞易发生异常，例如囊性增生病。

肾上腺皮质激素对乳腺发育的影响

肾上腺皮质分泌多种激素，其中含有能调节性特征的激素，男性有肾上腺固酮和男性酮，女性有黄体酮和雌素酮。因此，当肾上腺皮质增生或发生肿瘤时，可激发幼年期男女乳腺的发育。如切除泌乳期动物的肾上腺，即可停止泌乳，若再注射皮质激素，又可恢复泌乳功能。

甲状腺对乳腺发育的影响

幼儿甲状腺功能低下时，全身发育不良，乳腺也不发育，如给甲状腺制剂，全身发育和乳腺发育都正常。甲状腺对乳腺的作用是间接的，垂体前叶分泌的促甲状腺素减少时，甲状腺素分泌减少，乳腺发育受影响。

有的女性乳房偏小可能与发育的早晚有关。和青春期出现的任何一种生理现象一样，乳房发育的早晚和快慢因人而异，这是正常的。但是，如果月经初潮后乳房还未开始发育，就有必要到医院妇科或内分泌科检查一下了。另外，还要告诉你的是，乳房开始发育的早晚并不影响乳房今后发育的快慢，也不影响你成年后乳房的大小和形状。

另外，一个人乳房大小和形状还受遗传因素的影响。发育成熟后，如果妈妈的乳房不大，你的乳房偏小也在情理之中。不过，乳房的大小与一个人成年后的哺乳功能及生育能力无关。

我们经常在广告里、影视中看到乳房丰满的女性形象，这很容易让人以为讨人喜欢的女性都有丰满的乳房。其实，这是一种误解。如果不是职业要求，值得你结识的人是不会因你的乳房大小影响他对你的态度的。

丰乳器、丰乳霜以及隆乳手术都在不同程度上给人以健美的希望。可是，医生们认为，丰乳器的效果不太明显，因为它充其量只能刺激胸部肌肉使其发达一些，而乳房大小主要是由构成乳房的乳腺和皮下脂肪的多少决定的，而这些仅仅依靠丰乳器的负压抽吸作用是不能改变的。如果激素含量适宜，使用得当，丰乳霜可能会改变乳房局部的雌激素水平，从而改变乳腺和脂肪组织的含量，产生一些丰乳效果；但是如果你的身体其他发育和第二性征完全正常，乳房局部组织对雌激素不敏感，使用丰乳霜只会有弊无益。这需要在医生的指导下有选择地使用。另外，大城市的正规医院的整形科可以通过手术改变乳房的大小和形状，但是，这要等到20岁以后，因为如果身体还在发育，这样的手术会影响正常的发育过程。

也许到了20岁以后，你已经有足够的自信接纳自己身体外形的缺憾，不再需要这些丰乳手段了，这是最好的。

青春期：乳房渐渐在长大

"我已经16岁了，周围的女同学的乳房都发育得很好，挺起高高的胸，都戴文胸，只有我胸脯平平的。以前我只穿内衣，最近越来越感到自己可能不正常，扁平的胸脯也让我感到难为情。尽管让妈妈为我买了一副加垫的文胸，心里还是一直为自己扁平的胸脯而苦恼。"

"我是14岁的女孩，与同龄的女孩相比，我觉得乳房太大了。高耸的乳房不但自己感到难为情，有时也常招来男孩异样的目光。我想减肥，这样或许乳房会变得小一点儿，通常我尽可能穿宽松肥大的衣服，但总是觉得一点儿也不轻松，人也变成畏畏缩缩的样子。"

"我的两个乳房同时开始发育，但明显觉得两个乳房大小不一样。这使我很烦恼：长大了会不对称吧？"

女孩进入青春发育期，最先发育的是乳房。青春期后在体内雌激素的影响下，女孩乳腺开始发育，这时乳房内除了许多细长的乳腺管不断发育外，还积累了不少脂肪，由于乳腺组织较硬而脂肪组织较柔软，所以乳房日渐隆起，而且富有弹性，成为女性成熟的标志。但是，乳房发育的情况，如乳房的大小、对称、发育早晚、发育异常等都成为女孩青春烦恼之源。

女孩的乳房发育有很大的个体差异。有的女孩仅八九岁乳房就开始发育了，而有的女孩要到16岁或更大些乳房才开始发育。大多数女孩在月经初潮之前，在9～14岁时乳房开始发育。乳房刚刚开始发育时，构成乳房的乳腺及其周围的脂肪组织在乳头及其周围的乳晕形成一个纽扣样的小鼓包，使乳头和乳晕隆起，乳头开始变大。

而后乳头隆起得更明显，也渐渐变得更加丰满，最后发育为成人的乳房形状。乳房发育的速度也有个体差异。有些女孩乳房发育开始得晚些，但发育得较快，而有些女孩乳房发育得较早，却发育得较迟缓。

乳房发育较早的女孩常常为此既难为情又烦恼，并设法刻意掩饰自己的胸部来做逃避，走路时低头含胸，或穿紧身衣束胸，结果限制了乳房和胸廓的正常发育。而束胸的做法会压迫乳房和乳头，乳腺发育不良，会造成将来泌乳和哺乳的困难，也容易引起乳房疾病。

实质上，乳房发育较早，乳房较大的女孩也是受多种因素影响的，有些女孩较肥胖，就显得乳房更丰满，有些受遗传因素、营养条件、气候等影响发育得较大些，但通常到一定年龄后乳房的发育就会停止。乳房大对身体并无任何不良的影响，也不能反映一个人的思想品德和意识，所以不必为乳房的发育而焦虑不安。

也有一些女孩为自己的乳房还没有开始发育或发育得较小而发愁和不安。较敏感的女孩很容易在公共浴室里或在集体活动中发现自己的乳房不如一些同龄人的乳房丰满，她们可能会怀疑自己的乳房发育是否正常，也可能担心将来是否会影响自己的生育能力。

乳房发育的大小除受激素作用的影响以外，还受遗传、环境因素、营养条件、胖瘦、体育锻炼等多种因素的影响。乳房偏小也可能与发育的早晚有关，其实只要生殖器官发育及月经均正常，就不会影响成人后的哺乳功能和生育能力。

一般来说，乳房开始发育的早晚并不影响其今后发育的快慢，也不影响成年后乳房的大小和形状，所以不必为发育晚、小乳房担忧。当然如果月经初潮后很长时间而乳房还没有开始发育，就有必要到医院检查一下，请医生诊断是属于生理性的，还是病理性的，以便采取对策。

少女时期，可能一侧乳房发育或者一侧比另一侧乳房发育得快，都是正常的，到发育成熟时，两个乳房的大小就会相对一样了。成年女孩也会注意到自己乳房不一样大，但差别并不太明显，往往除了自己外，别人觉察不到。但是，成人以后，如果两侧乳房大小相差特别悬殊，就应去医院诊查了。

青春发育期的女孩要学习一些乳房发育和保健的卫生知识，正确对待发育过程中的生理现象。为自己乳房大小而担忧的青春发育期的女孩，不应采取束胸或丰乳的措施，以免影响乳房的正常发育。

青春期乳房的变化：青春期萌动时那种即将成人的喜悦、羞怯、困惑、茫然无措的复杂心情交织在一起。此时的女性情绪不稳定，行动表现神秘，应引起父母的注意并加以正确的引导。

9岁左右，经历4～6年的时间，女孩由幼年时期的扁平乳房，到乳头稍稍突起，乳房的隆起逐渐增大，色泽加深，乳房的形状呈盘状，至乳房丰满挺拔。在这一发育过程中，有些女孩的乳房会有膨胀感，有的甚至感到疼痛或触痛，有的局部还会出现小结节，这是由于在这一时期，乳腺组织对激素的敏感程度的不均匀导致乳房腺体发育的不均匀，随着乳腺的进一步发育和月经的来临，这些疼痛及小结节会自然消失。

青春期并不是只有女孩的乳房发生变化。男孩的乳房同样也可发生一系列的改变，只是男孩较女孩的发育晚一些，程度低一些，除乳晕直径增加外，60%～70%的男孩在乳下可触及小硬结，质韧，伴有轻微的触痛，一般在1～2年即可消失。

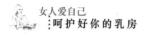

乳房，一棵倒着生长的"小树"

乳房主要由腺体、导管、脂肪组织和纤维组织等构成。其内部结构有如一棵倒着生长的"小树"。

乳房腺体由15～20个腺叶组成，每一腺叶分成若干个腺小叶，每一腺小叶又由10～100个腺泡组成。这些腺泡紧密地排列在小乳管周围，腺泡的开口与小乳管相连。多个小乳管汇集成小叶间乳管，多个小叶间乳管再进一步汇集成一根整个腺叶的乳腺导管，又名输乳管。输乳管共15～20根，以乳头为中心呈放射状排列，汇集于乳晕，开口于乳头，称为输乳孔。输乳管在乳头处较为狭窄，继之膨大为壶腹，称为输乳管窦，有储存乳汁的作用。乳腺导管开口处为复层鳞状上皮细胞，狭窄处为移形上皮，壶腹以下各级导管为双层柱状上皮或单层柱状上皮，终末导管近腺泡处为立方上皮，腺泡内衬立方上皮。

乳头表面覆盖复层鳞状角质上皮，上皮层很薄。乳头由致密的结缔组织及平滑肌组成。平滑肌呈环行或放射状排列，当有机械刺激时，平滑肌收缩，可使乳头勃起，并挤压导管及输乳窦排出其内容物。乳晕部皮肤有毛发和腺体。腺体有汗腺、皮脂腺及乳腺。皮脂腺又称乳晕腺，其肥大而表浅，分泌物具有保护皮肤、润滑乳头及婴儿口唇的作用。

乳房内的脂肪组织呈囊状包于乳腺周围，形成一个半球形的整体，这层囊状的脂肪组织称为脂肪囊。脂肪囊的厚薄可因年龄、生育等原因个体差异很大。脂肪组织的多少是决定乳房大小的重要因素之一。

乳腺位于皮下浅筋膜的浅层与深层之间。浅筋膜伸向乳腺组织内形成条索状的小叶间隔，一端连于胸肌筋膜，另一端连于皮肤，将乳腺腺体固定在胸部的皮下组织之中。这些起支持作用和固定乳房位置的纤维结缔组织称为乳房悬韧带。浅筋膜深层位于乳腺的深面，与胸大肌筋膜浅层之间由疏松组织相连，称乳房后间隙。它可使乳房既相对固定，又能在胸壁上有一定的移动性。有时，部分乳腺腺体可穿过疏松组织而深入到胸大肌浅层，因此，作乳腺癌根治术时，应将胸大肌筋膜及肌肉一并切除。

乳房大部分位于胸大肌表面，其深面外侧位于前锯肌表面，内侧与下部位于腹外斜肌与腹直肌筋膜表面。

除以上结构外，乳房还分布着丰富的血管、淋巴管及神经，对乳腺起到营养作用及维持新陈代谢的作用，并具有重要的外科学意义。乳房的动脉供应主要来自：腋动脉的分支、胸廓内动脉的肋间分支及降主动脉的肋间血管穿支。乳房的静脉回流分深、浅两组：浅静脉分布在乳房皮下，多汇集到内乳静脉及颈前静脉；深静脉分别注入胸廓内静脉、肋间静脉及腋静脉各属支，然后汇入无名静脉、奇静脉、半奇静脉、腋静脉等。乳房的淋巴引流主要有以下途径：腋窝淋巴结、内乳淋巴结、锁骨下/上淋巴结、腹壁淋巴管及两乳皮下淋巴网的交通。其中，最重要的是腋窝淋巴结和内乳淋巴结，它们是乳腺癌淋巴转移的第一站。乳房的神经由第2～6肋间神经皮肤侧支及颈丛3～4支支配。除感觉神经外，尚有交感神经纤维随血管走行分布于乳头、乳晕和乳腺组织。乳头、乳晕处的神经末梢丰富，感觉敏锐，发生乳头皲裂时，疼痛剧烈。此外，在行乳腺癌根治术时，还需涉及臂丛神经、胸背神经及胸长神经的解剖。

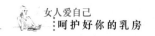
也许，您会觉得这些知识太深奥了，知不知道也没有什么用。其实不然，了解乳房的这些内部结构，会有助于你加深对乳房生理过程及病理变化的认识，能够更好地防治乳房疾病。因此，不仅专业人员，普通人也应该懂得有关乳房的知识，大家共同努力，提高乳房疾病的防治水平。

乳房四大组织想要什么？

民间流传着上百种关于乳房健康与丰美的大道与小道消息。到底哪些可信哪些可疑？不妨从乳房的生理结构——构成乳房的四种组织出发，了解了乳房真实的需要，真相与谎言当即大白于天下。

乳房组织一：乳腺组织→保持乳房健康。

乳腺组织负责泌乳功能，它受激素控制，每个月经周期逐渐增大然后复原。

为什么乳房承受不了几多愁？熬夜、暴食、情绪激动直接影响激素水平，体内激素水平动荡就会刺激乳腺组织，容易引发病变。

乳房组织二：结缔组织→防止乳房下垂。

结缔组织与胸部肌肉结合在一起，是悬挂乳房的组织。它完全没有弹性，一旦被过度抻拉导致组织断裂就难以恢复，从而造成乳房下垂。

为什么要戴合适的文胸？当乳房发育后，戴一副起到良好支撑作用的文胸十分重要。

乳房组织三：脂肪组织→控制乳房大小。

乳房中最多的是脂肪，腺体组织和结缔组织漂浮在脂肪之中，脂肪多少决定乳房大小。

为什么不能过度节食？女性不能过度节食的原因也在于此，节食的结果是全身普遍减脂，当然也包括乳房。

乳房组织四：胸肌→决定乳房形状。

乳房靠结缔组织外挂在胸肌上，胸肌的支撑决定着乳房的走向。

为什么运动可以丰胸？通过锻炼能使胸肌增长，托高胸部，而锻炼韧带可以使得胸部更加挺拔，胸肌的增大会使乳房突出，使胸部看起来更丰满。

既然我们知道了乳房四大组织的名字和作用了，那么在日常生活中，我们就要每月每周每天都给乳房组织做出一个理想完美的保健规划。

规划一：每日必做——饮食是乳房的保健师，营养到位，乳房的生长才能真正到位。

乳腺组织希望你吃黄豆——研究显示，黄豆会平衡体内激素的分泌。雌激素太低时，黄豆会使它增加，而雌激素太高时，黄豆也会使它减少。黄豆这种双向平衡作用，在食物中很难找到第二种。

脂肪组织希望你吃鱼——适量鱼肉和乳品会增加少量脂肪，保持乳房丰满。

结缔组织希望你吃胶原蛋白——胶原蛋白是结缔组织的主要成分，而足够的结缔组织是防止乳房下垂的前提。这可以在猪蹄、牛蹄筋、鸡翅中找到。

规划二：每周必做——运动。无论在床上还是在床下，运动是使乳房保持丰实的最好方法。情绪、心态，对激素的影响直接而有力，别把激素水平搞得忽高忽低。

展背扩胸：女性胸部和背部与乳房健美密切相关，扩展背部和胸部肌肉，锻炼胸肌，乳房才会更挺拔。

游泳2～3次：在水中运动，对乳房的按摩与锻炼有双重作用，会使胸肌均匀发达，乳房更健康。

已婚女性每周至少一次性生活：性事可以平衡激素分泌，保护乳腺组织。

1～2次的减压与发泄活动：忧郁、紧张、愤怒等负面情绪会引起激素水平升高，增加乳腺疾病发生的危险性，应及时释放排解。

规划三：每月必做——在月经过去一周后做乳房自检，并写一份自检记录。

自检包括站姿观察乳房是否自然下垂、乳房颜色有无异常、乳头方向是否正常。然后平卧或侧卧，检查胸部组织是否出现结节。右臂弯曲成直角向上平放，用左手检查右乳，由腋下开始，延伸至乳房下的肋骨，横至前胸骨，向上经过锁骨，横过前肩，回到腋下。换另一侧。

规划四：每一年半必做——专业检查。

医生建议，女性在35岁以后，每18个月做一次专业乳腺检查。对于忙碌、高压、生活不规律的职业女性，建议对乳房的检查最好从30岁开始。

癌细胞生长需要一定时间，如果能在癌变的生长周期内筛查，就能早期发现乳腺问题。专业乳腺检查的侦查结果要强于外科医生的手指成绩。几乎所有能摸到的乳腺癌都可以被乳房X线摄影侦破，手指敏感性的最小限度是1.5厘米，而X线摄影是0.5厘米。

而女性过了30岁以后，乳房进入一生中的活跃期，此时各种乳腺问题最为常见。尤其是在做乳房自检时，你可能会意外发现：小肿块、疼痛、乳头溢液……但可能多数情况并非"恶疾"，70%～80%的成年女性会有乳腺增生，而乳腺纤维腺瘤的发病率在10%左右。

乳房里的基因密码

理想的乳房美应该是乳房大小适度、均匀、丰满，与健康的完美结合。然而许多女性朋友可能会发出这样的感叹：为什么别人的乳房看起来充实饱满，而自己却只能做"太平公主"；为什么别人的乳房健健康康，而自己的乳房却不断受到疾病的骚扰；为什么别人的运气那么好，而自己偏偏就没有"福相"，这些难道都是注定的吗？专家告诉我们，实际上决定我们乳房命运的不是星象更不是运气，而是我们的DNA。科学研究表明，哪怕是像感冒这种小毛病都与基因有关系。

所谓基因，就是DNA分子上具有遗传效应的特定片段，它藏有遗传信息。正是它，向细胞发出各种"命令"，指挥生物按一定方式发育、繁殖、衰老，直至死亡。基因可分两大类：一类叫结构基因，它是表达生物特性的；另一类叫控制基因，它是控制基因的基因。例如，植物开什么颜色、什么样子的花是由结构基因决定的，至于什么时候开花，则是由控制基因决定的。虽然基因有点儿"顽固"，但它还是可以改变的，一旦生物受到环境剧烈或长期的影响，就会引起脱氧核糖核酸分子的某种变化，导致基因的突变，从而使生物体发生变化。

基因会决定人所有的性状，包括鼻子、眼睛、身材长什么样，乳房也不例外，在乳房的发育过程中基因起着决定性的作用。不过乳房的发育也会受

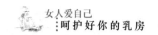

后天环境的影响，有研究表明，由于饮食、营养、文化等方面条件的改善，现代女性的身高、胸围都比她们的上一代有明显增长。

乳房主要由乳腺、脂肪组织和纤维组织构成。一般来说乳房的大小是由脂肪和纤维组织决定的，所以相比较而言，身材丰满一点儿的女性，乳房会更圆润。女性的乳房在一生中会发生许多变化，而这些变化通常是由基因决定，也都是由生物钟事先安排好的。

步入青春期，当月经初潮时，标志着卵巢发育成熟。这个时候卵巢开始分泌雌激素，乳腺也开始发育，到18岁左右，乳房发育成熟。而有的女孩乳房发育成熟以后，还是很小，这是因为乳房发育不完全由雌激素分泌多少决定，还受其他一些因素的影响。雌激素要跟乳腺组织细胞上的受体相结合，而细胞受体的多寡、脂肪组织的丰满程度都会影响乳房的大小；在国外，做乳房缩小手术的女性不在少数，乳房过大，则是由于纤维组织生长能力过盛造成的。

在营养充足的条件下，如果是因为受遗传基因的影响而胸部平坦，那么正常情况下后天因素不会对乳房产生明显变化。虽然有些药物可以达到增大乳房的目的，但多数药物都是类似于激素一类的物质，对身体有不良反应。服用后，会造成乳房的纤维囊性增生，而这种增生实际上是一种病态反应，所以，如果用药后乳房显著增大，实际上是一种中毒表现。

乳房最显著的变化发生在妊娠及哺乳期。妊娠之后，卵巢分泌的雌激素骤然增高，使腺管再次增殖、分支。同时由脑垂体分泌出孕激素使腺管末端膨大成腺泡，小叶不断发育，脂肪组织也不断增多，乳腺胀大，为哺乳做好准备。当然，除了雌激素、孕激素之外，这一切还需要生长激素、糖皮质激素、催乳素等的帮助。哺乳结束后，激素迅速撤退，乳房缩小并有可能无力地垂下来。当然，也有的妇女未经哺乳或比较注意胸部保养，在生育孩子以后，仍能保持乳房的挺拔与弹性。乳房的大小与激素的作用是密切相关的，这正是基因影响下的正常生理变化，这和一个人的个子高矮、身体胖瘦一样存在个体差异。

任何生物都有一个老化的过程，而人的老化过程是严格按照基因程序走的。人一生有多少卵细胞是固定的，随着岁月的推移，卵细胞被不断排出，到了更年期成熟的卵细胞基本上就排完了，之后雌激素分泌就会急剧减少。这会引起许多生理变化，包括乳房的变化。这个时候由于腺体组织和结缔组织分解逐渐减少，乳房开始下垂、松弛。从健康角度来看，女性更年期之后服用一些小剂量雌激素，对维持乳房的形状有一定的作用。但这种激素，年轻的时候并不主张服用，因为年轻女性雌激素分泌本来就很旺盛，过多反而会影响健康。

基因不仅决定了乳房的发育情况，对乳房健康的影响更为明显。研究证实，除了外伤，所有的疾病都与基因有关，许多乳房疾病即是遗传而来。像乳腺纤维囊性病，如果母亲有相关病史，女儿很有可能也会出现类似疾病。与纤维囊性病不同，乳腺炎则主要受基因的间接影响。因为乳腺炎属于细菌感染，多数是在哺乳期由于婴儿的吸吮所致。这个时候感染者通常是遗传了易被感染的基因，一旦外界有了细菌作用，就很容易发病。

值得注意的是，女儿的基因也有可能来源于父亲。这就使得疾病遗传的概率变得更为复杂。科研人员需要根据基因片断生长在哪条染色体上，是长染色体还是性染色体，判断出是显性遗传还是隐性遗传，并大概得出一个百分比。但这还只是最粗略的估算。到目前为止，乳房发育到底与哪个基因有关还是医学界的一个未知数。

不过，现在人类对乳腺癌遗传基因的研究已经可以应用到实际检测中。如果一个人的第一类亲属，如姨妈、姥姥、姐妹有乳腺癌的话，通过进行基因检测，就能了解到此人得乳腺癌的可能性。乳腺癌是由brca1、brca2这两个基因决定，如果有100位女性brca1基因呈阳性，就意味着到65岁的时候，会有80个人得乳腺癌，75岁的时候，这个概率便会上升至90人。但这个概率只是一种可能，并不是确诊疾病。做基因检测的意义，在于及早发现疾病征兆，进而进行有效的疾病干预，减少人群的患病率，从这个层面上看，基因检测正是依靠高科技手段来造福于人类。

乳房，怎样才算美呢?

乳房美是人体美的一部分，发育正常的乳房使女性形体呈优美的S形曲线。关于女性乳房的美学标准，受传统文化、宗教思想和膳食习惯等因素的影响，在不同种族的不同历史时期是不断变化的。尽管如此，单从乳房魅力角度考虑，人们仍倾向于以乳房丰满、匀称为美。但从全身比例考虑，乳房过度肥大不仅破坏了整体美观，对人体的健康也带来种种危害。因此，乳房的美首先表现为与身体的发育均衡协调一致。

乳房的美学标准

乳房外形呈半球型或圆锥型，柔软、富有弹性，双侧对称，位于上胸部，界于第2肋和第6肋之间，内侧界在胸骨旁线，外侧界在腋中线，微微向上挺，厚8～10厘米。乳晕直径3.5～4.8厘米，颜色红润粉嫩，与乳房皮肤有明显的分界线。乳头位于第4肋或第4～5肋，应突出略向外偏，距胸骨中线11～13厘米，距胸骨切迹18～22厘米，大小为乳晕直径的1/3。

乳房美还应结合个体的胸围（过乳头胸围）、身高、肩宽、腰围（过脐部腰围）、胖瘦来评判。好比穿衣戴帽，要搭配得当才体现出美感。

（1）与身高的关系：胸围与身高的比值，小于0.49为乳房过小，在0.50～0.53为普通型乳房，在0.53～0.60为丰满美观，大于0.60则为乳房过大。

（2）与腰围、臀围的关系：协调美观的乳房，腰围与胸围的比例为0.72～0.73，臀围与胸围的比例约为1.1。

（3）与肩部形态的关系：同样大小的乳房，削肩女性的乳房视觉感觉较实际大，耸肩女性的乳房较实际小。

乳房的形态可简单地分为圆盘型、半球型、圆锥型和下垂型，一般以半球型和圆锥型为美（见图3）。体现乳房形态的主要是乳间沟、乳房下皱襞、乳房外侧的弧度、乳头到胸大肌的高度（厚度）和乳房的下垂程度。在女性一生中，随着年龄的增长，乳房的形态大小随之变化。不同发育期内分泌的雌激素对乳房的美影响最大。少女时期，雌激素开始逐渐分泌，此时的乳房娇小、挺拔，乳房间距较宽。青年时期，雌激素大量分泌，女性的乳房丰满圆润、饱满而富有弹性。更年期后，由于性激素分泌急剧减少而匮乏，乳房体积显著缩小。由于在青春期雌激素分泌旺盛，故此期是乳房外形最理想的阶段。

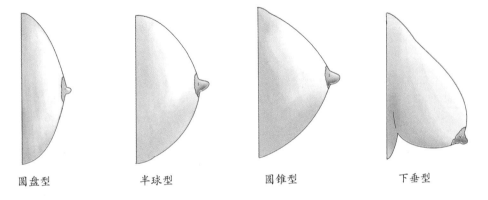

圆盘型　　　　半球型　　　　圆锥型　　　　下垂型

图3

另外，体形瘦的女孩，乳房不必过于丰满；而丰满的女性，乳房应当同样丰满，这才恰如其分。无论审美标准如何变换，乳房都要与整个身体的比例、肤色、质感相一致，才会具有美感。

容易被忽视的乳头美

现实生活中，大家对乳房美讨论最多的、关注最多的往往是乳房的大小，而对乳头或乳晕的美却不够关心。事实上，这两者对女性乳房美同样具有重要意义。

曾有一位女性，害怕与男友交往。究其原因，原来是因为她的乳头较长，乳晕大、色泽黑，且周围长了些难看的汗毛，严重影响了她的自信。这些现象称之为乳头肥大、过长，乳晕色素沉着、过大、多毛。治疗方法相对比较简单，可采用激光、永久漂白或涂抹美白产品（如熊果素和左旋C、A酸）的方法来消除乳晕色素沉着；采用乳晕环状切除术能治疗乳晕过大，效果好，且不会影响乳头的敏感度；采用乳头缩小术（乳头中央部分切除或一侧切除）可纠正乳头肥大或过长。

此外，乳头内陷也是影响女性乳房美的一种常见疾病，可采用持续负压吸引或手术松解、移植物填充、乳头成形术的方法来治疗。

走出乳房审美的误区

乳房的美丑是永不停止的话题，对乳房美的追求也成为女性持之以恒的观念。对美的追求应当怀着正常、平和的心态，但在日常生活中，很多女性存在着各种误区。

误区之一：一味要求乳房变大。如前所述，乳房大小应与身体各部相互协调。有些行隆乳术的患者一味要求乳房变大，其结果令人感觉造作、虚假。手术后觉得不妥，悔之已晚，害苦了自己的身体。一个极端的例子就是乳房肥大（甚至巨乳症）。乳房肥大，往往伴乳房下垂。轻者，可用特殊的文胸将乳房托起。严重者，不仅丧失了匀称、苗条的曲线美，而且粗壮而又臃肿的外形，令其行走不便。此外，乳房下坠致使颈背酸痛，平卧时呼吸窘迫，两侧乳房下皱襞区易发湿疹、糜烂。

误区之二：刻意关注广告，忽视日常细节。有很多女性特别关注美乳广告。但这些广告一方面种类繁多，有时令人无所适从，另一方面，相当一部分广告纯属虚张声势。其实，日常生活中注意一些细节，便可改善乳房外观。例如，戴合适的文胸，增强营养，加强锻炼，经常按摩乳房。这些方法既有益于健康，又可使乳房的弹性和外形有所改善。

讨论得多了，了解得也多了，我们对乳房美的认识就会逐渐深刻，自然而然，每位女性都将更加懂得如何才能拥有完美的乳房。

乳房里有些我们不知道的秘密

曾有随机调查显示：在20～50岁成年女性中，74%的人对自己的乳房状态不满意。专家认为，女人的这个器官正在遭受着不切实际的期待和不公正的评判，我们的乳房不快乐！因为女人们爱上的并非真实的乳房。

专家说，女人自己对乳房的态度从很大程度上决定了她的健康。实际上，乳房如同我们的五官一样，是非常个性化的器官，有着千人千面的表现。接受并热爱自己的乳房，也是健康的需要。

一般认为，乳房的功能总体来说可以概括为六个字：哺乳、审美、性爱。

哺乳——是乳房的生理功能，人类因此才被"划归"为哺乳类动物。

审美——所有哺乳类动物中，人类女性的乳房是唯一在发育后终生存在的。其他雌性动物的乳房只在哺乳期变大，其他时间非常不明显或者完全退化。而人类女性的乳房即使在哺乳期后变小、更年期后萎缩，也是伴随终生的。

性爱——乳房在人类性爱过程中的重要作用也是独特的，有10%~20%的女性仅凭抚摸乳房就可以达到高潮。

不必惊讶——你可能不只"两个乳房"

如果医生告诉你：你有3个或4个乳房，你千万别紧张或惊讶。你只不过是多了一个或两个"副乳"，你不是"怪物"。临床发现3%~5%的女性会有副乳。

出现副乳的原因是：在胚胎发育的第6周（1.5个月），身体两侧自上而下从腋窝到大腿根的腹股沟各出现一条乳嵴，这两条乳嵴可以发育成6~8对乳房，但是从第8周开始，只有胸部的乳嵴部分隆起成球，成为你日后的一对乳房，乳嵴的其余部分退化消失。

如果乳嵴的某一部分没有退化，就可能成为医生发现的副乳。副乳有两种：完全型和不完全型。完全型较少，特点是既有腺体也有乳头，不过这个乳头大多是乳头下方或一侧的"一个小黑点"，很多女性认为是乳头下长了个"黑痣"（见图4-1）；不完型较多，特点是只有一小团"寄生"在你乳房里如腋窝侧或下方的腺体（见图4-2）。有副乳不用紧张，因为它的患病可能性和你的"正常乳腺组织"一样。如果影响美观可以手术切掉，否则不必多虑。

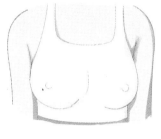

图4-1

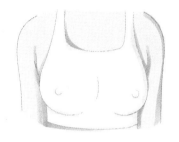

图4-2

乳房皮肤比面部皮肤更娇嫩

整个乳房包括乳头和乳晕的皮肤比面部的皮肤要薄，特别是乳头和乳晕的皮肤更加娇嫩，所以更要格外小心，加倍呵护。桌的边缘、硬的文胸、冲撞挤压都会损伤乳房特别是乳头。因此，要调节好座位高度以防桌边挤压乳房、选择质地柔软光滑的文胸，锻炼时穿运动型有承托功能的内衣、裸露于阳光下时要及时涂抹防晒霜。另外，乳头和乳晕有皮脂腺，能分泌脂类物质滋养和保护乳头，洗澡时不要用碱性香皂或洗液清洗乳头，洗澡后最好涂抹含植物精华素和脂类的护肤品。

乳房还是一个怕热的器官。洗澡时，水温不要过高，对乳房来说最适合的温度不应高于27℃，所以要避免用热水直冲乳房。如果有条件可在洗热水澡后冷敷或用营养干冰保养。另外，应少洗桑拿，洗时一定要用干毛巾保护好胸部。

长"小胡子"的乳房也健康

包括乳头乳晕在内，乳房的皮肤和你手臂的皮肤是一样的，既有汗腺、皮脂腺也有毛孔毛发。当你发现自己的乳晕周围皮肤或乳头上长出毛茸茸的"小胡子"，不必担心，这说明你的乳房皮肤结构是正常的。你有两种选择：欣赏它；如果它实在让你不喜欢，你可以用除掉腿上或手臂上体毛的方法去掉乳晕上的毛发。需要注意的是如果你没有把握避免刀片割伤乳头，还是选择其他更安全的方法，但对皮肤有腐蚀性的脱毛剂或化学药品不能用于乳房。

真实乳房的6个"预料之外"

（1）乳房何时完全成熟。

并非成年后乳房就完全成熟。事实是：直到开始产生乳汁，乳房才算"完全成熟"，未能生育的女性的乳房将停留在早期发育阶段。

（2）多大的乳房才算正常。

"正常"乳房大小并未确定。专家认为50～500克的乳房都是正常的，就是说一般情况下你的乳房可能体积小巧但却是完全正常的。

（3）小胸正流行。

实际上，很多西方人欣赏小而结实饱满的东方型乳房，西方的"缩胸术"和"隆胸术"一样盛行。

（4）左右乳房是否绝对一样。

事实是：大多数女性左右乳房大小不一样，一般左侧发育较早，但两侧应基本对称。

（5）乳房越大乳汁越多吗。

乳汁多少与乳房大小无关。实际上：乳房小不一定乳腺组织少，但乳房大肯定是脂肪多。

（6）乳房胀痛说明易患乳癌吗。

乳房痛可能没有大问题，不痛却得小心。事实是：乳痛，特别是月经周期前一周的乳房胀痛，大多是由乳腺良性疾病——增生引起的，80%的乳腺癌早期没有症状。

乳房保养要针对不同年龄

关爱乳房，不仅要关注它的外形，更要重视它的健康。在女性的各年龄段中，哪些问题值得关注呢？

少女时代阶段

9～10岁时，女孩子的乳房开始发育。这个阶段，文胸开始走进少女的生活。乳房外形成为关注的焦点，发育期的少女会担心，侧着睡觉会影响乳房发育吗？

少女们特别关注，压迫乳房是否会影响发育呢？如侧向一边睡，会不会导致该侧乳房变小呢？人体自身有自我保护机制，若乳房受压有痛感，功能自然会调整，这种人体能承受的力度对乳房形态不会产生任何影响。但若乳房受到外部的暴力（如车祸）或者患有乳腺囊肿，会影响乳房以后的正常发育；少女若做过创伤类的乳房手术，也要特别关注乳房发育，发现问题及时就医。

成年女性阶段

成年女性的乳房发育成熟，乳房的大小、形态已经基本定型了。如今，乳腺癌发病率增加，成年女士特别关注乳房健康。乳房疼痛、乳腺增生、乳癌脓肿、乳腺结节……这些字眼让女士们忧心忡忡，特别容易联想到乳腺癌。它们跟乳腺癌的关系究竟如何？

有些女性误将摸起来硬硬的乳房内的正常腺体当成乳腺结节，这是错误的。乳腺结节必须是在B超检查下，看到乳腺已存在结构上的变化。若乳房B超检查以后发现乳腺结节，要到乳腺专科就诊，由医生判断结节的大小、形态，分析其与恶性肿瘤的相关性。如该结节与恶性肿瘤的相关性大于15%，不反对手术将其切掉；若恶性肿瘤的可能性大于25%，则强烈建议手术；若判定为良性，没有恶性数据的结节，要求随访，由专科医师按体检者年龄决定随访的间隔时间。

有些不规范的医疗机构见到结节就切掉，属于过度治疗。若盲目把可不切的结节切掉，破坏了乳腺的结构、美观，更为日后判断乳腺肿瘤造成困难。

"乳腺增生"这个名词也常常跟乳腺癌联系在了一起。乳房是一个性激素的靶器官，和月经一样具有周期性，每个月都有一个增值到复旧的过程。排卵期后，雌性激素水平升高，乳腺开始增值，这个阶段女性的乳房增大，有些女性还会觉得乳房胀痛；月经来潮后，激素水平又恢复到正常状态，这就是复旧的过程。

临床上所提的"增生"就是指病理性的，如果复旧不完全或者是不能复旧，那么这个增值的状态就会累积下来，最后就会形成临床上看到的增生表现。常见的症状是乳房肿痛、胀痛，另外，有部分病人描述以前的结块没有这么大，现在增多了。这是因为增值过强，复旧不完全，腺体数量虽保持不变，但体积增大、水肿的缘故。

乳腺增生很复杂，比如年轻女性的增生主要表现为单纯的腺体和小叶的增生；到了35岁以后的女性，在增生的过程中，会出现囊管扩张，有一些分泌物存留，变成囊性增生。

乳房疼痛也很常见。乳房疼痛分生理期和病理期，一般来说，痛不超过一周，疼痛比较轻微，月经来潮后可以自动消失的是生理痛。原来痛四五天的，可是现在却痛十天半个月，而且痛的程度更严重了，则建议寻找原因。

那么，乳房疼痛跟乳腺癌有无关联呢？不管是哪个年龄段患了乳腺癌的女性，90%以上的乳腺癌早期都是无痛性的，其发生往往不知不觉，所以说，主动来医院筛查的意义很大。

更年期以后阶段

更年期后女性卵巢功能下降，雌激素水平急剧下降。很多女性认为，更年期后就不会得乳腺癌了，并因而放弃乳房的"年检"，专家们提醒，非高发人群也要做好乳腺筛查，门诊接诊过不少高龄患上乳腺癌的病患。

流行病学调查显示，乳腺癌在45岁高发，而55～60岁是另一个高发期，乳腺癌并非单一因素疾病，所以要预防起来比较难。除跟雌激素相关外，乳腺癌的发病与心态、压力、环境、食品安全有关。

不少女士认为过了更年期就不用怕乳腺癌，专家们提醒更年期后的女士仍要定期做乳腺检查，定期筛查要选择乳腺专科的仪器和专业的医生。

现在很多60岁以上的女性，对乳房的问题还存在"不好意思"的传统思想，更不用说主动告诉年轻人。晚辈应每年带老人检查一次乳房，尤其是超过55岁以后才绝经的，并让她们逐步了解一些乳房的健康知识。

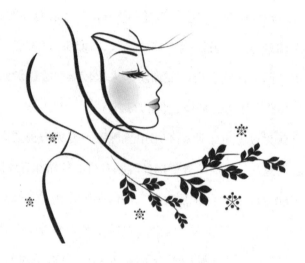

第二章　听一听来自乳房的自白

作为女人最亲密的朋友，女人对我的呵护可谓无微不至，可是，乳房也需要有自己的生活空间，过度的爱惜和不当的呵护让我深深地陷入了健康危机。如果你真的对我好，就请听听我到底想要什么样的生活吧！

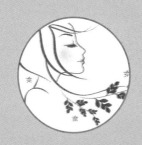

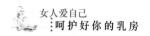
乳房"表情"透露健康状况

乳房的"表情"会随着乳房的健康程度各有不同，所以在生活中，要学会通过观察乳房的表情来分析乳房的健康到底出现了什么样的状况，这样才能保证你的乳房更丰美。

表情一：均匀对称

这是乳房最美的表情。每一侧乳房中都有15～20个呈轮辐状排列的腺叶，腺叶间是与皮肤垂直的纤维束，被称作Cooper韧带，只有当乳房的内部结构正常、淋巴网络通畅、血液循环良好时，它们才能呈现半球形的外貌，大小适中、左右对称、娇柔美丽。

表情二：膨胀隆起

当乳房出现了肿块时，就要非常小心了！通常，生长缓慢、疼痛明显的肿块大多是良性增生或炎症；增长迅猛、边界不清的肿块需要赶紧检查。

乳腺增生病约占全部乳腺疾病的75%以上，是最常见的一类乳腺疾病，发生于青春期开始以后的任何年龄的妇女。此病的临床表现以乳腺肿块、乳房疼痛为基本症状。婚姻中的性冷淡，也会使女性乳房受伤。因此性冷淡的女性要积极治疗疾病，预防乳房疾病的发生。

表情三：天塌地陷，乳房长出"酒窝"来

当疾病侵袭到了起支撑作用的乳房悬韧带时，乳房就会收缩、塌陷。

而当淋巴循环受到影响，淋巴水肿会造成乳房皮肤毛囊处的点状凹陷，出现"橘皮样""酒窝样"改变。

这是由于乳腺癌在病变早期，乳房内部出现圆形或椭圆形无痛性单发小肿块而形成的。之后，随着病情的发展，瘤体周围的组织出现反应性增生。当癌瘤组织浸润到连接腺体和皮肤的纤维韧带时，便会引起韧带的收缩。但是，这种韧带并不随癌瘤一起增大。致使肿瘤表面的皮肤受到牵拉而出现凹陷，这样所形成的浅表性的皮肤凹陷，即是"酒窝样"。

表情四：有关女性乳房形状与内心秘密的趣闻

性科学家皮伊罗·罗伦佐尼说：一个女人的乳房和她的星座一样，可以表明她的性格。罗伦佐尼根据乳房所呈现出的水果的形状、大小，对乳房进行分类表示。

男人也可以据此画出他自己的、像星座图那样的分析图，来表明乳房与性格之间的关系，借此来证明女人胸部大小与她性格之间的关系。（这个以水果为标志的乳房大小与形状图，使用的是一些传统的瓜果。）

据罗伦佐尼介绍，如果女人乳房和西瓜一样又圆又大，说明她可能是个妈妈，但事实上它显示的信息远不止这个。罗伦佐尼说：这样的女人喜欢吃，还想得到宠爱和赞美，但对性没有过多的兴趣。

应该选择有柠檬形乳房的女孩，对那些希望结识活泼女友的男人来说这类乳房别致而突出。罗伦佐尼表示：这种女孩喜欢生活，有自嘲的勇气，会使生活充满乐趣。想要那种无惊无险的平静生活，罗伦佐尼把椭圆形的乳房比作菠萝。他解释说：一个有菠萝形乳房的女人很聪明，但仍然很浪漫，也很忠贞。不管是谁，只要赢得了她的芳心，都不会在短时间内轻易失去她。

柚子形乳房别致而挺拔，看起来好像性欲很强，其实在现实生活中，是个害羞而朴实的女人。疼爱自己的伴侣，但体贴温柔胜过对性的渴望。

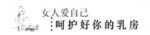
橙子形乳房的女人不会很快确定终身大事，只知道自己的奋斗目标。尽管她很自信，但还是属于那种对性不感兴趣的女人。喜欢交谈和交朋友，却不会随便把一生托付给男人。

像樱桃一样小的乳房的女人不仅风趣，而且很聪明。无论是平常生活还是节假日，都是一个好伴侣，对性有兴趣。

拥有梨形乳房的女人爱情多变，但这类女人以制造婚外恋而闻名。

看乳头乳晕，知疾病征兆

乳晕随着女性生理和身体状况而发生变化，专家表示通过乳晕，女性也可以了解健康程度。

乳晕的直径为3～4厘米，色泽各异，青春期呈玫瑰红色，妊娠期、哺乳期色素沉着加深，呈深褐色。针对不同的女性个体，乳晕的大小和色泽都有较大差异。通常肤色白皙者趋于粉红色，而肤色较深者趋于棕色；如果像黑人那样的黝黑肤色，则乳晕就趋于深棕色或黑色。

通常乳晕会随着女性生理和身体状况发生变化，因此，它也是身体健康与否的信号之一。

生理性变化

（1）女子妊娠后，从早孕开始，乳头、乳晕的颜色就会加深，从淡红色逐渐变为深褐色，这种变化主要由于妊娠后体内雌激素和孕激素增加所致，属于正常的生理变化。

（2）有的女性（多在30～45岁），在没有妊娠的情况下，乳头、乳晕的颜色也会慢慢加深，从粉褐色变为深褐色，如果做乳房检查又没有发现任何病变，但这种颜色的变化提示了该女性此时有"一过性"的体内雌激素增高，或许过一段时间，由于自身调节，雌激素水平恢复正常，乳头、乳晕颜色亦恢复正常，这仍属于正常的生理变化。

病理性变化

（1）乳头、乳晕颜色加深后，并伴有双乳头和乳晕周围奇痒，乳房体检时可发现双侧或单侧乳房内有增生性病变或囊性增生病变。乳头、乳晕颜色加深，提示体内雌激素水平增高，作为靶器官，乳房发生病变，是符合发病规律的。

（2）乳头、乳晕单纯性颜色加深，成为深褐色或黑褐色，甚至还可发现乳晕腺周围有小结节生成，形成突起，此时检查乳房时并没有病变。应该想到病人是否有比较严重的肝病存在？这是因为肝病致肝功能下降，雌激素在肝内得不到正常的灭解，致使乳头、乳晕颜色加深，这同男性严重肝病者出现的"蜘蛛痣""朱砂掌"如出一辙。

（3）女性卵巢由于患某种良性肿瘤，使卵巢分泌雌激素量增加，可以导致乳头乳晕颜色加深，同时乳晕腺周围可以出现许多小结节。此类病人应尽快就诊于妇科，查明病因，及时治疗。

鉴于此，在乳房检查时，一定要注意乳头、乳晕颜色的变化。需要弄清乳头、乳晕颜色的变化是属于生理性还是病理性，根据变化的特点，做出明确的诊断和积极治疗。

女性乳头凹陷是病吗

乳头凹陷是女性的常见病。引起乳头凹陷最为常见的原因有如下几种：

衣着过于紧束。特别是女性在乳房发育期内衣过紧，很容易导致乳头

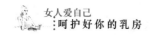

凹陷。

文胸使用不当。文胸过小、过紧，使用过早，都会引起乳头凹陷。

乳头凹陷与遗传也有一定的关系。临床观察母亲及其母亲一代人中，姥姥有乳头凹陷史者，下一代罹患乳头凹陷的可能比正常人要高。

乳头凹陷是有办法纠正和治疗的，但关键在于预防。

乳头凹陷应从少女时期抓起。凡是母亲、姨妈等亲属中的女性有乳头凹陷者，应作为预防的重点对象。

乳头出水是怎么回事

乳头出水可能只是乳房功能的一个正常表现。如果真的是那样，那乳头出水的问题就能自行解决了。避免对乳头的刺激，例如：经常检查乳头渗漏。因为，刺激实际上会使渗漏的问题持续。

除了是乳房的正常生理功能之外，其他乳头出水的病因还可能是：

乳腺膨胀：乳腺膨胀是乳头出水的一个最常见原因。

乳头瘤：乳头瘤是在乳液管道里面生长的一种体积很小的良性肿瘤。

乳漏：和乳漏相关的乳头出水，通常都是渗出颜色较清的白色液体。

受伤：车祸中气囊的撞击或运动中对乳房的撞击，这些撞击都可能导致乳头出水。

囊肿：正在分泌乳汁的妇女出现乳头出水的状况通常都是由于囊肿。

纤维囊性改变：乳房的纤维囊性改变导致胸脯变大和脆弱，并且会渗出清黄、淡绿的液体。

乳癌：乳癌造成乳头出水的概率很低，但乳头出水也有可能表示管内癌或者入侵性的乳癌。如果你的出水是带血的、自发的，并且仅仅在一边乳房发生，你需要及时咨询医生。

乳头乳晕瘙痒意味什么

有些患者乳房部位可能还没有发现明确肿块，仅仅是乳头及乳晕部瘙痒、皮疹，看起来像湿疹一样，其实这也可能是患了一种特殊的癌，也就是乳头湿疹样乳腺癌。所以，不要忽略了小小的变化。

当然，乳头乳晕部的湿疹样改变，不一定都是癌，其中有些就是单纯的湿疹。那么，什么样的情况应引起特别警惕呢？一般来讲，如果单侧的乳头乳晕部发生湿疹样改变，且经久不愈者，则湿疹样癌的可能性大。其主要表现为初期乳头奇痒或轻度灼痛，继之乳头乳晕的皮肤发红，出现轻度糜烂，表面常有黄褐色或灰色的鳞屑状痂皮附着，病变区域皮肤粗糙、增厚而坚硬，与周围分界清楚，以后还可能发生患侧乳头凹陷或糜烂腐蚀，或于乳房内可触及质硬的肿块。

乳房"二次发育"的困惑

乳房，最简单的定义，就是人体的一个部位罢了。女性乳房的直接功能就是在生育期间给予幼子哺乳。对于男人来说，乳房在性活动中也起着举足轻重的性刺激作用。话虽这么说，但乳房仅此的生理功能，其实不能完全满足这个部位更隐喻的心理作用，即乳房对于女人，是达到一种优雅性感的至美境地的关键，它形状的好坏，直接影响到女人成为美人的信心。所以，本来属于自然科学范畴的一个部位，因为它强大的心理影响，自古以来备受女人们的关注。

的确，从结构来讲，我们的乳房是由脂肪、乳腺和胸大肌组成。乳房核心部位为乳腺，每个乳腺中包含15～25个乳腺小叶，且都存在纤维组织和脂肪中。丰富的腺体是决定乳房发育的关键。从生理上说，乳房的发育早在女人初次月经来潮之前就开始了，到16～18岁，乳房发育基本完成。决定乳房大小的重要元素是"腺泡"。腺泡是否发育完整、饱满，决定着乳房的大小。而这个阶段的发育，决定了女人一生的乳房形状和质量。

了解了乳腺的作用，就很清楚地知道乳房发育没有一次和二次之分。那么女性关于"二次发育"的困惑都有哪些呢？

困惑一：我在生完孩子后，发现乳房突然变大了，当然这和哺乳有关，但是那种变大好像一直在持续着。

很多年轻的妈妈在生完孩子后的第一反应就是相信"乳房变大"。即使过了哺乳期，乳房的罩杯也已然超过了未生育之前的尺寸。

专家坦言：脂肪的确会使乳房突起！从受精卵着床的一刹那起，伴随体内激素的改变，乳房也会作出相应的反应，比如乳腺组织增加、脂肪贮备堆积，等等。这个过程和少女时代的第二性征发育过程很类似。所以，对于女人来说，孕期和哺乳期的"丰胸之感"给了大家一个错觉，以为此时的乳房变大是"第二次发育"。女人经过生育之后，体内各器官的调整变化，彻底改变了原来的激素分配，包括脂肪的比例，但这个变化和乳腺发育无关，所以随着时间的流逝，还是会慢慢恢复到原来的基础。但如果此时你选择使用塑型内衣保证脂肪堆积的形状，加强健胸运动，这些都将有利于你的乳房尽快得到恢复。

困惑二：哺乳之后的几年，乳房下垂了，听说按摩运动可以让乳房增大，我每天对着镜子，上托乳房，我觉得如果通过运动，将乳房周围的脂肪转化成肌肉，可能就有视觉上的变大了。

但凡有了宝宝的女人，从怀孕就开始关注自己的形象了。首当其冲的是乳房问题，其次是腰围大腿围等问题。她们期望乳房不下垂，乳晕周围肌肤新鲜饱满，不褶皱。

专家明确告知：运动能够增加胸大肌，帮助乳房进行二次"发育"，即增加乳房的"坡度"，令胸部更挺拔。

在乳房周围，胸大肌是确定乳房完美曲线的成因，胸大肌丰富的女人，可以弥补乳腺发育不完全的缺陷，凭借坚挺结实的肌肉充分地托起乳房，而通过运动，将分布在乳房周围的脂肪转化成肌肉，丰满了胸部肌肉，即使带上罩杯不大的文胸，同样给人视觉上"向上挺拔"的感觉。所以说，对于普通人来说，要获得乳房健康丰满的美誉，唯一的方法就是运动。

84%的女性比男性更介意自己胸部的大小、形状；68%的年轻女性更关心胸部大小，认为大胸部可以更吸引异性；76%的婚后女性更关心乳房是否挺拔、健康，因为她们已经明白稳定美好的感情来源于自身的内在魅力。23%的女性使用B罩杯，20%的女性使用C罩杯，使用超大罩杯的不到10%，只有7%的女性乳房超小，觉得需要手术丰胸。

困惑三：吃丰乳产品，可以让乳房变大吗？

如此的困惑，祸首来自商家的诱导，更来自那些女明星们不负责任的广告宣传。如果吃或者注射催化生长的雌激素产品，是可以达到巨乳的目的的。但是随之而来的隐患，就不再是小乳平胸这么简单了。

首先，市面上可以丰胸的手段只有两种，一种是手术刀的"快速血腥"，另一种是来自物理丰乳的"慢性自残"。医院里手术刀，或者针头下的注射，都带有医学试验的血腥。针头注射的是雌激素，不用开刀，没有疤痕，一旦注射进去的药物和体内发生变异反应，会造成纤维挛缩、乳房硬化、血肿、感染等，严重时甚至不得不切除乳房。风险之大，连主治医生都

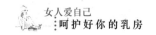

不敢贸然建议。

无影灯下手术台上的假体隆胸是目前被国际美容界普遍认可的方法，历经百年，乐此不疲。在靠近胸部的腋窝处切出一个口，放进事先量身定制的硅胶假乳托，再缝合，假胸做成了，女人也有自信了。相信人类一开始发明这种隆胸手术，一定是为了保护那些因病切除乳房的女人的自尊。不想，这种手术却令渴盼丰胸的女人怦然心动。尽管又要花钱又要吃苦头，但却敌不过一句"性感丰腴"的美誉对她们的诱惑。

当然，这种"快速血腥"杀手锏多数流行于那些艳光四射的明星身上。而普通女人的美同样需要一对坚挺的乳房来保障。于是，商家费尽心机，为大多数女人开辟好了另一块丰胸的"慢性自残"天地。

慢性丰胸也叫物理丰乳。一种是药膏涂抹，一种是仪器刺激。据有关部门测试，丰胸药膏大多含人工合成雌激素，特别是一种叫己烯雌酚的成分，将它涂抹在乳房上，短期内可以使乳房有所增大，但效果不能持久，一旦停药，乳房反弹，且会引起色素沉着、黑斑、月经不调等现象。长期使用更会造成内分泌紊乱，是子宫内膜癌和乳腺癌的诱发因素。

而大多数隆胸仪器也是采用推脂生物信号进行生物波导丰胸，将腋下、背部、腰腹部多余的脂肪游离成饱和脂肪酸，通过血液循环集中到乳房部位，增加乳房脂肪层的厚度。

要么是假胸，要么是脂肪的临时堆积，要么是雌激素在身体里作祟。所谓的女人乳房二次发育，也不过是商家的有目的的一个谎言而已，然而却被冠以林林总总的名堂，炒作得沸沸扬扬，让本应属于健康与自然的纯真的美变得扭曲。

坏习惯让女性乳腺疾病缠身

女性朋友们都应该积极主动参加乳房健康普查，特别是从根本上呵护乳房健康，不要让自己的坏习惯破坏了乳房的健康。下面，就让我们来细数一下平时生活中哪些坏习惯会对我们的乳房造成威胁。

吸烟、喝酒的女性患乳腺癌风险高

再没什么比尼古丁、酒精更伤害女性身体的了！如果女人常在香烟、酒精中寻找快感，就应随时警惕乳腺癌的发生。有资料表示，吸烟史超过10年的女性患乳腺癌的概率是其他女性的3倍以上；每日饮酒1杯或1杯以上者，乳腺癌的危险性比很少饮酒者增高45%以上。

高脂饮食成乳房"杀手"

对于长期坐在办公室工作的白领而言，坐多动少、缺乏锻炼、缺乏阳光"沐浴"的身体随时让癌症有机可乘。加上，中午随便一个快餐盒饭，天天在外就餐，高脂肪高蛋白的饮食、抽烟、酗酒不断，生活看似很富足，却让乳房徒添危机。久坐少动不仅容易诱发乳房疾病，也会引起一系列如阴道炎、盆腔炎等女性疾病，尤需注意。

应该控制贝壳、动物内脏、牛羊肉、可乐、咖啡、巧克力等高脂高热食物的摄入量。而鱼肉、瓜果蔬菜等植物蛋白对身体有利，建议多吃。专家提醒，女性不妨把运动健身作为时尚生活的一部分，当饮食、生活习惯都调整

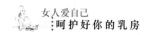

好，离疾病就远了一点儿。

坏情绪毁灭乳房健康

　　网上流传经常熬夜加班会增加患上乳腺癌的风险，事实是这样吗？乳腺癌的诱发跟内分泌的改变密切相关。长期处在高压的状况下，情绪紧张，身体又得不到充分的休息，经常熬夜加班，这一系列的生活方式确实对人体的内分泌系统造成巨大的不良影响。不仅如此，在高压的状态下，情绪得不到调整，女性更会出现停经、痛经的隐伤。工作压力大的女性容易内分泌失调，而乳房周围遍布淋巴组织，当代谢失调时，会导致毒素堆积，造成乳腺疾病。

　　性格内向、精神长期抑郁、家庭生活不幸福是导致癌症的重要因素。都市年轻女性面临激烈的竞争压力，精神长期处于应激紧张状态，导致情绪上的不稳定、不平和。这些精神因素与不良生活工作方式加在一起对乳房造成进一步的伤害。建议职场女性尽管难以逃离"高压锅"的压力，但要适时为自己的心理"松绑"。开怀大笑、与人倾诉等都是减压的好办法。良好的家庭生活、人际交往能有效为压力减负。平时多到户外接触阳光，回归大自然、回归家庭生活有益身心健康。

单身族、丁克族危机四伏

　　月经初潮早、绝经晚是乳腺癌最主要的两个危险因素。月经初潮年龄小于12岁的与大于17岁的相比，乳腺癌发生的相对危险增加2.2倍。闭经年龄大于55岁比小于45岁者发生乳腺癌的危险性增加1倍。除此以外，单身女性发生乳腺癌的危险为已婚者的2倍。丁克族以及头胎生育在30岁以上等不利因素也会影响乳房健康。

　　我们周围的确有些职业女性迫于工作的压力或追求事业的成功，长期过着单身贵族或丁克族的生活。生儿育女对保护乳腺健康有重要作用，哺乳也有助于防御乳腺癌的发生。从单身族升级为妈妈族也是减压良方，与孩子相处、共同成长更有利于女性的生理、心理健康。

人工流产易诱发乳腺小叶增生

有统计资料显示，乳腺疾病由人工流产诱发的占40%左右。专家表示，人工流产是强行中断妊娠的生理变化过程，这时，女性体内激素水平骤然下降，乳腺刚开始发育，就被急促中断，导致乳房复原不完全，容易诱发乳腺小叶增生。而个别避孕药的激素成分也会导致这个问题。

束身内衣给乳房"上刑"

蕾丝花边、镂空图案等内衣的点缀无疑会让女性更有女人味，然而，过多的蕾丝或尼龙材质容易引起皮肤过敏，脱落的细小线头甚至会进入乳头突起，造成泌乳障碍或形成乳腺炎。同样，束身内衣就像给乳房"上刑"，久而久之，会造成乳房的血运不畅和压迫性疼痛，甚至导致乳腺增生性疾病。

性爱动作过猛伤害乳房

女人的乳房其实很娇气，一次富有激情的性爱就容易使它受伤。专家指出，在性生活中，如果男性行为过激甚至粗暴，不仅会使女性感到不适，还会削弱其性兴奋程度。而较长时间的压迫，还可能影响乳房的血液循环。所以，那些陷入激情的男性，一定记得在性爱过程中保护女伴的乳房。

有肿块和肿痛就不正常吗？

在生活中，经常听有的女士说"我的乳房特别硬，全是肿块"，这"肿块"绝大多数是乳房增生,它的出现原理跟疼痛一样,因乳腺导管里被累积的上皮细胞堵塞,形成了硬邦邦的结节,这些增生有块状、沙粒状、结节状、条絮状、斑块状等不同形状。

专家说,不管乳房是柔软还是坚硬,不管乳腺增生造成的肿块是什么形状,都不具备提示疾病的意义。其实,很多乳腺癌在早期没有肿块,当女士们摸到自己乳房里有"肿物"为左右两边对称的,那么更可以考虑为普通乳腺增生,此外,"肿物"如果在经期前后有变化,也无须担心是癌症。

因为,乳腺增生的肿块多为双侧多发,大小不一,可为结节状、片状或颗粒状、活动度好、与皮肤及周围组织无粘连。肿块的大小性状,随月经周期及情绪变化而发生变化;而乳腺癌的肿块在短期内迅速增大,质地较硬,表面欠光滑,肿块大多为单侧单发,活动度差,易与皮肤及周围组织粘连,与月经周期及情绪变化无关。对乳腺增生,中西医大多都采用调节内分泌的方法,但任何药物都只能缓解症状,而不能根治乳腺增生。

此外,也有不少女士担心乳腺增生会增加乳腺癌发病概率,这也是没有依据的。目前研究认为,乳腺增生的有无并不会明显改变乳腺癌发病概率。

很多女士怕乳腺增生是乳腺癌的肿块。有防范意识是好的,但其实,很多乳腺癌在早期没有肿块,且乳腺癌绝大多数在起病初期都不以疼痛为首要症状。因此,不管你有没有乳房痛,有没有乳腺增生,定期进行乳腺癌检查才是阻击乳腺癌的根本方法。35岁以下女性,建议每年做一次乳腺B超检查,35岁以上女性,建议加入钼靶X射线检查项目。

那么疼痛要不要处理呢?经过长时期的观察和研究发现,女性有6种类型的乳房胀痛属于正常生理现象。

(1)青春期乳房胀痛:一般在9~13岁时发生,初潮后,胀痛会自行消失。

（2）经前期乳房胀痛：有许多女性在月经来潮前有乳房胀满、发硬、压痛的现象；重者乳房受轻微震动或碰撞就会胀痛难受。这是由于经前体内雌激素水平增高，乳腺增生，乳房间组织水肿引起的。月经来潮后，上述变化可消失。其实，月经前常见的某种程度的情绪变化，对大多数妇女来说是一种生理性改变，其本人不觉得有什么痛苦。但对一些有比较严重的精神和躯体症状的妇女来说，其反复出现往往成为苦恼的问题。这些特殊的症状，在医学上叫作"经前期紧张症"。

（3）孕期乳房胀痛：一些妇女在怀孕40天左右的时候，由于胎盘、绒毛膜分泌大量雌激素、孕激素、催乳素，致使乳腺增大，而产生乳房胀痛，重者可持续整个孕期，但不需治疗。在怀孕初期，乳房会增大一些，并且会变得坚实和沉重一些。乳房会有一种饱满和刺痛的感觉。乳头周围深黄色的乳晕上小颗粒显得特别突出。30岁以上的女性在怀孕后会感觉浑身难受，包括乳房刺痛等。

（4）产后乳房胀痛：产后3~7天常出现双乳胀满、硬结、疼痛。这主要是由于乳腺淋巴潴留，静脉充盈和间质水肿及乳腺导管不畅所致。从产房出来那一刻起，产妇就开始坐"月子"了，这个月子过得好不好，直接关系到产妇以后是否会留下后遗症。所以准妈妈们就得提前了解产后如何保养，尤其是产后第一天该做些什么。

（5）人工流产后乳房胀痛：这些因为妊娠突然中断，体内激素水平骤然下降，使刚刚发育的乳房突然停止生长，造成乳房疼痛。专家认为，考虑人工流产应该是慎之又慎的事情，能不做尽量不做。人工流产就像在好肉上挖疮，对身体是有损害的。

（6）性生活后乳房胀痛：这与性生活时乳房生理变化有关。性欲淡漠或者性生活不和谐者，因达不到性满足，乳房的充血、胀大就不容易消退，或

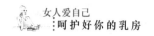

消退不完全，持续性充血会使乳房胀痛。

身材小胸部大当心乳腺癌

美国当红女星杰西卡·辛普森以拥有36D的胸围，被英国《太阳报》选为十大美胸榜之首。许多女性都希望自己能像她一样，既身材苗条，又胸部挺拔。不过，哈佛大学最新一项研究指出，身材瘦小但是拥有D罩杯以上胸围的女性，患乳癌的概率远远大于胸部偏小的女性。

哈佛大学研究者经过16年的调查发现，如果瘦小女性的体重（千克）除以身高（米）的平方（即身体质量指数BMI），其结果小于25，却拥有D罩杯以上的胸部，那么更年期后罹患乳癌的概率会明显大于A罩杯女性。

这项研究在8.9268万名年龄在25～42岁的女性中进行，研究人员每2年调查一次她们内衣罩杯的尺寸、身高、体重和身体质量指数以及健康状况与生活方式。这些人中，有803人在进入更年期前患上了乳腺癌。

研究还指出，胸部在D罩杯以上的纤瘦女性，左乳尺寸常常略大于右乳，乳腺癌也通常发生在左侧。而对于身体质量指数大于25的女性来说，胸围大小与得乳癌概率无关。

虽然目前科学家还无法解释这种现象的原因，但他们认为，女性胸部"小而美"的概念值得推崇。

当然，有些天生乳房大的女性也不要过于担心，只要我们平常在生活上或饮食上多注意一些就可以了。那么，怎样从吃上"扼杀"乳腺癌呢？女性朋友们要学会"两多两少法"。

首先多吃白菜和豆制品：白菜里含有一种化合物，约占白菜质量的1％，能帮助分解雌激素。豆制品则含有异黄酮，能有效地抑制乳腺癌的发生。此外，玉米及食用菌类、海藻类、大蒜、西红柿、橘类和浆果类等蔬果也有作用。

第二多吃鱼：据有关报道，鱼类食品吃得较少的美国、瑞士、加拿大和新西兰等国家的妇女，乳腺癌发生率均较高，而摄取鱼类食品较多的日本，妇女乳腺癌发生率则较低。专家们说，鱼类中含有一种脂肪酸，具有抑制癌细胞增殖的作用，经常适当地多吃些鱼，对预防乳腺癌十分有益。

第三少喝咖啡：咖啡、可可、巧克力，这类食物中含有大量的咖啡因、黄嘌呤可促使乳腺增生，而乳腺增生又与乳腺癌发生有关。女性特别是绝经前的妇女，如果过多地摄取这类食物，随着咖啡因的大量摄入，乳腺癌发生的危险性就会大大地增加。因此，女性尤其是中年以上的女性，应少饮咖啡，少吃巧克力。

第四避免饮酒：饮酒对于女性来说，其危害要比男性大得多。饮酒妇女患乳腺癌的危险性较很少饮酒者高，每日饮酒1杯或1杯以上者，患乳腺癌危险性比很少饮酒者增高45％以上，这种危险性在绝经前妇女中最为显著。目前认为，酒精可刺激脑垂体前叶催乳素的分泌，而催乳素又与乳腺癌发生有关。因此，女性尤其是绝经前后的女性，应戒酒或少饮酒。

乳腺癌，乳房的真正危机

那天早晨换衣时不经意的一次触摸，让简宁这两天一直心绪烦乱。左乳下部那个硬块在她的脑子里不断地涨大。按照报纸上的说法，35岁的她正好开始进入乳腺癌易发年龄，偏偏就在这节骨眼儿上乳房出现肿块。要真的是乳癌，是不是已经转移，很快就会要了自己的命先不说，就算能手术，乳房一旦被切除，那……

简宁闭上眼睛，真是连想也不敢想了。

一周后，思来想去无数次最终决定去医院检查的简宁坐到了医生的面前。检查后，结论为乳腺增生。据称约50%的妇女在其一生中某个年龄阶段会发生乳腺增生，因此这是一种十分普遍的常见多发病。简宁的心才算踏实下来了。

但医生警告她，尽管单纯性乳腺增生是一种内分泌功能紊乱性增生，本质上不是肿瘤性增生，但是它与肿瘤性增生有关，一部分肿瘤性增生是从长期的内分泌功能紊乱性增生演化来的。

如今乳腺癌在女性恶性肿瘤中的发生率已经占第一位，发病人数逐年上升，发病年龄不断下降。女性到了30多岁时，便有可能不断面临这种威胁。另一方面，乳腺癌的主要表现也是乳房的局限性肿块，早期可以活动，但质地坚硬，常与皮肤有粘连，腋窝淋巴结也多有肿大，但在早期可能没有如上表现，仅为一个单发的结节。与其他的乳房肿块较难鉴别。这也是人们最担心的情况。

除了乳房肿块外，另一个更需要警惕的就是乳头溢液，因为这种症状中的10%～15%可能是乳癌。一旦出现这种情况，别忙着害怕，先自己学着区分这样一些情况：

真性和假性：真性溢液是指液体从乳腺导管内流出；假性溢液为乳头表皮脱落细胞积存引起少量形似液性豆渣样的渗出，常见于乳头凹陷者。

双侧还是单侧：双侧性溢乳可能是生理性的，不是病变。

单孔还是多孔：乳头有15～20个乳管的开口。单孔溢液多为乳腺导管内乳头状瘤。多孔溢液可能是生理性、药物性、全身良性疾病或乳腺增生症。

自溢还是压溢：自行外溢的多为病理性，乳癌病人约13%有自发溢液史。良性或生理性溢液以挤压后溢液多见。

清水性溢液可能是乳腺癌的信号。其特征是无色透明、偶有粘性，溢出后不留痕迹。此外，血性溢液为鲜红色、咖啡色、淡黄色、褐色等不同颜色则更加危险，应高度警惕。

不过对于简宁来说，总算是逃过了这一劫。医生告诉她，乳癌虽很可怕，好在只要早期发现，早期治疗，大部分患者都可以痊愈。到医院检查需要一定的时间，但妇女只要学会自我检查，大多数乳癌可能得到早期发现。受了这一次大惊吓，简宁还真不敢再小视医生的教导。于是便开始在每月月经后一星期进行自查。

测测你的乳房是否超重了

乳房的大小可以直接影响女性的身体健康，不同年龄段的女性，都可能出现乳房肥大症，正常的乳房重量为200～350克，超过350克可视为乳房肥大。看看你的乳房超重了吗？

乳房的形态和大小因人而异，按乳房隆起的高度和形态可分为圆盘状、半球状、圆锥状和下垂状，按最高隆起点和乳下胸围的差值（称杯差）把乳房分成7个等级，1～7级的杯差为10，13，15，17，20，22和25厘米以上，这个值越大就说明乳房越大。我国妇女的乳房形状多为圆盘状、半球状，杯差值多在10～20厘米。乳房的形状和大小与种族关系密切，黄种人多为圆盘或半球状且偏小，黑人则多为下垂状，杯差值也大，白人多为圆锥状，杯差值小于黑人。

那么，究竟什么样的乳房称为乳房肥大呢？

标准有两条：

第一条，以乳房的重量为标准。正常的乳房重量为200～350克，超过350克可视为乳房肥大。350～500克为轻度肥大，500～800克为中度肥大，800～1500克为重度肥大，大于1500克为巨乳症。

第二条，以乳房的体积为标准。从形态上，乳房分为圆盘型、半球型、圆锥型和下垂型，从美观的角度认为半球型或圆锥型的乳房最富美感。而每个人乳房的大小应该和她的全身胖瘦成比例。当一个乳房比"正常"或"完美"的乳房体积增加50%时，则表明乳房肥大。根据乳房体积可将乳房的大小分为5级：

正常完美的乳房：240～400立方厘米；轻度肥大乳房：400～600立方厘米；中度肥大乳房：600～800立方厘米；重度肥大乳房：800～1000立方厘米，体积超过1500立方厘米为巨乳症。

测量乳房的体积可以使用两个方法：

一是通过测量乳房的高度、基底及前端宽度来计算，另一个是用一个盛满水的容器，将乳房置于容器中，根据所排出的水量来计算。

不同年龄段的女性，都可能出现乳房肥大症，原因也有所不同。少儿期的乳房异常增生性肥大是性早熟的一种表现，多数与内分泌异常有关。而中年以后的妇女乳房肥大者，其主要原因是局部脂肪堆积，少数是乳腺基质纤维或乳腺腺体的增生。这种乳房的治疗应该采用乳房缩小美容整形手术，如果是脂肪堆积也可采用局部脂肪抽吸术治疗。有些年轻女性或青春期乳房肥大者，会出现单侧或双侧乳房肥大，有些可见乳房肥大下垂至下腹部。这种现象不仅导致背部疼痛，还会形成驼背的不良习惯，而且因外观的不美影响患者的心理，常有自卑感。乳房的病变是脂肪堆积、乳腺基质纤维、乳腺腺体组织同时增生。其病因也可能与雌激素的强烈刺激有关，这种肥大的乳房也需进行手术治疗。

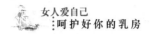

"性"福与乳房健康的关系

如今，乳腺癌的发病率在西欧、北美等国家已占恶性肿瘤的第一位。在我国上海、北京等大城市，乳腺癌的发病率不仅居女性恶性肿瘤的首位，而且乳腺小叶增生和乳腺纤维瘤的发病率也迅速上升。有专家统计，乳腺增生症在30～50岁的女性人群中发病率为15%左右，在乳腺专科门诊中占50%～70%。那么，哪些因素使乳腺疾病的发病率增加呢？

医学家们通过大量临床观察发现，乳腺疾病与女性性生活有着非常重要的联系，女性的性压抑可以增加乳腺小叶增生与乳腺肿瘤的发病概率。

然而，乳腺小叶增生与性生活的关系对于许多女性来说，并不了解。其实乳房作为性器官之一，与性有着密切的联系。

乳房的生理功能之一是参与性活动，所以，性生活对乳腺必然有一定的影响。孔子曾说过："饮食男女，人之大欲存焉。"由此可见，性爱是每一个正常人的生活中不可或缺的东西，健康、规律的性生活对人的身心健康是十分有益的。

正常、和谐、均衡、有规律的性生活，不仅可给自己带来身心的乐趣和愉悦，增进夫妻感情，而且，有助于减少乳腺增生症和乳腺癌的发生。这是因为乳房本身也是性器官，在性生活中乳房也可发生周期性的变化。如在性兴奋期时，乳房静脉充血，表现为乳房胀满增大；性持续期时，乳晕充血，乳头勃起；性高潮时上述变化达到顶点；性高潮后，乳晕充血反应迅速消退，而乳房增大需经历15～30分钟才恢复正常。长期性压抑，或没有性生活的妇女，不等于没有性兴奋。自以为性淡漠的妇女，可能由于缺乏相应的性刺激，长期处于性抑制状态而缺乏正常的性生活。性反应周期与生育、哺乳一样，是对乳腺功能的一种调节。一旦缺乏这种生理过程的调节，内分泌系统易于失调就容易发生乳腺持续的充血肿胀，导致乳腺的增生或乳腺癌的发生。

和谐的性经历除了使女性的身心愉悦之外，乳房也像是做了一次"体操"，因此，有着良好的、规律的性生活的女性，其乳房也大多很健美。

而且，由于在规律的性生活中，女性的乳房经常得到其配偶的触摸，即使出现一些病变亦比较容易被及时发现。可见，健康而规律的性生活对乳房是有益的。需提醒注意的是，在性生活中，男子对其配偶乳房的触摸应轻柔，避免过于粗鲁地重重揉搓，使女性感到不适，而且会对乳腺形成不良刺激。

乳腺小叶增生的原因除了与缺乏和谐的性生活、长期性压抑、得不到性快感有关以外，还与初产年龄超过30岁、从未生育、高龄未婚、产后不哺乳、流产次数多、性功能低下以及夫妻关系不和睦等有关。

中医认为，乳腺小叶增生系肝气郁结、痰凝气滞所致，与情绪不快、情志抑郁等因素有关。假如夫妻之间有美满的两性关系，包括有协调和谐的性生活，则可保持心情舒畅、肝气畅达，络脉中的气血调和顺畅，则乳腺小叶就不容易增生。因此，可以说和谐的性生活是预防乳腺小叶增生发生的重要积极措施。

所以，作为女性不要把性生活作为可有可无的活动，不要动辄拒绝丈夫的性要求，也不要把性生活作为侍奉丈夫的义务，自己成为"局外人"、旁观者，而应积极全身心投入其中，悉心体会，尽情享受性的快乐。如有性功能障碍，如性欲低下、性高潮缺乏等两性生活难以和谐者，一定要积极诊

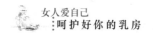

治。尽量避免离婚、孀居和独身，保持有规律的性活动。平时应该心胸开阔、精神愉快、保持乐观情绪、避免抑郁和发怒，使内分泌系统保持良好的工作状态。

乳房畸形可导致并发症

乳房畸形不光会影响女性的自信，也会引发一系列的健康问题。乳房畸形的症状很多，如果不及时治疗，可导致一系列的乳房畸形并发症，这样就给治疗增加了难度。那么，乳房畸形的并发症有哪些？导致乳房畸形的原因很多，在此我们根据发病原因来向您介绍乳房畸形的并发症，希望女性朋友通过了解可以做好预防工作。

首先，双乳不对称是很常见的乳房畸形症状。很多病人胸部本身就不完全对称，双肩不在同一平面，乳房外观上就不对称，这种轻度不对称一般不会给病人及医生造成太大麻烦，但严重的术后不对称畸形则需要加以预防，必要时给以二期手术矫正。

其次，乳头乳晕坏死也是常见的乳房畸形并发症，多为手术操作不当，损伤了供应乳头乳晕皮瓣的血管。

另外，常见的并发症还有皮肤坏死，多为皮下潜行剥离范围较广泛而造成，或关闭切口时皮下组织修剪过度所致，因此在选择手术方法时应根据乳房下垂类型和程度，选择合适的手术方式。

还有就是血肿，单纯垂乳上提术发生血肿机会不多，但如果同时进行乳房缩小或隆乳术，由于剥离及腺体的切除，在不能完全直视止血下，有时也可发生术后创口内渗血，积聚形成血肿。

单纯的乳房畸形只是在形态上影响女性美观，但是如果不及时纠正，会导致病变，从而引起女性朋友其他的乳腺疾病。比如，乳腺炎等就可能是因为乳头凹陷不及时治疗导致的。因此，女性要警惕乳房畸形的并发症！做好预防和治疗的准备。

乳房下垂——白领的隐忧

长期坐办公室，尤其要经常和电脑打交道的白领女性，可能并不知道，伏案工作、"屈身"于电脑前，很容易造成身体僵硬，对于保持乳房的"坚挺"是非常不利的。

对于经常伏案工作、使用电脑的女性来说，她们最常见的姿势就是屈身在办公桌、电脑前，长时间保持一个含胸的姿势，这样不但看起来不美，而且时间长了，还会影响乳房的挺拔度，乳房还会感到胀痛、刺痛等。尤其是一些伏案工作的女性，由于乳房经常受到桌子边沿的挤压，情况可能更加严重。因为经常趴在桌上，双乳正好处在挤压的支点上。有研究认为，如果乳房受硬硬的桌沿挤压近一个半小时，就能够干扰乳腺内部的正常代谢，时间长了自然会造成不良后果。

因此专家提醒，办公室女性如果要伏案工作或使用电脑，正确的姿势应该是上身基本挺直，胸部离桌沿10厘米，这对解除胸部疲劳、保护乳房的生理活性很有好处。而在工作之余，要时常活动活动上肢，如多做深呼吸、扩胸运动、甩手、活动手腕等。这些方法不但可以舒筋活血，还能有效地牵拉乳房及周围的肌肤参与运动，防止胸部组织尤其是双乳衰老变形。此外，还可以考虑到洗手间等处做十几分钟的乳房按摩。

此外，办公室女性要保护好乳房，平时运动也要有意锻炼胸部肌肉，如健美操、跑步、俯卧撑等都能促进胸部肌肉健美。晚上睡觉前的按摩也很重要，方法是先后按顺时针、逆时针方向在乳房周围旋转按摩，直到乳房皮肤微红微热为止，最后提拉乳头数次。另外，还要在吃上作文章，如多吃豆类、蛋类、牛奶等富含蛋白质的食物，特别要补充锌。

女人乳房丰满坚挺，给自己的美丽加分，生活中毕竟不是那么完美的，很多的女性朋友都抱怨胸部下垂的问题，乳房下垂是乳房早衰的症状之一，因为乳房下垂通常是发育过快的结果，那么女人出现乳房下垂又该注意些什么呢？

平时可以做一些扩胸运动，或者做一些健胸的操，对于改善乳房的形态都非常有帮助。冷水淋浴对于乳房的发育非常有帮助。专家指出，短时间的低温刺激，可以提高乳房的张力，改善胸部的血液循环，促进营养的吸收。

需要提出一点的是，在进行淋浴按摩或者其他形式的按摩时最好在乳房上涂抹一些滋养型的润肤乳液或者精油，随着按摩动作，营养也会更好地被肌肤吸收。

青春期是乳房发育的关键时期，需要把握好青春期的营养保健和运动方式。营养过剩，会使乳房在短时间内发育过快，再加上运动时不注意保护，很容易使乳房的脂肪组织增长过度出现下垂的症状，也就是早衰；营养不足，会阻碍乳房和身体的发育。

还有一些人是因为先天的身体原因，比如胸部肌力较弱而导致她们的胸部肌肤松弛，乳房发育不良出现下垂。针对这种状况，专家建议，可先进行一些健胸、练背的运动锻炼，甚至全身性的运动，以提高整体的身体素质。好的锻炼方法可以选择游泳、划船，或者请示医生做一些有针对性的专门的训练。

在很多有乳房下垂症状的人当中，好多都是由于不注重文胸的选择而导致的，给自己选择一款合适的文胸并且注意正确的佩戴方法，对于乳房过大和下垂的女性非常重要。

如果乳房下垂不是很严重的话，可以采用按摩锻炼的方法来改善乳房状态；对于问题比较严重的，建议可以去做一些乳房的矫正手术，会有很明显的效果。

警惕乳房上的"小地雷"

年轻女性有时会发现自己乳房上有似樱桃大小、表面平滑、质坚、边界清楚、易推动而无痛的疙瘩。由于害羞心理，她们很少上医院诊治。加上乳房的小疙瘩无痛感，生长又缓慢，因此产生一种侥幸心理，认为按摩或吃点药，就可以使其自行消失。殊不知，这种想法是不科学的。

乳房是肿瘤易发部位之一。女性在20~30岁乳房内有小疙瘩，大多是良性肿瘤，也称乳腺纤维瘤。如果婚前对自己乳房上的小疙瘩没有引起重视，婚后由于妊娠，乳房腺泡增生，乳房增大，乳腺中的纤维瘤也随之迅速增大。这时再进行治疗会有很多不利因素，因此发现乳房长小疙瘩应及早治疗。

中年妇女乳房上出现的"湿疹"，初起时，乳头及乳晕外起红斑，有瘙痒及灼痛感，常误当成乳头湿疹治疗，病变糜烂后，常有渗出物而结一层黄褐色的痂皮，即使把痂皮揭掉，还会出现糜烂面。乳头及乳晕处的皮肤发硬，但与周围的皮肤边界清楚。癌变后可出现乳头内陷，乳头中会渗出很少量的淡黄色黏液。到了晚期，会发生淋巴转移，腋窝处能摸到肿大的淋巴结。所以，中年妇女一旦发现乳头有湿疹样病变时，要及时到医院检查治疗。

水流湿，火就燥。中华传诵的各式俗语民歌皆以现实为引，暗指事物百态、流传人生。如水火之理，中医认为湿热累积、余火上涌、集内外风湿热邪淫浸肌肤而生湿疹；或饮食不节、过食辛腥，脾失健运而生湿疹。此外，湿热蕴久，肌肤失养也可导致类似病状。

湿疹的治疗应以"养""防"为主：养，即以传统中药固本培元，化除体内瘀毒，加强人体抵抗能力；防，即为细心查清造成湿疹的过敏来源，调整生活作息，改善生活习惯，避免顽疾反复发作。乳房湿疹的治疗可以用外用化湿药膏的涂抹来进行，化湿膏以各式中草药调理患者体内为湿疹所困的免疫系统，排毒祛湿、止痒护肤、改善肌理、完美表层。产后妇女由于身体方面比较特殊的原因，需要特别注意，为此可以使用化湿膏产后款来进行涂抹治疗。使用时需要注意，外用擦剂，不可内服。切勿触及口腔及眼睛。如皮肤有不适反应，应停止使用。

哪些行为会伤害乳房？

乳房是女性美和性感的标志之一，很多女性为了追求挺拔的乳房也不惜一切地努力。其实你知道吗，在日常生活中不恰当的行为习惯会对乳房造成伤害，甚至还会导致乳腺疾病的发生。下面，就和大家一起来看看哪些日常行为会伤害乳房。

行为1：饮食。

伤身关键词：美食、高卡路里。

可能问题：乳房脂肪瘤。

巧克力、冰激凌等高热量的美食，不但让人身材发胖，还会伤害乳房，导致乳房脂肪瘤，甚至乳腺癌等，发病年龄以30～50岁者居多。

乳房脂肪瘤的主要表现是呈单侧生长，增大较慢的肿块。形状为圆形或不规则的分叶状，边缘清楚而柔软，很少发生恶变。主要的治疗方法需要手术，而且要彻查有无残留，以免复发。

行为2：束身。

伤身关键词：钢丝、松紧带、束身。

可能问题：乳痛症。

塑形内衣一般通过向中间挤压两边乳房达到丰胸的效果，这会使乳房紧缩，影响乳房部位的血液循环，从而导致体内毒素不能及时排出，容易诱发乳腺疾病。此外，塑形内衣大多是纤维制品，透气性不好，更易引发乳房湿疹和乳头瘙痒。处于青春期的少女常穿束身内衣，可引起乳房发育不良而使乳头凹陷。

乳痛症一般在月经前一周开始发生，表现为乳房胀痛，活动后会加剧、加重，而当月经来潮后就会逐渐消失，到下一月经周期又卷土重来！如果乳房检查并无肿块，只要放松身体、放松心情，多数情况下2～3年就能自行消失了。

行为3：风范。

伤身关键词：香烟、尼古丁、酒精。

可能问题：乳腺癌。

再没什么比尼古丁、酒精更伤害女性身体的了！如果女人常在香烟、酒精中寻找快感，就应随时警惕乳腺癌的发生。有资料表示，吸烟史超过10年的女性患乳腺癌的概率是其他女性的3倍以上；每日饮酒1杯或1杯以上者，乳腺癌的危险性比很少饮酒者增高45%以上。

乳腺癌肿块一般生长较快，质地坚硬，边界清楚，皮肤表面呈橘皮样改变；早期疼痛较轻，晚期加剧。但乳腺癌也是最有希望治愈的癌症，只要早期发现，可以完全治愈，所以每月的自检和每一年半的体检非常重要。

行为4：激素。

伤身关键词：雌激素。

可能问题：乳腺纤维瘤。

乳腺纤维瘤是一种最常见的乳房良性肿瘤。在性功能旺盛期、妊娠期、哺乳期和绝经前期这四个阶段，由于雌激素大量分泌，很容易引发乳腺纤维瘤。乳房纤维腺瘤在乳房疾病中，发病率仅次于乳腺囊性增生病和乳癌，占第三位；在乳房良性肿瘤中，包括纤维瘤和纤维腺瘤约占3/4；好发于20～25岁的青年女性。

雌激素的活跃与乳腺纤维瘤密切相关，所以这种疾病好发于20～25岁青年女性，多为单侧单发，生长缓慢，常在无意中发现乳房内有球形肿块。

纤维瘤好发于乳房的外上部，通常没有明显的自觉症状，月经周期对肿块的大小也没有影响。虽然乳腺纤维腺瘤属于良性，但有恶变可能，所以最好及时手术治疗。

及早发现乳腺纤维瘤有两种做法：①每月做一次自我检查，时间在月经过后一星期，停经的女性则在每月的第一天做一次检查。②每年定期体检时做乳腺彩超。

治疗：乳腺纤维腺瘤虽属良性，但亦有恶变可能，一经发现，应予手术切除。手术可在局麻下进行，于肿块表面皮肤做放射状切口；显露肿瘤后，将瘤体连同其包膜完整切除；并常规送病理检查，以排除恶性病变的可能。

行为5：睡姿。

伤身关键词：侧身睡觉、不对称性活动。

可能问题：乳房不对称。

长期偏于一侧的睡眠姿势会增加女性乳房不对称现象，此外，肢体的不对称性活动也会影响乳房的血液循环。但这种现象不必过分担忧，随着不良习惯的纠正，或经过反复有效的良性刺激，乳房会逐渐对称。

生理性的双侧乳房不对称随着不良习惯的纠正、身体发育的成熟，或经过反复有效的良性刺激，当乳房与性腺轴建立起稳定的生物反馈时，两侧乳房就会逐渐趋向对称，不必过分担忧。

行为6：瘦身。

伤身关键词：减肥、内分泌紊乱、性激素。

可能问题：乳房发育小。

在乳房发育的阶段，如果进行药物减肥，就会造成内分泌的紊乱，从而

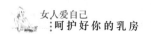

引起性激素分泌的失调，影响到乳房的发育！

在性激素中，雌激素和孕激素可以促进乳腺的发育，增加乳房组织的脂肪堆积。所以，切忌只顾瘦身，不计健康，最后弄得想瘦的地方固然瘦了，但是不该瘦的地方也变成了飞机场！

行为7：手术。

伤身关键词：人工流产、避孕药。

可能问题：乳腺增生。

有统计资料显示，乳腺疾病由人工流产诱发的占40%左右。专家表示，人工流产是强行中断妊娠的生理变化过程，这时，女性体内激素水平骤然下降，乳腺刚开始发育，就被急促中断，导致乳房复原不完全，容易诱发乳腺小叶增生。而个别避孕药的激素成分也会导致这个问题。

乳腺增生主要表现为乳房胀痛和乳房肿块。肿块常为多发，可见于一侧或双侧；可局限于一部分，也可见于整个乳房；肿块与周围组织分界不很清晰，但并不粘连。避免人工流产，拒绝滥用避孕药物，就能防患于未然。同时心理因素、饮食习惯、和谐的性生活、适量运动等也是避险高招。

乳房也会"亚健康"

亚健康无所不在，乳房也会出现亚健康的症状。也许很多人都经历过乳房的亚健康，但可能还没有引起她们的重视。下面，让专家为我们讲述女人"挺"起来的背后必做的工作。

中医"把脉"乳腺增生

乳腺增生的发病率在育龄妇女中达到80%以上，是最常见的乳房疾病。中医专家给乳腺增生"把脉"，把乳腺增生分为"生理性非囊性乳腺增生"和"病理性囊性增生"两种，生理性的非囊性乳腺增生其实属于乳腺的"亚健康"状态。

生理性乳腺增生虽然并非病理改变，但也是女性健康中内分泌代谢功能紊乱的早期表现。中医认为乳腺增生大多与"七情不畅、气血不通、脾胃失调"等相关，因此，要想摆脱乳腺的亚健康状态，就需从调节情绪、调气补血、补肾等方面入手。

乳腺的"亚健康"状态

乳腺增生占全部乳房疾病的75%，多见于25～45岁的女性，其引起的乳房疼痛常令女性苦恼不已。专家介绍，最新概念认为，乳腺增生是乳腺发育和退化过程失常的一种良性乳腺病。

但乳腺增生不能一概以病论治。专家说，女性发现乳房疼痛必须进行生理性和病理性的鉴别：如果每次月经期乳腺发生持续性的而且长短不一的疼痛，有的连续数月，有的长达数年，这是由于乳腺不完善的周期性改变造成的，属于乳腺生理性增生，也叫作"乳痛症"。其乳房组织改变包括腺泡或腺小叶周围纤维组织增生、腺小叶发育不规则、腺泡或腺管上皮细胞增生等。对于生理性乳腺增生不必过于担心，大多可自愈。有的女性在怀孕、生宝宝或哺乳后症状可以完全消失，有的则在绝经1～2年后自愈。

病理性的乳腺增生病则要引起警惕，当出现乳腺病理增生时，乳管上皮细胞增生，乳房内的小乳管高度扩张而形成囊肿，所以被称为"乳腺囊性增生病"。专家强调，该病少数会发生癌变。

由于患者自检较难发现生理增生和病理增生的区别，因此，当发生乳房

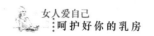

胀痛时，为了安全还是要找专科医生诊断。

放任不管可能走向病理改变

既然生理性乳腺增生大多可自愈，是否就可以对它放任不管呢？专家提醒说，在乳腺增生中，生理性的单纯增生占了大多数，其实质是乳腺结构不良，如继续发展可能走向病理改变，出现囊性增生或乳腺肿瘤。因此，生理性乳腺增生可视为乳腺介于健康和疾病之间的"亚健康"状态。

人体亚健康状态与环境、压力、饮食失调等不良生活方式关系密切，而流行病学资料显示，乳腺增生也与这些不良生活方式密不可分。

专家说，既然是亚健康，就需要进行调理，使之不至于发展成疾病。乳腺亚健康的调理对预防乳腺肿瘤、女性生殖和内分泌失调等疾病都有重要作用。实际上，乳腺亚健康是女性亚健康的常见表现，比内分泌紊乱和其他妇科疾患更容易早期发现和调理。

预防乳腺增生

中医理论认为，女性乳房与肝、胃"相通"，乳腺增生多由"肝气郁结、痰瘀互结、冲任失调"导致，具体说来又与"七情不畅、气血不通、脾胃失调、肾精失养"密切相关。

从体质学的角度看，乳腺增生以气郁质、痰湿质、血瘀质、湿热质四种体质者多见。

根据乳腺增生的起因，专家介绍了预防乳腺增生的生活调养法：

（1）调节情绪。由于女性较敏感，情绪不稳定，容易患忧郁症、焦虑症和思虑过度，会直接影响激素分泌。为此女性要善于调节情绪，保持良好的精神状态，有不良情绪时学会用聊天、旅游等方式宣泄出来。尤其在月经、妊娠期间，更要注意调节不良情绪。记住：开心是预防乳腺增生最有效的方法。

（2）合理作息。学习养生之道，要从生活保健做起，首先生活要有规律，注意休息，保证充足睡眠，不可经常熬夜。此外，有规律的性生活也有助于调整失眠、生理节律紊乱和内分泌失调。

"小部位"的大健康，乳头保养的学问

作为女性，天生对罩杯、CUP这样的词汇敏感，就算嘴里说着"平胸穿衣好看"，心里也期待着自己有着傲人的胸围。但是，作为一个关爱自己的女性，对于乳房还有很多远比丰满更加重要的关键词。或许你觉得自己已经很懂得呵护乳房了，可是你有没有注意过，在乳头这个比乳房更加渺小的部位上，或许也正在发生着很多与你息息相关的事情，不妨来检验一下你够不够健康吧。

乳头内陷该怎么办

乳头凹陷入乳晕皮面之下，致局部呈大小口状时，称为乳头内陷。乳头内陷有的仅为乳头退缩，重者乳头凹入甚至翻转。不仅有碍乳房的美观，妨碍哺乳，且局部难于清洗，下陷的部位易藏污纳垢，常引起局部感染，乳腺导管又与凹陷处相通，炎症可向乳腺内扩散而引起乳腺炎，应予以矫正。

警惕乳头内陷的三大不良影响：

（1）影响美观：乳头内陷影响乳房整体美，就像人的面部缺少一个器官一样，是不能令人接受的。

（2）影响哺育：乳头内陷无法正常哺乳，准备生育的人最好通过手术的方法来矫正。

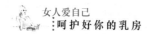
（3）容易受感染：内陷乳头内积存污垢，容易导致感染。

引起乳头凹陷的原因可分为先天性的和后天性的。

后天性乳头凹陷的具体原因有：

（1）衣着过于紧束。特别是女性在胸部发育期内衣过紧，很容易导致乳头凹陷。

（2）文胸使用不当。文胸过小、过紧，使用过早，都会引起乳头凹陷。

（3）乳头凹陷与遗传也有一定的关系，临床观察母亲及其母亲一代人中、姥姥有乳头凹陷史者，下一代罹患乳头凹陷的可能比正常人要高。

乳头凹陷主要是先天性的，但也可由外伤或手术、乳腺肿瘤以及乳腺炎后的纤维增生引起。

先天性乳头凹陷的具体原因是：

（1）乳头和乳晕的平滑肌发育不良：乳头有输乳管的开口，输乳管周围有平滑肌纤维，内陷的乳头被围绕输乳管和插入乳头真皮的肌纤维束向内牵拉。这些肌束的质地与输乳管有明显差别。

（2）输乳管本身发育不全：发育不全的输乳管未能导管化表现为条索。

（3）乳头下缺乏支撑组织的撑托，也是乳头内陷的原因。

乳头内陷矫治越早越好。其实，只要采取一些矫正措施，就能使绝大多数患者内陷的乳头突起。

预防乳头凹陷的方法：

（1）从婴儿抓起：凡是母亲、姨妈等直系亲属中的女性有乳头内陷者，有遗传倾向的女婴出生后，母亲可轻轻将小乳头向外提拉，每天1～2次。注意动作一定要轻柔，最好请有经验者操作。这样，可以看到婴儿乳头呈绿豆状或小圆片状高出皮肤，将来发生乳头内陷的机会就大大减少。

（2）注重衣着：贴身内衣应为棉制品，并经常换洗、日光照射。乳头如有发红、裂口的迹象时，内衣应进行蒸煮消毒，少女时期使用文胸不可过早。

（3）防止挤压：内衣、文胸适当，不可过紧，对于乳房较大的女性，更应注意乳房的宽松。对于有俯卧习惯的少女，则要及时纠正，防止乳头遭受挤压，以免加重乳头内陷的程度。

纠正乳头凹陷的常用矫正方法有：

（1）文胸法：选戴大小合适的文胸，避免或改正束胸的不良习惯，以免乳头内陷进一步加重。同时在文胸的中央开一个似乳头大小的洞，戴上文胸后使乳头挤向外面，并保持在突出的位置上。

（2）负压法：可用针筒外套管套在乳头部分，亦可用小酒盅扣住乳头，外加布带压紧，或用拔火罐向外吸吮，还可用塑料罐捏扁后扣在乳头周围，松手也有吸力，同样起到拔罐的作用。

（3）手法牵拉：少女时期是乳房发育的重要时期，也是纠正乳头内陷的重要时期。经常牵拉乳头，可以使双乳突出、周围皮肤支撑力增大，起到"定型"的作用。每日数次。时间长了，乳头自然逐渐向外凸起。如果拉不出，可先将乳房近乳头处的皮肤向外推一推。

（4）吸引疗法：妊娠后，每日应用吸奶器吸引乳头数次，利用其负压促使乳头膨出。

（5）用乳头矫正器：乳头矫正器可治疗乳头平坦或凹陷。

从乳头颜色看健康

在乳房检查时，一定要注意乳头、乳晕颜色的变化。需要弄清乳头、乳晕颜色的变化是属于生理性还是病理性，根据变化的特点，做出明确的诊断和积极的治疗。

（1）乳头、乳晕颜色加深后，并伴有双乳头和乳晕周围奇痒，乳房体检时可发现双侧或单侧乳房内有增生性病变或囊性增生病变。乳头、乳晕颜色加深提示体内雌激素水平增高，作为靶器官乳房发生病变，是符合发病规律的。

（2）乳头、乳晕单纯性颜色加深，成为深褐色或黑褐色，甚至还可发现乳晕腺周围有小结节生成，形成突起，此时查乳房时并没有病变。应该想到病人是否有比较严重的肝病存在？这是因为肝病致肝功能下降，雌激素在肝内得不到正常的灭解，致使乳头、乳晕颜色加深，这同男性严重肝病者出现的"蜘蛛痣""朱砂掌"如出一辙。

（3）女性卵巢由于患某种良性肿瘤，卵巢分泌雌激素量增加，可以导致乳头乳晕颜色加深，同时乳晕腺周围可以出现许多小结节。此类病人应尽快就诊于妇科，查明病因，及时治疗。

乳头痒是怎么回事

对于女性来说，乳房瘙痒是最难以启齿的痛苦之一。那么，乳房痒是怎么回事？女性朋友面对乳房瘙痒不要过于紧张，如果发现有不适的情况，就应该及时去医院检查。

（1）青春期的女性。

乳房开始迅速发育，乳头当然也要很快长大。这时，必须注意其局部卫生。由于迅速的发育使得分泌物增加，给各种细菌的生长提供了条件，如果不注意局部卫生，或使用不良的沐浴露、肥皂和胸围衣料等，都有机会造成乳头部位皮肤干燥和脱皮，导致乳头刺痒难耐。

（2）怀孕后期乳头痒。

这是妊娠的正常反应。随着时间的一天天过去，腺泡、乳头还会胀，要经常用热毛巾揉一揉，把白色的东西去掉，这是很正常的现象。

（3）乳房饱满的女性。

由于衣服布料的质量或运动的关系，有时乳头部位因摩擦而产生湿疹。是一种常见的皮肤病，这种病多见于哺乳期妇女，也可发生在少女身上。患者的乳头、乳晕及其四面密布针头大小的丘疹、疱疹。这种反应可能与遗传有关，劳累和精神因素也是诱因。治疗本病，应去除可疑的过敏因素，不进食鱼虾等异性蛋白、酒和辣椒等刺激性食品；避免强烈搔抓及热水烫洗，保持局部清洁；不佩戴以化纤织物为原料的文胸，在医生指导下外涂皮质类固醇激素软膏。

生活中应注意：

（1）营养充足，保持乳房的肌肉强健，脂肪饱满。

（2）行端坐正，保持优美的体态，特别是不能含胸，应挺胸、抬头、收腹、直膝。

（3）根据自己乳房的情况佩带大小合体的文胸。不宜选用化纤制品，宜挑选柔软、透气性能较好的棉制品，而且在睡觉前应脱下文胸，以免文胸过度压迫乳头及乳房，引起瘙痒。

（4）免受意外伤害。需要注意的是，乳房的皮肤十分娇嫩，在感觉瘙痒时切勿直接用手用力抓挠。

（5）经常清洁乳房，特别是乳头乳晕部。不宜频繁使用香皂或肥皂，平时可用温开水清洁乳房，这样可以刺激乳房血液循环，有助于增强乳房皮肤和组织的弹性。

（6）定期对乳房实施自我检查，定期到专业医生处做乳房部的体格检查，有必要时也可定期做乳腺X线摄片。

乳头疼是怎么回事

乳头疼是完全正常的，最疼出现在排卵前后，用手碰一碰都痛。黄体期稍稍缓解，直到月经来潮。排卵期前后最疼，不知是不是雌激素的作用，排卵前和排卵日，雌激素水平最高。当黄体形成后，由于孕激素的作用，雌激素没有排卵前那么高，因此乳头疼痛稍稍缓解，但一直存在直到月经来潮。

不少妇女在排卵期会出现乳房胀或乳头痛，有时简直不能触碰乳头，乳房的表现也可能一直持续到下次月经来潮前夕。

内衣过紧、内衣不合适的情况，做大量的运动，由于摩擦的缘故也是会引起局部的疼痛。

性生活时动作过大损伤乳头引起疼痛。

乳腺是内分泌激素的靶器官，也就是说乳腺组织在正常情况下，即在月经周期内，会受到内分泌激素变化的影响，从而发生生理性的变化。乳腺在月经周期会出现周期性的增生和复旧，表现为妇女月经前期乳腺有胀满、轻度疼痛，月经来潮后乳房胀痛减轻或消失，这种生理性的变化对育龄妇女来说是一种正常的生理现象，只是不同的人乳房胀痛程度不同而已。

如果这种生理性的增生超过一定范围或者复旧不全，久而久之就会引起乳腺组织增生，现在一般都称之为乳腺增生。由此可见，乳腺增生是乳腺组织的良性增生和退行性变，就其本质来说，既非炎症也非肿瘤。但从临床上来说是造成妇女乳房疼痛的常见原因之一。特别是中青年妇女更为常见，在乳腺外上部位有乳腺组织的增厚，质地柔韧，有时也会形成边界不清的肿块，但极少与表面皮肤粘连，也无腋下淋巴结肿大，而且多数为双侧性，疼痛可以放射到腋下、肩部等处，月经来潮后疼痛往往减轻。

男人也不能忽视乳房健康

乳腺疾病是女性健康的杀手，所以我们一直都提倡女性朋友一定要做好乳房的保健，其实不仅女性要保养乳房，男性也需要做好乳房的保养，那么男性朋友该如何保护乳房的健康呢？

正常男子的乳房发育程度很低，所以常常被遗忘，人们几乎从来不会想到对乳房的保健。其实，乳房作为一个位于体表的器官，男性也应对其重视才是。

在青春发育期，有40%～70%的男孩会出现不同程度的乳房发育，常常表现为乳房内结节伴局部疼痛、压痛。发现乳房的变化后，应及时到医生处就诊，不要觉得难为情。青春期的男子乳房发育，大多数于1～2年可自行消退，因此，不必形成思想负担，只要积极治疗，精神上放松，定会在不久后恢复"男子汉"的雄风。在治疗过程中，不要经常触摸、刺激乳房，过多的刺激不利于乳腺组织增生的消退。另外，青春期的男孩正处于读书时期，有时为了应付考试，提高成绩，家长会给孩子买一些滋补品，而含有激素的滋补品则有可能引起男孩乳房的异常发育，所以应谨慎服用各种滋补品。

中老年男子因各种原因造成内分泌激素紊乱，也容易出现乳房异常发育，而老年男子的乳房发育症还有发展成为乳癌的可能。所以，老年男子应注意锻炼身体，防止肝病、内分泌系统疾病及其他疾病，谨慎服用各种药物，并经常留意自己乳房的变化，如有问题应及时就诊。

男性的乳房在男性青春期以及男性中年期都会出现一定的问题，有些中年男子会因为内分泌紊乱的问题，导致乳房出现问题，还有一些老年人甚至遭受乳癌的威胁，因此，一定要保持积极的锻炼，谨慎服药，尽早恢复健康。

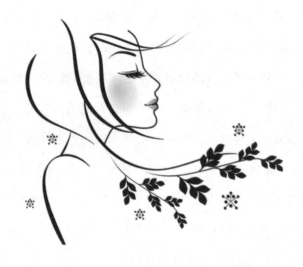

第三章 乳房说：爱我你就"摸摸"我

因为很害羞，所以在乳房疼痛时，不少人宁愿选择"忍"和"拖"，也不去看医生。尤其是年轻的女性朋友们，不愿意在陌生人面前暴露自己的身体。其实，你也可以掌握一些自我检查乳房的技巧，这样可避免尴尬的场面，更重要的是可以及早发现包括疼痛在内的乳房异常，及早处理。

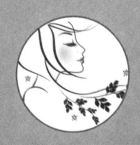

什么是"乳腺自我检查"？

在临床就诊的病人中，80%的病人是在洗澡或更衣时无意中发现乳房有肿物和其他问题而就医的。

乳腺自我检查是指女性自己对乳房的定期或不定期的自我检查，自我检查可及时发现乳房的异常情况，及时就诊，从而可以发现一些乳腺疾病，特别是可以及早发现乳腺癌。

可触及肿物的乳腺癌，可以通过定期的自我检查而及早发现问题，如无定期的自我检查，等到出现症状时就诊，大多已处于中、晚期，有的乳腺癌患者就诊时就已经失去了治愈的希望。如果早发现，术后5年生存率可达90%以上。

所以，广大女性要学会乳腺的自我检查的方法，做到对乳房正确进行检查，这样才能及早发现乳腺疾病，及早治疗。

如何做乳腺的自我检查

（1）自查乳房的体位。

①洗澡时检查乳房：洗澡时，皮肤表面潮湿，擦了香皂后皮肤滑润，有利于发现异常情况，此时用右手检查（触摸）左乳，注意有无局部增厚或肿块。反之亦然。②在镜前检查乳房，检查时选择光线明亮的地方，脱去上衣和文胸，充分暴露两侧乳房，面对镜子。检查时将两上肢举起，注意乳房有

没有局部隆起、凹陷及乳头有无改变。然后将两手叉腰，用力撑在腰髋部，使胸肌紧张后检查乳房有无变化。检查时，要特别注意两侧乳腺是否对称，对于不对称的改变，应高度重视。③躺在床上平卧时检查乳房：躺下平卧，假如检查右侧乳房则在右侧肩背部垫一个小薄枕头，将右手枕在头下，这样可使乳腺组织比较均匀地暴露，便于检查。检查左乳时，用右手四指靠拢，放平，轻轻触按乳房，手指按一定方向，顺序检查，做圆周运动。（见图5）

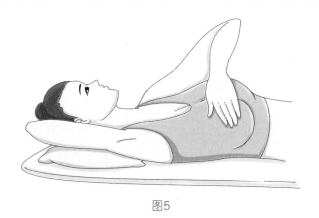

图5

（2）检查的时间。

在检查之前需注意选定一个日期，最好在两次月经的中期检查。因为此时乳房充血量少、柔软，较容易摸到肿块。

（3）自查乳房指法。

正确的检查手法是用并拢的手指轻轻触按乳房，不能用手抓捏，否则易将正常乳腺组织误认为是肿块。触摸时手掌要平伸，四指并拢，用最敏感的示指、中指、无名指的末端指腹按顺序轻扪乳房。

（4）乳房视诊内容。

首先要看自己的两个乳房是否对称，皮肤的色泽有无改变，乳头是否有内陷或溢液。

①乳房外形：脱去上衣，面对镜子，双臂叉腰或上举过头，反复数次，

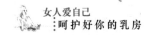
观察乳房外形轮廓是否完整、对称，有无轮廓的异常。正常乳房具有完整的弧形轮廓，这种弧形的任何异常改变都应重视。②乳房的皮肤：注意观察乳房的皮肤是否光滑，色泽是否正常，皮肤有无静脉扩张和水肿，皮肤有无点状凹陷（或称橘皮样改变）及区域性凹陷（酒窝征）存在。③乳头：察看两侧乳头高度是否在一条水平线上，两侧乳头、乳晕的颜色是否一样，乳头的皮肤有无脱落或糜烂，乳头是否有抬高或回缩现象。④胸壁：从乳头的外上方至乳头的内下方的胸壁是否有较大的暗褐色病样突起存在，要考虑可能是副乳头或副乳房。

（5）触摸自查乳房的次序。

顺序为乳房的外上、外下、内下、内上区域，最后是乳房中间的乳头及乳晕区，由于乳房的外上部分可延伸至腋下，检查时不能忽略了乳房的角状突出部分。小的肿块不易被触摸到，检查时可用左手托住乳房，用右手扪查。乳房下部的肿块常被下垂的乳房所掩盖，可托起乳房或平卧举臂，用另一只手扪查，深部肿块如扪按不到时，也可采取前弓腰位检查。最后挤压乳头，注意有无液体流出，再用同样的方法检查两侧腋窝，注意有无肿大的淋巴结，这样就完成了乳腺的自我检查。

触摸就是要发现乳房内是否有肿块。在触摸过程中如发现异常情况，应及时到医院就诊。

乳腺自我检查应注意哪些问题

（1）检查的目的。

乳腺自我检查的目的是发现乳房内有无肿块及乳房外形是否改变：乳房有无局部隆起、凹陷、红肿及其他改变；乳头有无凹陷、溢液。如果出现这些情况，应及时到医院就诊。

（2）注意乳房的分布范围。

乳腺的实际分布远远超过乳房隆起的部分，外上部分可延伸至腋下，上下左右均有很薄的腺体延伸出来，因此检查的范围应包括整个前胸。

（3）触诊时的手法应正确。

正确的手法是手掌平伸，四指并拢，用最敏感的示指、中指、无名指的末端指腹轻轻触摸、滑动或大面积揉按，可以用中指固定，其他两指触按，但切不可用手抓捏乳房，因为用手抓捏会将肿块与正常腺体混淆，无法做出正确的判断。常见有的妇女用手抓捏乳房后，触到有类似肿块的感觉而忧心忡忡，增加了心理负担，因此正确的手法是十分重要的。（见图6）

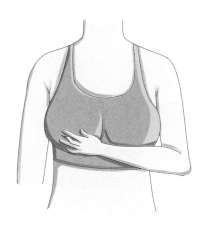

图6

（4）及时就诊。

掌握正确的乳房自我检查方法可以及早发现乳腺的异常情况，尤其是能够发现1厘米大小、可能尚未发生转移的乳腺癌，从而为乳腺癌的治疗争取了宝贵的时间。

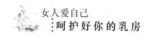

定期自检才能保证乳房健康

定期自检有益于乳房健康，那么对于自检过程发现的可疑症状，应该如何清醒的面对呢？

30岁以后，乳房进入一生中的活跃期，各种乳腺问题此时也最常见。尤其是在做乳房自检时，你可能会意外发现：小肿块、疼痛、乳头溢液……但可能多数情况并非"恶疾"，70%～80%的成年女性会有乳腺增生，乳房纤维腺瘤的发病率也在10%左右。

可疑症状1：肿块——虽然这是乳腺癌的常见早期症状，但你不妨再摸摸看。如果肿块边界比较清楚、质地柔软、活动度好，很可能只是良性的腺瘤；如果肿块会随着月经周期变化，那就是最常见的乳腺增生。

乳腺癌的肿块症状：质地较硬、和周围组织有粘连、不疼，而且伴有腋下、锁骨上、颈部淋巴结肿大。

可疑症状2：疼痛——如果周期性疼痛是乳腺增生；如果疼痛持续存在，并靠近胸骨，可能是胸壁的肋骨增生。

乳腺癌的疼痛症状：疼痛的同时发现肿块、乳头凹陷、皮肤橘皮样改变等症状。

可疑症状3：乳头溢液——如果乳头的分泌物只是浆液性或乳汁性的，很可能是乳腺导管扩张或者是胸部良性的垂体瘤。

乳腺癌症状的乳头溢液：乳头溢液呈血性。

所以说，对于女性朋友来说，定期自检能够很好地了解乳房的健康状况，可以预防疾病，及早发现疾病，以免失去乳房这个亲密的伙伴哦！

一分钟就能学会乳房自检

乳房象征着女人的阴柔，也是女性婀娜多姿身材的重要一部分，更是母爱的标志。乳房对我们的意义是如此重要，我们应当好好地呵护她的健康。因此要养成经常关注自己乳房的习惯，掌握自检乳房的方法。

下面介绍一分钟帮你检测乳房，帮助你维护乳房健康的方法。

（1）四指放到腋下。

把四指放到腋下，检查有无肿块。然后稍稍用力抓乳晕，检查有无溢液。

（2）张开五指。

张开五指，用指腹掂掂乳房，检查是否有肿块。

（3）双臂叉腰。

双臂叉腰，再抬起，分别再查看一次上面的内容。

（4）面对镜子。

面对镜子，仔细观察乳房的形状、表面的肤色、有无凹陷、乳头有无分泌物等。

（5）在乳房上滑动。

并拢除拇指外的其余四指，在乳房上滑动，以画圈的方式先从内侧滑动到外侧、再从外侧滑动到内侧。如果滑动不顺畅，则可能有肿块。

（6）仰卧。

仰卧，将一个坐垫垫在一侧胸部的下面，然后用对侧除拇指外的其余四指指腹，检查有无肿块。

另外，女性可以通过一看、二摸、三通过的方法来进行自检。

看的时候，先举手，后叉腰，然后将双手举起来放在头上，身子前倾，乳房松弛一下，先看大小，要看乳房大小是否一致，可以有差距，如发现最近一个突然大了，一个突然小了，要注意小的。二看乳头，主要是看乳头的方向有没有改变或是看乳头有没有凹陷。若是凹陷就得当心了。另外还要按乳头，按时看乳头后方有什么感觉，正常来说应该是发"空"（即柔软）的感觉，但若是觉得按起来是发"实"的感觉就要小心了。三看乳头溢液，用双手挤乳头，稍微用力，若是两侧都有溢液则没事，若是只有单侧溢液则要注意。此外若溢液呈水样或是黄色就要小心了，特别是呈血性就更要注意。四看腋窝，如果弧线下凹变得平坦了就要小心，要注意拿手捏一下，用手挤一下，周围的皮肤一下子都起来了就没有事，如果轻轻地挤没有改变或者是有一点粘连了，就要到医院及时就诊。

摸，应该选择每月月经完了后的两三天的洗澡前和睡觉前进行检查，此时乳房最柔软，易发现问题。

摸就是用左手摸右乳，用右手摸左乳，而且是伸出拇指、示指、中指平推平摸。摸的区域要从乳房外侧开始，摸的手势是Z形或者是转大圈或小圈。摸了外侧再摸乳房内侧和下方，之后摸腋窝，摸一下是否有小疙瘩，从腋窝到乳房不停地摸，还要看是否有溢液，还要摸一下乳头的后面，因为后面是发空的、没有脂肪的，如果实了就要小心，摸了以后就要做记录。绝经的女士也要选择一个日子摸，一年可以摸一两次，也可以摸十次八次，但是千万不要30多年来一次都没有摸过。

至于三通过就是说做完以上两个步骤后，没有发现不良情况，则可以算是乳房自我检查通过了。

乳房自我检查的三个步骤

乳房自我检查法是自己定期检查乳房有无肿块或其他变化的一种方法，也可以互相进行检查，目的是为了早期发现肿块，虽然多数肿块不是乳癌，仍应立即去请医生进一步检查，以便及早发现和及时治疗。

乳房的自我检查应每个月进行一次，并应在月经干净后进行，以免因月经前或行经期乳腺组织的充血、增厚影响检查结果。检查时用并拢的手指掌面轻轻触摸，不可重按或挤捏。为检查的方便，人为地将乳房分为四个区：内上象限、内下象限、外下象限和外上象限，第五个重要部分是腋窝部。

乳房自我检查分3个步骤：

第一步：镜前检查。首先，站在镜前，裸露上身，双臂垂于两侧，观察自己乳房的外形。熟知自己正常乳房的外观很重要，一旦有什么异常，就可以察觉出来。不过，一侧乳房比另一侧稍大，并非不正常现象。接着，将双臂举过头顶，转动身体，察看乳房的形态是否有变化。然后，双手叉腰向右向左慢慢旋转身体，察看乳头及乳房是否有凹陷、红肿或皮肤损害。最后，将双手掌撑在臀部，并使劲向下压，同时转动身体，这样会使乳房的轮廓显得清晰。注意观察乳房的形态有无异常变化，如发现异常变化，需要与另一

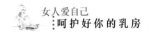

侧进行比较，察看双侧乳房是否对称。如果不对称，则要提高警惕，及时就医。

第二步：立位或坐位检查。首先，将左手举起放在头后，再用右手检查左侧乳房。乳房检查的正确范围：上到锁骨下，下至第6肋，外侧达腋前线，内侧近胸骨旁。检查的正确手法：3个手指并拢，从乳房上方12点（将乳房比作一个时钟）开始，用手指指腹按顺时针方向紧贴皮肤做循环按摩检查，每检查完一圈回到12点，下移2厘米进行第二圈。第三圈检查，要检查整个乳房直至乳头。检查时手指不能脱离皮肤，用力要均匀，掌握力度以手指能触压到肋骨为宜。此法被称为指压循环按摩法。检查完左侧乳房后，将右手举起放在头后，用左手检查右侧乳房，检查方法同上。在检查完整个乳房后，用示指、中指和拇指轻轻地提起乳头并挤压一下，仔细查看有无分泌物。如果发现有分泌物，则应去医院做进一步检查。（见图7）

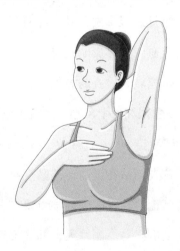

图7

第三步：卧位检查。身体平躺在床上，肩下垫只小枕头或折叠后的毛巾，使整个乳房平坦于胸壁，以便于检查乳房内有无异常肿块。由于坐位或立位时乳房下垂，特别是体型较胖的女性，容易漏检位于乳房下半部的部位，所以卧位检查同样是十分必要的。检查的范围和手法同坐位或立位相同。

乳房检查应该经常有规律地进行。乳房自我检查的最佳时机通常是月经来潮后的第9～11天。此时雌激素对乳腺的影响最小，乳腺处于相对静止状态，容易发现病变。同时注意文胸穿戴要得当，过紧、过厚、透气不良，会影响乳房淋巴液的正常循环，不能及时清除有害物质，久而久之，易使乳腺正常细胞发生病变。即使通过自检和确诊发现有乳腺增生的情况也不要紧张，因为增生并不等于癌前期，但也不要麻痹。如果有囊性增生、肿块、节结，也可能会发展成乳癌，尽管发生率不高，也应尽早诊治。

盲目挤乳沟危害多多

女性们都认为胸部丰满既性感又迷人，因而有些女性会有一些挤乳沟的习惯，那么盲目挤乳沟会有哪些影响呢？以前人们常说胸大无脑，现在则流行挤胸。深深的"事业线"不仅可以衬托出女性身材的曼妙，还可以增添女性的魅力。但是盲目挤胸不利于乳房健康，可能会诱发乳腺炎、乳腺增生等乳腺疾病。

不知道从什么时候起，"事业线"竟成了乳沟的代名词。记得在20世纪七八十年代，经常看见报刊或杂志刊载"不要过分束胸"和"过分束胸对乳房的危害"类的科普类文章，原因是那时很多女孩到了青春期后对突然发育增大的乳房一时无所适从，而且那一代人还比较保守，不会将青春靓丽的线条展示给他人，通常是"束之高阁"，因此常常被健美方面的专家说教。

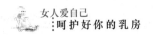
然而，现代人早已不再束胸，取而代之的是展示或向内挤压乳沟。"乳沟像时间，只要挤一挤都会有"，这是近些年的观念。

事实上，为了展现乳沟而总是挤压乳房不利于乳房健康，而对于年轻女性来说更是如此。

（1）产生缺氧反应。

不合体的束胸会影响人的呼吸。束缚时胸部不能充分扩张，肺组织因微循环障碍也不能充分舒展，吸入空气量减少，从而妨碍人体全身的氧气供应，易产生脑缺氧，头部会发木。所以有些女性长时间穿过紧的胸衣，就有一种憋气感。

（2）不利于乳房发育。

束胸会使乳房的血液循环不充分，压迫乳房，使乳房下部血液瘀滞引起乳房肿胀、疼痛。这尤其对青春期发育阶段的少女影响更大，会直接影响乳房发育，因为乳房的增大主要是由于脂肪组织和结缔组织的增大，脂肪组织沉积于乳房所致。盲目地挤乳沟不仅影响了乳房的正常发育，还可能招来包括乳腺增生、乳腺癌在内的很多疾病。

（3）可致乳腺增生。

要让胸部显得"丰满"，露出"乳沟"，就要把腋下赘肉全都塞到文胸里。这就相当于长时间挤压副乳，结果是减少或阻止乳房内淋巴液回流，局部气血不畅，同样可发生乳腺增生性疾病。

（4）影响今后哺乳。

故意压挤垫高乳房对乳腺功能也有影响。挤乳沟使得乳房中的纤维束和乳腺导管长期受压，会影响产后乳汁的分泌和排出，直接影响今后的哺乳。乳腺的腺管、腺体受到压迫后造成吸收不好，可能导致乳腺结节或乳腺炎。

疼痛或硬结切不可乱揉

有肿块揉一揉就好了。这是多数人的想法，但明显在多数情况下是行不通的。所以大家一起来看看专家是怎么说的。

翻看当今流行的各类养生书，可能常会发现这样的语句："先找到硬结或痛点，然后反复揉按至消失，这样一来，病情会有所好转……"而部分开设在街头巷尾的足疗按摩店里，也有不少按摩师持同样的看法，"专找疼的地方按"。那么，这些说法和做法究竟有没有道理呢？

乳房上的硬结千万别乱揉

中医认为，硬结是横络（指肢体经筋走行上出现的局部条索、聚筋等病变）阻碍气血运行，使经络不通所致。经络不通，一方面导致其循行路线及其附近出现病症；另一方面还给与其相联系的脏腑带来问题。所以，找到硬结并揉开硬结的确是养生保健的好方法，但硬结分为两种：一种是由于经筋劳损所致，这样的硬结质地较硬，常出现在关节和骨骼的肌肉附着点周围，还有的出现在滑囊、筋膜、韧带、纤维管等处；另一种是由于气血两虚所致，这种硬结质地较柔软，出现部位不固定。

需要注意的是，千万不要把硬结和体表良性肿物混为一谈，如某些皮脂腺囊肿、脂肪瘤、纤维腺瘤、血管瘤、神经纤维瘤和甲状腺瘤等，在手感上和普通硬结相差无几，若对它们进行反复揉按，可能会加重病情。与之类似的还有腘窝囊肿、乳腺增生、经期前后乳房胀痛等情形。所以，当大家不能判断硬结为何物时，最好到医院治疗为宜。

不按也疼的痛点不能乱按

从中医角度来看，"寻找痛点"就是在寻找"阿是穴"。"阿是穴"是由唐代医学家孙思邈提出的，在中医里又叫作"不定穴"或"天应穴"。根据《黄帝内经》里"以痛为输"的说法，专门指治疗疾病时位置不固定的最佳刺激点。由于"阿是穴"能准确反映和治疗疾病，所以在临床上常被医生利用，如治疗颈椎疾病、肩周疾病等。

不过，按压后产生痛感有时是病理所致，有时则是正常的生理反应。前者痛感明显、刺激剧烈；后者则轻微得多，大家应注意区别。如果一个人没经过按揉就感觉内脏某区域或某处关节不适、疼痛，应该到医院进行检查，千万不能拿它当痛点进行揉按。在发生骨折、肌肉拉伤、跌打损伤等急性损伤时，大家也不要触碰痛点，以免加重病情。患皮肤病、皮下有瘀血、某部位出现肿胀等情况也会导致触碰时有痛感，这时一定不要揉按。

乳房健康要做到"三早"

乳房肿块是妇女的常见病。因其位置浅表，大多能通过自我检查，在没有出现症状之前就得到早期发现。关键是患者要有定期自我检查的意识，掌握正确的检查方法，一旦发现肿块及时就医。

早发现

定期（每月1次，时间在月经来潮后的第9~11天）在洗澡时自我检查。正确的方法是：双手交叉检查双侧乳房（左手检查右侧，右手检查左侧）。除拇指外的其余四指并拢，紧贴胸壁，通过各手指交替轻压，按顺序触摸整个乳房的各个区域。正常乳房较柔软，有肿块时感觉有东西在手指下滑动。

切忌用手抓捏乳房，因为抓捏会使正常的乳腺组织缩成团，感觉就像是肿块，即使其中真有肿块也查不清。

早诊断

根据患者的年龄、病史特点、肿块性质，结合必要的辅助检查（如B超、红外线、钼靶照像、细针穿刺活检等）才能对乳腺肿块做出诊断。

各种病变都有其特点：常见的乳腺纤维腺瘤，多见于青春期女性，肿块光滑、易活动；导管内乳头状瘤位于乳晕区，肿块小，不明显，伴乳头溢血；叶状囊肉瘤可在短期内快速生长成很大的肿块；乳腺癌多见于年龄较大者，肿块硬，活动差，可有腋窝淋巴结肿大等。

此外，乳腺增生可发生于一侧或双侧乳房，常于月经前胀痛，月经来潮后减轻或消失；触诊可扪及增生的腺体厚实，表面不光滑，有触痛，边界不清，质地较硬。

早治疗

乳房良性肿瘤也有恶变的可能，因此，对于乳房肿块一般应予手术切除。即使是乳腺癌，也非不治之症，如能早发现、早诊断和早治疗，术后配合必要的综合治疗（如化疗和放疗），同样有治愈的希望。

"副乳"究竟是什么?

副乳不仅影响美观,一旦病变还很难被察觉,女性千万不要对这个健康隐患掉以轻心,不过,也不用太过忧心于副乳的存在,简单的运动和按摩都能消除副乳。

电视、杂志上,有些女明星们穿着低胸礼服时,往往让我们惊诧于她们不太完美的胸部,而最影响胸部美观的不是胸小,而是副乳的存在。其实,不只是女明星,每个女性都可能存在副乳的问题,据调查统计,平均每四名女性,就有一人出现副乳。概率如此之高,我们在感叹明星的同时,有没有检视过自己。你知道副乳是什么样子吗?副乳会不会给你带来健康伤害?副乳又该如何防治呢?

副乳大小不一,因人而异,因为大多没有特殊的感觉,往往很容易被我们所忽略,不妨根据下面的指导,来自我检查一下:

①腋窝附近或正常乳房周围出现的局部隆起或皮下肿物;②肿物有酸胀感,特别是经前较明显;③触诊时用手指可捏起,质较软,边界不清,触之内有腺叶感的韧性组织;④用手指捏起后在绷紧的皮肤下可见有类似脂肪分叶状;⑤肿块近红外扫描有乳腺灰度影像。

副乳影响美观,存在恶化可能

副乳最主要的问题还是影响外形美观,使穿衣服及社交活动受到影响。

绝大多数患者因要求改善外形而就诊。

事实上，副乳是先天性发育异常的组织，除了影响外形美观，亦有发生乳腺恶性肿瘤的机会，不过这种概率仅为0.1%，所以更容易被女性忽视。

如果只是轻微的症状，一般不需要治疗，并且可以依靠运动、按摩等手段消除，但是，如果已经引起乳房疼痛，则最好到医院就医检查，当副乳增大造成生活不便，疑有肿瘤时，还是应该进行相关的切除和治疗。

此外，有些女性在怀孕后腋下会长出副乳，一般分娩后副乳腺体会变软、缩小，变得不那么明显，但是不会自行消失。如果不是特别在意，可以不进行处理，如欲处理，可在分娩6～9个月后进行治疗。

运动消除副乳

消除副乳，除了按摩还在于运动，按摩比较讲究指法，而乳房娇嫩，未免造成"误伤"，一些简单的运动，只需要花费5分钟，就可以让乳房健康更有保障。

运动道具：装满水的矿泉水瓶。

①坐在椅子上，脊椎挺直，左手握住矿泉水瓶，并向上伸直举起。左手向后弯曲，带动手臂使腋下的肌肉收缩。左右交替，各做12～15次。②右脚屈膝跪在椅子上，左脚踏在地板上，左手握持矿泉水瓶在腰侧，右手扶着椅背，保持身体的平衡。左手伸直，尽量向后抬起，可以感觉到手臂后侧的肌肉在用力就对了。左右交替，各做12～15次。③坐在椅子上，右手伸直，左手靠在右手肘上，将右手向左推进，伸展手臂和腋下肌肉。左右交替，各做12～15次。④坐在椅子上，双手弯曲置于脑后，左手扶住右手肘，并向左推进，伸展手臂和腋下肌肉。左右交替，各做12～15次。（见图8）

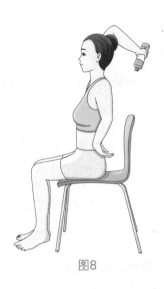

图8

女人应知道的乳房检查方式

乳房是展现女人美丽性感的部位之一，也是吸引男人眼球的部位之一，乳房健康很重要。为了乳房健康要学会乳房自检，以下就是查看乳房健康的5种常规检查方法。

乳房检查方法1：医生触诊

30岁后的女性可每年做一次，这是专业乳腺检查的第一步。检查内容包括：乳头有无凹陷、上抬、溢液；乳房有无肿块和酒窝症；双乳位置是否一致，颜色有没有改变。

提示：检查当天，最好穿开襟衣服，以方便检查。检查时，面对医生，无论是采取站位或坐位，都要尽量放松，以便让医生得出准确的检查结果。

医生一般使用中间3指触摸，从乳晕周围开始以螺旋状顺时针方向扩大，直至整个乳房组织。如果在哺乳期发现肿块，要等断乳后再做进一步检查。

乳房检查方法2：钼靶检查

女性在40岁以后，每年都该做钼靶检查。

该检查通过将乳房夹在钼靶机的托板上，以便固定乳房得到清晰的图像，可检查出一些手摸不出来的细小肿瘤萌芽。如果能坚持每年进行此类检查，可以将患者的死亡率降低到30%～40%。

提示：检查时可能会有轻微的痛感，这是由于夹板对乳房压迫引起的，可通过调整体位来缓解。

乳房检查方法3：自我检查

每月1次，最适宜时间是在月经来潮后的第9～11天，女性从20岁开始即可进行。

自查时间应放在月经来潮后的第9～11天，因为来月经前，乳腺组织充血，会使整个乳房肿胀，容易判断错误。

提示：自查是为了熟悉乳房的正常隆起、肿块和凸起，这样当它有变化时你就能敏感地觉察到。检查中尤其要注意那些实际出现的，并在同一位置已持续一两个月经周期的所有肿块。不过，乳房肿块约有90%都是良性的，良性肿块和恶性肿块的区别在于，良性肿块在激素的作用下随时都可能出现，在经期前后尤为明显。

乳房检查方法4：红外线扫描

红外线扫描尤其适合妊娠期和哺乳期的女性进行筛检。

该检查主要是利用正常组织和病变组织对红外线吸收率的不同，而显示透光、暗亮等不同的灰度影像来诊断乳腺疾病。

提示：由于这项检查速度快、无放射性，因而在体检中常作为乳腺疾病的初筛检查，费用几十元。虽然该检查不属于乳腺专业检查，但仍可作为乳腺病变的一种检查方式。

乳房检查方法5：B超检查

当怀疑乳腺有肿块，B超检查是必须做的。

这是一种初步筛检乳房硬块的检查手段，能用来判断肿块性质和位置。但它对直径在1厘米以下的肿块识别能力较差，如果单做这项检查的话，可能会错过较小的肿块。

提示：对于微小乳癌的检查程序是：乳房超声检查——若发现肿块——再进行乳房X光检查——若发现密集的钙化点——最后做病理切片。B超检查的费用一般在100元左右。

女人乳房"自摸"的好处

曾经有一个有乳腺癌家族史的女人，在陪她妈妈看病的时候就认认真真地向大夫学会了乳腺自查。她知道，母亲的病情就是既不会做乳腺自查，又不去医院做临床检查而耽误的。从30多岁起，这个女人每个月都会给自己做一次乳腺自查，每次自查后她都会长长地舒口气。

很多女性谈到乳腺疾病就会联想到乳腺癌，实际上在常见的乳腺疾病中，有80%是乳腺增生，但值得警惕的是，乳腺增生和乳腺癌是可以同时并存的。因此，定期做乳房自检，了解自己的乳房有助于及早发现乳腺癌。相关资料显示，早期乳腺癌的治愈率，为80%～90%。

乳房自检有病能早发现

医生都比较提倡女性定期做乳房自检。女性在不同的生理周期乳房会有细微的变化，比如有的女性在经期会出现乳房胀痛，并有肿块，经期过后这些症状就消失了，这可能就是正常的生理变化，但有的人出现这些症状则可能是有乳腺方面的疾病。

所以，女性就算不能做到每天坚持自检，起码也要在不同的月经周期自己去体会乳房的变化，这样也便于在日后的求诊中为医生提供信息。

其实，乳腺疾病有很多种，包括乳腺增生、乳腺纤维瘤、乳头溢液、乳腺癌等，很多女性却把乳房肿块作为唯一的诊断标准，并采用自诊自治的方法，这样往往会延误病情。有一个40岁出头的女性，3年前查出有乳腺增生，她自认为乳腺增生不是什么大问题，没有进行彻底的治疗，最后发展到晚期癌症。这个案例提示我们，一旦发现乳房有异常情况，就应该先到医院进行详细的检查，切勿错过最佳的治疗时机。

健康女性一年检查一次

月经正常的妇女，月经过后的9～11天是体检的最佳时间，此时雌激素对乳腺影响最小，乳腺处于相对静止阶段，容易发现病变。

健康女性至少一年要做一次乳腺检查，可采用的方法有钼靶、B超、核磁共振等，确诊率在80%～90%，但由于钼靶有放射线，对人体有一定的伤害，一般建议40岁以上的女性采用。20岁左右的女性可以采用B超检查。

乳房自检：细看巧摸

看：洗浴后，站在镜前检查，双手叉腰，身体做左右旋转，从镜中观察双侧乳房是否对称，乳房的皮肤有无异常，乳头有无内陷。若乳头天生就是内陷，则不需过分紧张。

摸：触摸时手掌要平伸，以打圈的方式，适当的力度，用最敏感的示

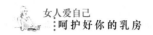

指、中指、无名指的末端指腹按顺序轻扪乳房的内上、内下、外下、外上、腋尾区域，最后检查乳房中间的乳头及乳晕区。

切勿用手挤捏，以免将正常乳腺组织误认为是肿块。小的肿块不易被触摸到，检查时可用左手托住乳房，用右手扪查。乳房下部的肿块常被下垂的乳房所掩盖，可托起乳房或平卧举臂，用另一只手检查，深部肿块如按不到时，也可采取前弓腰位检查。

常"摸胸"感知身体健康警报

适当的自摸胸可以起到乳房保养的功效，还可以起到自检的功能，不信你也可以试试。每天用手摩擦胸腺200次。胸腺距颈下锁骨间凹陷处下方约四指宽距离。握空心拳在胸腺两侧来回摩擦身体可增强免疫力。

被别人"摸胸"有什么好处

无痛性的乳房肿块恰巧是乳腺癌的特征之一，所以说决不能掉以轻心。一般来说，炎症引起的乳房肿块会伴随着局部性的红肿热胀，增生性的肿块则有经前胀痛的特点，而乳腺癌的肿块在早期并无明显的疼痛感，甚至没有感觉，只有到了晚期局部皮肤出现溃烂时才会出现疼痛症状，而这个时候往往已经晚了。

所以说，多让爱人帮你感觉一下，如果能触摸到不痛不痒的肿块，那别幸运地以为是良性囊肿，很可能这是乳房小炸弹——乳腺癌给你发出的第一次警告。

（1）乳腺癌早发现。

乳腺癌多发生于45～70岁的中老年妇女。乳腺癌同样也以乳房肿块为表现，大多呈鹅卵石形状、圆形或者椭圆形。它们质地坚硬如石，肿块表面欠光滑，活动度差，易与皮肤及周围组织发生粘连，肿块可迅速生长，可呈无限制地生长而长至很大，同侧腋窝淋巴结常有肿大。当发现了自己的乳房有不规则肿块之后，应该立即到医院进行检查、确定，一般早期都是用中药治疗，如果情况不乐观，会采取手术方法。

（2）纤维囊肿早发现。

每日一摸感知"警报"纤维囊肿是乳房良性肿瘤中最常见的一种，以18～25岁的青年女性最为常见。一般来说，纤维囊肿很少会发生恶性病变，有些可能会发展成肉瘤，但转变为乳腺癌的情况还不多见。

纤维囊肿最显著的特征就是乳房肿块，而且大多数时候只有肿块这一个特征，它们的大小通常在1～3厘米，触摸起来感觉光滑、坚韧、边界清楚、与周围的乳房组织没有粘连，活动性也大，还有滑动感。一般来说，囊肿大多发生在一侧乳房上，而且在外缘，它们也不会随着经期的到来而改变，特别是青春期的女性，如果感觉到自己有纤维囊肿，这是很普遍的现象，只需要去医院检查并确定它是良性的纤维囊肿即可，无须特别治疗。

（3）乳腺增生早发现。

乳腺增生是乳房两侧均会出现的肿块，它们大小不一、呈片状或者结叶状，病人年龄以25～45岁女性为多。乳腺增生多伴有经前乳房胀痛，触之亦感疼痛，且乳房肿块的大小形状可随月经而发生周期性的变化。

当经期结束后，这种疼痛会逐渐消失。乳腺增生的原因大多数都是内分泌失调引起的，所以还是以调节内分泌为第一原则，配合饮食调理、对便秘的治疗，对乳腺增生有改善。

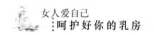
女人自摸胸部还有什么好处

其实大多数女性都有纤维囊肿，但往往就是因为很多人都知道囊肿是常见问题，所以即便感觉到了也不那么上心，可是纤维囊肿有良性、恶性之分，也非常容易与乳腺炎、乳腺癌相混淆，再加上因为常见、多见，慢慢就会视而不见了，所以说，纤维囊肿是决不可以忽视的情况，关爱自己，就应该有勇气去正视它们，别因为羞涩而讳疾忌医。

自摸法检测健康

（1）观察。

站立，双臂垂放两侧，观察乳房外形，正常的弧形轮廓是否变得不规整，有没有橘皮样的小凹点，或是有小陷窝，挤压时有无液体从乳头溢出。

（2）自摸。

先摸乳房，再摸腋下，用中指和示指的指腹，顺着一个方向全面检查乳房。

（3）卧位检查。

平躺在床上，以乳头为中心，用指腹按顺时针方向紧贴皮肤做循环按摩。检查时用力要均匀，以手指能触压到肋骨为宜。

（4）将右臂放在头底下。

胳膊下面的乳腺组织会移向胸部中央，用左手检查右侧乳房是否有肿块，触摸时稍微用力，这样手会更接近乳腺组织并更容易进行触摸。用同样的方法检查左侧乳房。

第四章　这才是乳房最想要的"生活"

身为乳房，我为女性增添了无限魅力，同样，生活中的一些细节和习惯也让我受到了不少折磨。为了让您的乳房更挺拔、更丰满、更性感，必须要多了解一些乳房保健知识，用好的生活习惯，促进乳房健康成长，这将是您给我的最大惊喜！

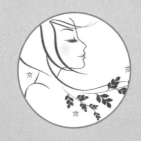

身体姿态，影响乳房健康

乳房健康是身体健康的重要组成部分，现代女性对乳房健康越来越重视，并且非常注意乳房的清洁，也很重视乳房的按摩，但是很多女性没有意识到的是自己平时习惯性的一些不良姿势和动作其实是在伤害着乳房健康。赶紧让我们了解一下影响女性乳房健康的不良姿势有哪些吧。

抱臂很伤乳房

很多女性平时喜欢抱着胳膊，这是对乳房最不利的一个姿势。会同时对两侧乳房形成严重的压迫，使之在强大的外力下受压变形。时间长了，不但使乳房失去浑圆坚挺的曲线，导致乳房下垂，严重的还会影响乳腺发育。正确的姿势应该是将手放松地自然垂放于双腿两侧，或抱双手于腹前，使乳房不受任何来自肢体的压迫，尽情呼吸、舒展，自然生长。

驼背

经常驼背会压迫胸部组织，影响胸部健康。走路时应保持背部平直、收腹、提臀、上身的整体感觉向上。坐时，应挺胸抬头，挺直腰板，这样胸部的曲线就会显得动人。

弯腰

弯腰会增加腰椎的负担，阻碍血液循环，进而影响到胸肌的发育，所以经常直直腰，累了时靠墙站立几分钟，会让你的胸部气血舒畅。

伏坐

人斜靠或趴在桌上，会使胸部处在挤压的支点上，如果受桌沿等硬物压迫近1.5小时，还会干扰乳腺内部的正常代谢，造成不良后果。正确的姿势应该是：上身基本挺直，胸部离开书桌10厘米左右。

趴睡

趴睡会挤压乳房而使之受罪。偶尔一次趴着睡觉没什么关系，但是长期面朝下睡眠，女性乳房组织会受到过多挤压，导致乳房提前老化，皮肤松弛、乳房变形外扩，乳房血液循环不良。因此应尽量少趴着睡觉，最好采取仰卧微向右倾的姿势，不然会严重压迫胸部，使乳房下垂、乳头凹陷。如果已经产生，补救的办法是采用仰卧姿势睡眠或在背部垫一个小枕头。

为了保持乳房美丽，建议女性日常通过运动保养乳房，适当做一些诸如扩胸、深呼吸、甩手、转腰等运动，帮助活络经脉，推动气血，防止胸部组织老化。在家中，则可以通过按摩来保健乳房。

年龄不同，内衣选择不同

乳房的美丽，也许无法用语言来解读，只能用心去体味。乳房从小发育到大，更见证了一个从女孩到女人、从青涩到成熟的过程。

乳房会随着时间的推移而发生变化。因此，不同年龄的女性，对内衣选择的要求也各不相同。

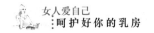
如果你是青春美少女

乳房发育常常是少女性发育最明显的起点。当然这个时候也是胸部护理的关键时期，对乳房不恰当的做法可能会导致以后无尽的困扰。青春期乳房开始发育时，不要过早地戴文胸。等充分发育之后再戴，但松紧度要适当，不可因害羞而过紧地束胸。乳房发育过程中，有时可能出现轻微胀痛或瘙痒感，但不可以用手捏挤或抓挠。

青春期的女孩经常运动和流汗，所以纯棉布料可吸收汗液，并保持空气流通，是贴身布料的首选。青春期应该以健康和舒适为目标，少女们也可选择（LYCRA）这种柔软、光滑并有弹性的，有"第二层皮肤"的美誉。

少女不应穿带托架的或金属线的少女内衣。托架不利于身体发育，所以不要选择带托架、金属线、胶或化学纤维的文胸。

在不同场合中穿着不同的少女内衣，塑身内衣和运动内衣是首选。少女不能穿太紧的内衣，因为她们每天都会做大量运动，太紧的少女内衣会妨碍乳房的生长和健康。相反，不穿或穿太松的内衣也是错误的。所以，少女在运动时应穿着运动型文胸，日常应穿着保护型文胸。

如果你30岁

多数30岁女性的乳房外形仍然较好，且富有弹性。但如果此时你已经或即将有孩子，那就要注意产后的胸部变化。怀孕时，乳房会逐渐变大，产后或哺乳后，乳房可能会下垂，罩杯也会减小。这被称为"乳房衰老"，主要是因为乳房不再生成乳汁，部分组织开始萎缩造成的。

你需要做的是：为了让S形身材保持得更久些，女性不妨穿运动内衣，避免乳房下垂。最新的研究表明，使用普通内衣，每走一步，乳房会上下移动5厘米，而使用运动型内衣，移动比例会减少74%。若上面还能镶些蕾丝花边，更是锦上添花。白色蕾丝象征着高贵、纯洁，在男性的眼里具有无限的魅力。

35岁～40岁，女性应做一次全面的乳房X线检查，每个月再做一次自我检查，能提早发现疾患。

如果你40岁

步入40岁，乳房中的脂肪比例开始上升，日益下垂与松弛成了不可抵抗的进程。此时，女性最需要关注乳腺囊肿。幸而，这些肿块大多无害，也不会增加患乳腺癌的风险。

你需要做的是：站直了，是这一年龄段女性"健乳"的好方法。随着年龄增长，女性背部肌肉越发松弛，走路或站立时，习惯性向前倾。不少人戏称"胸部都快垂到肚脐了"。此时加强上背部的肌肉锻炼，就会有一个漂亮的胸部和肩部曲线。最简单的方法，就是挺胸、抬头、站直了。此外，做些扩胸运动也有利于乳房健康。

选择内衣时，不妨挑一些带束腰的。它能有效地将胸部上托，修饰腰身，给人"盈盈一握"之感。也许丈夫会为此惊叹：那个诱人的"小腰精"又回来了。

如果你50岁

当你步入50岁，岁月便会在你的额头、嘴角、手背，甚至乳房留下印记。胸部日益松弛，乳房内的其他组织几乎完全被脂肪替代，而纤维和半纤维就好比拉长的橡皮筋一样。此时女性最需要担心乳腺癌。研究表明，50岁以上者，每38人中就可能有一个患有乳腺癌。

你需要做的是：体重和乳腺癌成正比，因此女性应经常测量自己的腰围，尺寸最好小于身高的一半。

无论身材如何走形，都要买件尺寸合适的内衣。花样和颜色可以复杂一些，这不仅能映衬你的成熟、知性，还能提升自信。

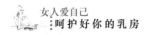

长期睡床垫易导致乳腺癌

席梦思床垫的发明带给人类物质生活上的享受，而在为人们带来舒服睡眠的同时，也带来了诸多隐患。尤其是女性长期睡床垫可能影响身体的发育。

最初，科学家们并没有发现床垫会成为健康的杀手之一。只是在对科学界的一个奇怪的"左侧现象"进行研究时，偶然发现床垫隐藏的不为人知的秘密。要想保持健康，得将弹簧床内的金属物质通通换成非金属物质，或者让房间里的电视机、收音机等最容易接受传输信号的家具彻底远离你，甚至直接睡传统的草垫。

所谓"左侧现象"即指人们身体左侧患癌症的概率明显高于右侧，如左侧胸部患乳腺癌的概率高于右侧10%，左侧身体患黑素瘤的概率也高于右侧。

这一现象引起了很多科学家的重视，他们还表示，这两类癌症的发病原因远没有人们想象中的那么简单，其实跟我们日常的睡觉习惯有很大的联系。

在过去的30年中，乳腺癌和黑素瘤的发病率都呈稳步上涨的趋势，然而医学界对这两类癌症的发病原因仍然不甚明了。

有人指出，经常在太阳下暴晒会增加黑素瘤的发病率。可是经过科学家的观测研究，太阳的强度在近30年内几乎没有发生变化。更重要的是，黑素瘤生长的地方往往是臀部、大腿和躯干部分，而这些地方恰好是被衣服遮住了，不可能直接暴露在阳光之下。

那么，到底是什么原因增加了这类癌症的发病率呢？一条来自日本的线索引起了大家的注意。

在日本，乳腺癌发病率明显低于西方国家，仅仅占瑞典的3%，前列腺癌的发病率也只有美国和英国的10%，而且也没有出现明显的"左侧现象"。

于是研究者就开始对日本人的生活习惯开始研究，有一个重要的现象引起了研究者的注意。他们发现，日本人睡觉的地方和其他国家的明显不同：比如日本人的床垫通常是直接铺在房间的地板上，不同于世界上大多数将弹簧床垫铺在床架上。

因此，房间内的家具和癌症之间的关系也就浮出了水面。

在2007年瑞典就有研究指出，生活在被FM和TV传输塔覆盖地区的人们患黑素瘤的可能性明显高于其他地方。流行病学家也表示，FM和TV传输的电磁辐射波会削弱免疫系统，增加癌症的发病率。

试想一下，当金属弹簧床遇到电磁辐射波会有怎样的"化学反应"？

科学家经过研究发现，在美国，床架和床垫都是采用金属材料，床的长度刚好是FM和TV传输波的一半，而一半的传输波刚好可以与金属发生共振，从而产生强烈的电磁波。

当人们在弹簧床垫上睡觉的时候，我们的身体其实是暴露在电磁辐射下的。想想人的一生有1/3的时间在床上度过，如果长期受电磁辐射的侵害，寿命也会因此缩短1/3。

而在日本，绝大多数的床都不是用金属做成的，且FM和TV的传输波也不是其他国家常用的信号频率，因此日本的癌症率相对较低。

回到文章开头提出的"左侧现象"，答案也明朗化了。

此前有研究表明，男人和女人都更倾向于靠右侧睡觉，尽管有关这一现象的原因尚不清楚，但是右侧睡觉可以减轻心脏的重量压力，此外，心率也比靠左侧睡觉低。因此，当我们靠右侧睡觉时，身体的左侧就会暴露在强磁辐射下，并且这种强度会放大2倍。

这就是"左侧现象"在除了日本以外的其他国家表现明显的原因。谁曾料到，这个被人类压在身下的弹簧床垫竟然是人类健康的杀手之一。

因此，要想保持健康，恐怕得将你弹簧床内的金属物质通通换成非金属物质，或者是让房间里的电视机收音机等最容易接受传输信号的家具彻底远离你，或者可以直接睡在传统的草垫上。

辐射让女性易患乳腺癌

电子科技时代，很多人过起了"夜猫子"的生活，尤其是精力旺盛的年轻人，更是把熬夜玩电子产品当成家常便饭。不过，研究人员发现，睡前2小时使用手机、平板电脑等电子产品会抑制褪黑激素分泌，引起失眠，长此以往会引起内分泌紊乱，女性容易罹患乳腺癌。

为了验证电子辐射对人体健康的影响，研究人员进行了模拟实验，让13名志愿者使用平板电脑阅读、玩游戏、看电影，探寻背光屏电子产品与褪黑激素分泌量间的联系。人体在睡眠时能分泌大量的褪黑激素，褪黑激素是控制人体内分泌的总司令，经常失眠必然导致内分泌失调。

研究人员发现，志愿者玩电脑1小时后，体内褪黑激素的减少量与在太阳光下待1小时相当。而玩2小时后，褪黑激素分泌量大幅降低。

褪黑激素由松果体分泌，当夜幕降临、光刺激减弱时，褪黑激素分泌量增加，而当光线变亮时，褪黑激素分泌量减少。

在另一项实验中，研究人员把志愿者分为3组。3组志愿者都在明亮模式下看平板电脑屏幕。前两组分别佩戴滤光眼镜，第一组的眼镜可过滤其他光，只允许发光二极管（LED）发出的波长470纳米的蓝光进入眼睛，而这种蓝光对褪黑激素的分泌产生超强抑制作用。第二组的橙色眼镜能够过滤光中的短波辐射，而短波辐射能够抑制褪黑激素分泌。第三组不佩戴眼镜。

研究人员用光学测量仪精确记录眼睛接收到的光的波长和强度，证实光的波长影响褪黑激素分泌量，眼睛距显示屏越近，所受影响越大。特别是睡前2小时玩背光电子产品能使褪黑激素分泌量减少22%……因此那些夜猫子令人担忧，特别是青少年。

现代生活充斥着能发射短波光的手机、电视、平板电脑等电子产品。夜间，当眼睛接触光源，特别是短波光源，褪黑激素的分泌就会受到抑制、减缓或停止。

褪黑激素是人体内的"生物钟"，能够在体内传递入夜信号，促进睡眠。褪黑激素减少会造成生物钟混乱，引起失眠，内分泌失调，增加罹患糖尿病和肥胖症的风险。褪黑激素分泌长期受到抑制的人，如夜班工人，患乳腺癌风险可能升高。

研究人员呼吁，特别是青少年要缩短接触显示屏时间，拉开眼睛与显示屏间的距离，以减少到达眼球后方的光量，尽量远离那些对褪黑激素分泌造成不利影响的物质及环境。

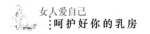
不要让内衣成为乳房的健康隐患

生活中一些不经意的细小之处都有可能成为健康的隐患。小小的内衣也是乳房健康的重要隐患。如果内衣选择不当，就会时刻危害你的建康。

新购买的内衣，勿穿

刚买来的新文胸，你会欣喜若狂地赶紧穿上它。且慢！还是稍微克制一下自己的心情。因为在服装制作的过程中，为了达到美观的效果，使用了多种大量的化学添加剂。比如采用甲醛树脂处理来防缩；采用荧光增白剂增白；采用上浆使文胸显得挺括。因此，新购买的内衣，应该首先用净水洗涤一遍后再穿。

随季节选内衣，益处多多

选内衣时应该依据不同的季节选用不同料子的内衣。若在炎热的夏季，还穿着厚实衬海绵或树脂的文胸，就会影响乳房的发育，甚至健康。夏季出汗多，宜戴纯棉布或纯棉织的文胸，减少对皮肤的刺激；春秋季不冷不热，可以选戴涤纶透花文胸；冬季天寒，宜戴较厚实衬海绵或树脂的文胸。

另外，内衣的质地和选料，也是不可忽视的。透气性好的内衣，穿起来不会有黏黏的感觉，很干爽，有清凉感，尤其适合夏天使用；吸水性好的内衣，具有优良的吸水性能，即使夏天再热出汗再多也可轻松吸入排出，无闷热感。

最重要的是，内衣要有很好的伸度。一般情况下，应选用30%～50%的伸度，而普通塑身衣面料只有5%～15%。伸长回复性要好，100%的伸长后90%以上回复。

内衣的耐久性要好，抗日光照射能力强，不易变色；面料独特的纺织工艺，使塑身衣寿命延长5年以上。建议穿六角弹力网面料，精致细腻，透气舒爽，可以造就完美魔鬼身材。

入睡时，请摘掉文胸

"守护天使"彻夜不眠，天使也要有休息的时间才好，当我们睡眠时，人体处于躺卧姿态，不会像站立、行走、骑车子那样乳房下垂，故应脱去衫裙摘掉文胸入睡，这样可避免乳房持续受裹而发生多梦和梦魇，也有利于呼吸以及乳房血液循环和乳腺管的通畅。

科学家研究发现，每天戴文胸的时间在12小时以上者，患乳腺癌的概率是戴的时间较短的人的21倍；如果连睡觉都戴的人，这个数字则会跳到113倍。文胸会压迫乳房中的淋巴结，使得在此处产生的毒素不易排出，日积月累就会癌变了。记得当我们疲倦了需要休息时，也让我们的"守护天使"休息一下。

乱用丰胸化妆品小心乳腺病

女性健美的重要标志之一，是健美的乳房耸起所形成的体形曲线美。那么，怎样才能养护好乳房，并达到健美呢？目前，市面上出售的丰乳霜、丰乳膏等含有多种激素，用它涂擦乳房，虽可增大乳房，但效果并不持久。而乳房偏小的女性，尤其是青春期少女，为使乳房高耸而不停地涂抹，长此以往会给身体健康埋下隐患。

我们身体里激素种类繁多，每种激素都有针对的目标器官。而乳房是多种内分泌激素的靶器官。很多激素对它都有影响，它的生长发育及生理功能依赖于各种相关内分泌激素的共同作用。如果其中的某一项或几项激素受到外界的"过辣""过猛""过怒"之类的刺激而导致内分泌紊乱，或各种激素之间的平衡失调，必然会直接或间接地影响着乳腺的状况及其生理功能。

增大乳房常用的丰乳膏、丰乳霜等丰乳药物一般都含有较多雌性激素的物质，涂抹在皮肤上可以被皮肤慢慢地吸收，进而使乳房丰满、增大，短期使用一般没有什么大的弊病。但如果长期使用或滥用，轮换使用不同类的丰乳药物就会带来不良后果。

长期使用或滥用丰乳药物，可能会引起月经不调，乳晕颜色变深，乳房皮肤萎缩或变薄等现象，也会导致乳腺疾病发生，所以，如果你不想为了一时的美丽来换取一辈子的健康，还是放弃使用丰乳药物吧。

丰乳霜等丰乳药物，实际上就是让局部暂时处于充血膨胀的状态，药效一过，膨胀的乳房马上就会恢复原状，要想保持长期高耸，必须不停地涂抹。特别是青春期的少女，她们身体各部分的器官正处于发育阶段，还不成熟，长期使用，丰乳霜中所含的激素被皮肤吸收后，反过来会抑制下丘脑—垂体—性腺轴分泌促进人体发育的激素，影响第二性征的发育，少女的乳房会停滞发育而变得扁平，引起乳房下垂，还会加快血管的老化，并易引起乳腺的病变，如乳腺增生、纤维瘤、乳腺导管疾病等。

部分年轻、未婚女性，自述在使用一些丰胸药物以后的一段时间内，出现胀痛等乳腺疾病症状。部分丰胸药物含有违禁药物成分，对人体有一定不良反应，使用后会损害乳腺，从而落下疾病。

过度节食减肥会缩胸

减肥是让女性变瘦的唯一途径，但是有些人却偏偏让自己的减肥道路走向偏激化。一味地追求骨感美，结果过度的节食减肥很容易让胸部变小，出现乳房下垂的症状。所有经历过减肥的朋友，可能都会遇到这么一个问题，减肥不单单是减肥，就连自己的胸部也开始跟着瘦了下去。

减肥又减胸现在是很普遍的一种现象，尤其是过度节食减肥是最为严重的。为什么过度减肥容易导致胸部变小呢？

使用节食减肥会让体内摄取的蛋白质严重不足，当一个人长期处于饥饿状态，必然会调动储藏的脂肪和蛋白质来应付，而乳房的主要结构成分之一就是脂肪和胶原蛋白。

因为胸部脂肪减少、皮肤松弛、胸肌流失，而营养不足又引起腺体组织萎缩，整体胸部组织减少，但连接胸肌和乳房的结缔组织却没有随之减少，因此胸部就变小下垂了。

综合上面的分析，现在知道过度节食减肥的危害是多么地影响自己的形象了吧！为了不让你的胸部变小，大家一定要适当地减肥才可以哦！

如果你真因为过度减肥让胸部变小，后悔是没有用的，解决这个问题，只需补足营养，配合一定的胸部运动，再加上按摩的帮助，即可有效地让胸部增大起来。

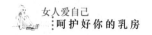

减肥期间为了防止乳房变小、下垂，应该配合高蛋白质食物，并辅助维生素A、维生素C、维生素E、B族维生素、无机盐等，来供给胸部足够的营养，以及维持平衡的激素水平，就能让胸部饱满坚挺。

多吃这些食物：高蛋白：鱼虾、禽肉、蛋、低脂奶制品、豆制品、坚果，是激素合成的基础。

维生素A：椰菜及葵花子油等，有利于激素分泌。

B族维生素：牛肉、牛奶及猪肝等，有助于激素的合成。

维生素C：葡萄、西柚等，防止胸部变形。

维生素E：芹菜、核桃等，有助于胸部发育。

另外，红枣、山药、桂圆、川芎等药膳，都有活血、补血、补气等效用，也有助于胸部更加饱满。

一些可以锻炼到胸部的运动，特别是提胸运动，可以增加胸部肌肉，令胸部看起来更饱满，同时恢复结缔组织与胸肌的正常联系。游泳、瑜伽和哑铃操是很好的既塑胸又减肥的运动。

保持乳房，卫生是关键

青春期的少女，由于内分泌的原因，每次月经周期前后，可能有乳房胀痛、乳头痒痛等现象。这时少女们千万不要随便挤弄乳房、抠剔乳头，以免造成破口而发生感染。要经常清洗乳头、乳晕、乳房。因为乳晕有许多腺体，会分泌油脂样物质，它可以保护皮肤，但也会沾染污垢、造成红肿等，因而要保持乳房的清洁卫生。

青春期早、中期少女的乳房已明显发育，应该从以下三方面进行卫生保健：

第一方面，切不可束胸，束胸不但妨碍乳房的正常生长发育，而且会影响胸部和肺的发育从而影响终身。

第二方面，注意清洗乳头，尤其是乳头凹陷者，避免内藏污物，久之产生炎症。

第三方面，当乳房发育到一定程度时要配戴大小适宜的文胸。乳房中的肌肉不发达，不能有效地支持乳房。尤其是在运动和劳动时，乳房过多的活动，会妨碍正常的血液循环，有可能造成乳房下部血液瘀滞。另外，不戴文胸乳房还容易受伤。那么，乳房发育到多大时需要配戴文胸呢？研究表明，从乳房上缘经过乳头到乳房下缘的距离达到16厘米时，才需要配戴文胸。选择的文胸大小规格要合适，大了起不到支持、保护乳房的作用，小了相当于束胸。再有，睡觉时应将文胸取下，以有利于呼吸。

日常生活中，常见一些妇女特别是哺乳期妇女用肥皂擦洗乳房，以为能清洁皮肤、保护乳房。其实，用肥皂洗乳房弊多利少，不利于乳房保健。

经常用肥皂清洗乳房，会通过机械与化学作用洗去乳房皮肤表面的角化层细胞，促使细胞分裂派生。如果经常不断地祛除这些角化层细胞，就会损坏皮肤表面的保护层，使表皮肿胀。这种肿胀就是由于乳房局部过分干燥、黏结及细胞脱落引起。若经常过勤重复使用肥皂等清洁物质，则碱化乳房局部皮肤，而乳房局部皮肤要重新覆盖上保护层并要恢复其酸性"环境"，则需要花费很长时间。肥皂在不断地使皮肤表面碱化的同时，还促进皮肤上的碱性菌丛增长，更使得乳房局部的酸化变得困难。此外，肥皂的清洗还揩去了保护乳房局部皮肤润滑的油脂。

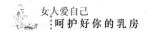
所以，如果哺乳期妇女经常用肥皂擦洗乳房，不仅对乳房保健毫无益处，相反还会因乳房局部防御能力下降，乳头干裂，招致病菌的感染。加之婴儿频繁地吸吮机械刺激，很容易诱发乳腺炎及其他乳房疾病。因此，要想充分保持乳期乳房局部的卫生，让婴儿有足够的母乳喂养，最好还是选择温开水清洗，尽量不用肥皂，更不要用酒精之类的化学刺激物。

健康文胸呵护美丽人生

女性在选择文胸的时候，往往喜欢选择漂亮点的款式，殊不知漂亮的文胸不一定就是最佳的选择。

那么，如何才能既享受文胸应有的呵护，又不失时尚为自己增添自信呢？保健专家指出关键是要找到最合体、最适合自己的文胸。

罩杯尺寸不可含糊

经常听到一些女性有这样的疑问："我一直以为自己是A杯，结果测量后发现是C杯。"还有不少女性反映"我去过不少专卖店，几乎每家店推荐的尺寸都不相同，究竟什么尺寸适合我呢？"这是因为胸部尺寸大小会随时间产生细微变化，因此购买文胸时选择以往罩杯尺寸往往是不适宜的。

据介绍，文文胸杯的尺寸A、B、C是根据罩杯的深度来进行分类，并按照胸围与乳下围的差值来区别的，但这并非是全部标准。重要的是除文胸的钢托要与乳房的圆周边缘相吻合外，罩杯的深度还需与乳房的丰满度相适应。

而现在市场上销售的文胸大部分是加入钢托的，钢托附着于各类罩杯上（包括1/2罩杯、3/4罩杯、5/8罩杯和全罩杯等）。对于这类文胸来说，更需要与穿着者的乳房圆周很好地吻合。因为如果文胸与乳房的圆周形状不吻合，不仅穿着时毫无舒适感可言，还会造成一定的痛苦。

如果文胸尺寸过小，容易造成胸部边缘的脂肪被挤向体侧，同时背部的脂肪也很容易受到压迫。乍看去，可能会由于乳沟的出现而感到惊喜，但一冷静观察就会发现乳房的中部被压成两段，胸部的完整造型已经被破坏了。这样的穿着会很辛苦，而乳房中部的脂肪也会受到文胸上缘的挤压，逐渐向体侧转移。

文胸尺寸过大也不好，关于尺寸过大的情况是目前消费者，甚至是行家都感到不解的问题。我们经常听到的建议中就有"文胸的尺寸略大一些有利于胸部的发育"一项。实际上，钢托过大同样不好，因为文胸穿着过程中，大小合适的钢托才会起到护理作用。如果胸部和文胸之间能轻易地放下一根手指，就证明文胸太大了。

质地良好很重要

文胸从根本上说要有一定的包容性，才能有效地给乳房以托力。从这个角度上说，文胸的组成材料和材料的结构方式将起决定作用。不管用的材料是真丝的、全棉的、化纤的、混纺的，都会使它们产生很强的伸缩力，即我们习惯上说的弹性，而双层结构的针织面料其弹性又强于单层的。因此，内衣柜台上出售的文胸有70%～80%会采用针织面料，其他的花边状、网状等种种装饰面料，明显缺少弹性。就针织面料来讲，针织全棉面料最富弹性，而且具有耐久力。

精心护理不可小觑

文胸在穿、洗、晾、收的过程中也会失去原来最佳的功用，而底托钢丝的扭曲有可能是洗涤不当引起的。清水漂洗后如用双手正反旋转来拧干的

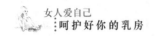
话，一件好文胸会损坏于无意间。文胸的使用寿命在于它的底边，如果底托不平会慢慢造成两乳不对称。所以底边一旦松弛，应该毫不犹豫地舍弃掉。

月经周期，护乳也要丰乳

乳房是重要的女性特征，有时在月经到来的前几天，乳房有轻微肿痛的感觉，而后又消失。在月经期间，我们应该怎么保护乳房呢？

月经期是一个特殊的时期，大部分女性朋友应该都有过月经期乳房胀痛感，但月经期一过这种胀痛的感觉又消失了。许多女性经常会问，"月经期乳房胀痛，会不会有什么问题啊？"其实，只要没有器质性的改变，就不用过分担心。

月经期，乳房受到卵巢分泌的女性激素的刺激，会有周期性反应。多数女性在月经前期乳房因充血水肿出现胀痛感，月经结束后就自行消失了，周而复始相当规律，这种疼痛多为功能性的生理现象，与内分泌的变化及精神因素有关。

在月经这个非常的日子里，我们如何对乳房进行保健呢？

（1）保持愉快的心情，放松身心，不要因为胀痛而过于紧张。

（2）月经期间，乳房是比较敏感的，要避免挤压和外伤。

（3）适当地做些按摩，促进血液循环及淋巴回流，缓解局部组织的紧张度，有利于炎症消失。

（4）如果乳房胀大和疼痛的感觉比较突出，可以调整文胸的大小，换戴一个比平时尺寸稍大的文胸，防止乳房受挤压加重疼痛。

女性在月经期除了做好保健外，还要抓住经期这个丰胸的最佳时期进行丰胸。很多女性都希望自己拥有丰满坚挺的乳房，在尝试各种丰胸秘方后，效果仍然不尽人意。事实上，从第一次月经周期开始，卵巢雌激素就已经开始扮演驱动乳房由平坦逐渐变丰满的角色。因此，女性应好好利用自己与生俱来的资源，掌握在每个月当中这10天——也就是丰胸的最佳时期，通过补充营养和健胸运动、按摩等方式进行丰胸，会取得很好的效果。

据了解，从月经到来的那天算起，其后的第11，12，13天为丰胸最佳时期，因为这时是雌性激素分泌的高峰期，这也是激发乳房脂肪囤积增厚的最佳时机，建议多吃些高脂高热量的粥品。在这10天的饮食中也必须摄取适量含有雌性激素成分的食物，如青椒、番茄、胡萝卜、马铃薯以及豆类和坚果类等，并且要多喝牛奶——尤其是木瓜牛奶，最好避免喝咖啡、可乐等碳酸饮料。适合这一时期食用的粥谱如下：

五豆糙米粥

原料：糙米100克，黑豆、红豆、黄豆、眉豆、绿豆各50克。

做法：

（1）将5种豆类分别淘洗干净备用。

（2）将黑豆、黄豆用清水浸泡2小时左右，捞出沥干水分。

（3）将红豆、眉豆、绿豆、糙米用清水浸泡约1小时，捞出沥干水分。

（4）锅中倒入6碗水，放入沥干水分的豆类煮沸后，再改用文火煮约30分钟。

（5）待米、豆都成稠烂状熄火焖约5分钟后，即可食用。

提示：各种豆类是有名的丰胸食品，富含蛋白质、卵磷脂、铁元素等物质。其中铁元素有补血的作用，是女性生理期的滋补佳品。此粥还能促进通

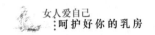

便及排尿，对心脏病或肾病引起的水肿有辅助治疗作用。

当归花生粥

原料：当归、花生仁各10克，枸杞子5克，小米1碗。

做法：

（1）当归切片，花生仁切成碎末，洗净枸杞子和小米。

（2）将小米倒入锅中，在清水中慢慢炖煮20分钟。

（3）将当归、花生仁、枸杞子一并放入小米粥中，熬30分钟至粥稠即可食用。

提示：经期过后连吃7天，会有明显胸部增大迹象。这是因为花生有催乳的作用，当归、枸杞子都具有生津补血、滋阴补阳的功效，对于丰胸很有帮助。此粥也能温暖子宫，从而提高受孕的机会。

乳房健康杀手——吸烟喝酒

好莱坞女星安吉丽娜·朱莉通过基因检测技术发现，自己身上存在BRCA1基因突变，使她乳腺癌患病风险高达87%。为此，她接受了预防性双乳乳腺切除术，并用假体再造双乳。朱莉切除乳腺皆因遗传因素，不过不少人认为，早年间朱莉既吸烟又喝酒，像这种"五毒俱全"的女性患乳腺癌的概率应该也会大一些。

现代女性已经比较彻底地走出了家庭，融入了社会，其中有些人追求"男女平等"，也学会了吸烟、喝酒。香烟与啤酒在给我们带来片刻的轻松与享受的同时，不知你有没有想到它们给我们带来的危害。据调查研究显示，一个年轻妇女每周饮酒3～6次，每次250毫升的啤酒或者是185毫升的烈性酒，其日后患乳腺癌的危险将增加30%～60%。因此，千万不要让酒精和尼古丁侵害了我们的健康。

烟酒中的有些物质成分对人体的危害已经是众所周知的了，但是它们对于乳腺的影响您了解吗？许多学者研究吸烟、喝酒与乳腺癌的关系，得出了一些不同的结论。

喝酒使乳腺癌的危险性增高越来越得到大家的共识，有研究表明饮酒量越大，其患乳腺癌的危险性越高。但饮酒与乳腺癌关系的研究，因饮酒种类及量的不同，其研究结果也不尽相同，且饮酒引起乳腺癌危险性增加的作用机制也尚未明了。

吸烟不仅是男性朋友的专利，生活中很多女性朋友也加入了吸烟的行列，吸烟有害身体健康，这是我们都知道的，研究发现，女性吸烟会增加患乳腺癌的概率，下面就为大家说说吸烟和乳腺癌的关系。

美国研究中心对2004～2010年西雅图市女性乳腺癌患者的相关数据进行了梳理分析。这些女性中，778人确诊患有更常见的雌激素受体阳性乳腺癌，182人确诊患有雌激素受体阴性乳腺癌。研究者将这些患者的数据与938名没得乳腺癌的女性进行了对比研究。研究人员将"吸烟少于100根"界定为"从不吸烟"，吸烟超过100根界定为"吸烟者"。结果发现，年轻女性吸烟者会导致各种乳腺癌危险增加约30%。长期吸烟的女性（至少吸烟15年）罹患雌激素受体阳性乳腺癌的危险比吸烟少的女性高出50%。每天抽一包香烟，烟龄至少10年，且还在抽烟的20～44岁的女性，罹患这种乳腺癌的危险增加60%。

专家认为，香烟中多种化学物质的作用可能与雌激素相似，因而会增加

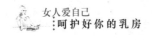

女性雌激素受体阳性乳腺癌风险。吸烟史超过10年的女性患乳腺癌的概率是其他女性的3倍以上；每日饮酒1杯或1杯以上者，乳腺癌的危险性比很少饮酒者增高45%以上。

过度追求美，让乳房很受伤

生活中很多女性朋友为了追求性感和塑造迷人的双胸，而不惜一切地向乳房下手。可是你知道吗，长期挤出乳沟的结果是减少或阻止乳房内淋巴液回流，局部气血不畅，导致乳腺增生，影响今后的哺乳。下面，介绍3个因过度追求美给乳房带来伤害的坏习惯，你可要远离啊。

喜欢用那些蕾丝过多与化纤质地的文胸

好多人喜欢蕾丝多的文胸，觉得漂亮又性感。女性若常穿蕾丝过多、化纤面料的文胸，容易出现潮红、瘙痒甚至皮炎等皮肤病。若换穿棉质、蚕丝等面料做成的文胸，过敏症状即可缓解或消失。

另外，在乳头与文胸的反复摩擦中，化纤文胸上的纤维会进入乳头从而导致乳腺管堵塞。久而久之，乳腺管受堵塞，不仅影响将来哺乳，甚至还会引起乳腺炎。

用棉质和真丝面料这些天然织品做成的文胸，穿戴起来让人感觉更舒适，冬季温暖、夏季吸汗，因此建议女性选购时优先考虑，尤其是哺乳期女性和乳房疾病患者。

信奉"女人的胸就像时间，挤挤总还是有的"

挤乳沟使得乳房中的纤维束和乳腺导管长期受压，会影响产后乳汁的分泌和排出，直接影响今后的哺乳。长时间胸部活动受限，也会影响到正常的呼吸。

其实，拿出挤胸的时间做做运动和美食，同样可以塑造完美的胸部。俯卧撑就是最佳的丰胸运动，坚持下去，你也可以让罩杯成功升级。

黄芪花生粥据说是慈禧用过的丰胸秘方：花生100克、去核红枣100克、黄芪20克，熬粥，经期后连食7天。

此外，平常多吃些黄豆等豆类食物以及葛根、花粉、蜂胶等食品，对女性调节内分泌、保健胸部都极有好处。

认为用钢托与海绵打造的乳房才是具有魅力的女人

为了让乳房更挺拔、更有魅力，"钢丝"和"海绵"一直在扮演着重要的角色。由于钢托有一定的重量，会压迫乳房，影响血液循环，时间一长就会使乳腺组织发生各种病变。女性在选购文胸时，最好选择没有钢托的。

即使购买了带有钢托的文胸，最好在拆除掉钢托后再佩戴，尤其患有乳腺增生的女性，最好不要使用带有钢托的文胸，或缩短使用这种文胸的时间，以保证乳房周围血液循环畅通。

能让胸部体现"大而挺"的文胸中的主要材料——海绵，其危害同样不可小视。我们知道，PU海绵罩杯是由以下4种原料加工发泡而成：多元醇或多元醚、TDI甲苯二异氰酸酯、发泡剂及多种化学助剂。

海绵里的TDI是剧毒化学品。虽然没有直接证据显示TDI与乳腺癌有关，但是动物实验证明，TDI受热分解而成的TDA甲苯二甲胺，是公认的致癌化学品。由PU海绵罩杯散逸出来的微量TDI气体，被乳房经皮肤吸收的威胁始终存在。

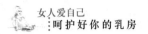

性冷淡会伤害你的乳房

性冷淡会伤害你的乳房，性冷淡又称"性抑制""性欲缺乏"或"阴冷"，不少已婚女子都存在着不同程度的性冷淡，性冷淡妨碍妇女自身健康，可诱发许多乳房疾病。

乳房胀痛

女性进入性兴奋时，乳房充血增大，达到性高潮时，乳房比平时增大1/4；得到性满足后，乳房充血，肿胀及消退的周期性变化，有利于促进乳房内部的血液循环。性冷淡会伤害你的乳房，性冷淡使性欲受到主观抑制，得不到性满足，使乳房的充血肿胀不易消退或消退不完全，持续性肿胀则使乳房胀痛不适。

促使小叶增生

乳腺小叶增生又称为乳腺增生病，是妇女最常见的乳房疾病，约占全部乳房疾病的60%，多见于35~45岁，有少数患者可转变为乳腺癌。性冷淡会伤害你的乳房，研究发现，性冷淡或性生活不和谐是乳腺小叶增生的重要诱发因素。不良精神刺激导致的郁郁寡欢、孤独焦虑则是乳腺小叶增生的"催化剂"。性冷淡者心理长期处于抑制状态，致内分泌失调并缺乏调节，久而久之就容易患乳腺小叶增生。

诱发乳腺癌

有资料表明，在乳腺癌患者当中，高龄未婚、性功能低下、丧偶女性的比例明显高于其他人群。性冷淡会伤害你的乳房，这就提示，无正常性生活及性冷淡的妇女患乳腺癌的危险性大大增加。长期精神压抑的妇女易出现性冷淡，这些人也容易发生乳腺癌。

好情绪让乳房更健康

都说做女人"挺"好，但是女人上了年纪总是由于各种原因而导致胸部下垂，尤其是在生理期前后，最容易情绪波动，从而影响乳房的健康。专家介绍，每天只要大笑3次以上就可以让胸部丰挺。

因为，当人大笑时，可令心血管系统强健地加速运行，胸肌伸展，胸廓扩张，肺活量增大，血液中的肾上腺素会增多。哈哈大笑还有利于开发右脑，帮助女性增加创造性思维，克服思维的局限性。

心情抑郁只会让你徒增烦恼，甚至可能导致身体出现异常。保持好心情，每天大笑3次能有效预防疾病，特别是女性朋友们中患有乳腺增生等良性疾病的人群更应如此。

每天大笑3次当然只是保持良好心情的一种形式，不是机械地每天大笑3次，而是开怀地笑上几次，目的是要达到身体畅快、心情舒展的感觉。有了这种效果，即使不对着镜子，不大声笑也是一样。关键是女性朋友要有意识地调节自己的情绪。迅速摆脱糟糕的情绪，就是对乳房最及时的挽救。

紧张的情绪会导致乳房疼痛及乳腺增生，本来性格内向、长期郁闷的女性，就容易招来乳腺疾病，如果再因为患病使情绪更加不好，只会造成疾病与坏情绪的恶性循环。而且由于目前一些保健产品的宣传片面夸大了乳腺增生与乳腺癌的关系，致使很多女性朋友对乳腺增生反应过度。

当人大笑时，可令心血管系统强健地加速运行，胸肌伸展，胸廓扩张，肺活量增大，血液中的肾上腺素会增多。哈哈大笑还有利于开发右脑，帮助女性增加创造性思维，克服思维的局限性。

走出速效丰胸的误区

丰胸乃当今社会热门的话题之一，据不完全统计，每100名女性中，胸部太小的有55人，乳房下垂的有18人，乳房外扩的有10人。据调查，有80.2%的女性对自己胸部不满意，产生自卑心理，甚至遭人白眼，爱情、事业因为扁平的胸部而与自己擦肩而过……于是大大小小的速效丰胸方法接踵而来，而速效的丰胸方法不但不安全，不良反应多，甚至会造成医疗事故，让女性遗憾终生！下面为大家介绍速效丰胸的致命误区。

手术丰胸，祸根暗藏

使用手术方法丰胸，危害很大，不仅会在胸部留下疤痕，而且容易产生感染，同时很有可能破坏人体的正常代谢，留下后遗症，不仅不美观，而且不自然，等于在自己的胸部埋下一颗定时炸弹。为了寻美而选择的丰胸手术，其对人体的健康有着严重的危害，经常发生一些因丰胸对女性造成伤害的事件，并见诸媒体。

激素丰胸，饮鸩止渴

使用激素类丰胸产品丰胸，简直是饮鸩止渴，等于慢性自杀。

（1）外用霜剂含有激素会使乳头、乳晕发黑，晕圈扩散，严重者会造成乳房功能紊乱，产生病变。此类产品在使用时，一般都要求避开乳头和乳晕。

（2）口服产品含有激素会使女性的身体发胖，面部发生色素沉着，出现色斑、雀斑、黄褐斑等现象，严重者导致内分泌失调，生理期紊乱，造成情绪不稳、烦躁不安、月经不调等现象，甚至会造成不同程度的妇科后遗症。常用的雌激素有苯甲酸雌二醇、己烯雌酚等。

滥用这些药，不但易引起恶心、呕吐、厌食，还可导致子宫出血、子宫肥大，月经紊乱和肝、肾功能损害。所以丰胸一定要选择正规科学的方法和产品，以免造成终生的遗憾！

注射丰乳，隐形杀手

注射式丰胸是一种隐形杀手，其远期效果无法预料。很多受害人植入聚丙烯酰胺水凝胶使性器官和其他部位出现了糜烂、严重变形，惨不忍睹。据了解，聚丙烯酰胺水凝胶物质在人的身体里分散、转移，是去不净的，其残留物会一辈子在人体里，导致并发症，令人痛不欲生！

植入硅胶对健康的危害是慢性的，短期内难以显现。德国科学家对200名做过硅胶隆胸的妇女长期观察研究，证实硅胶会渗透扩散，对肝脏造成损害。研究证实：1/3以上的妇女手术隆胸几年以后就会出现缺陷，至少需要再手术一次。

而所谓隆胸效果较好的妇女中，1/3的人肝部发现有硅，并对免疫系统造成影响，很多人说自己得了风湿病、四肢有烧灼感或者发痒。接着，又有一些隆胸妇女因为硅胶破裂而出现了结缔组织增多、自身免疫病包括多发性硬

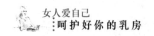
化问题。

而且注射体排异性强，乳房容易挤压变形，产生血肿或发生硬化，同时不易取尽，会留下余物。另外，注射式丰胸对精度及操作者技术要求很高，手术误差很有可能导致生命危险！

滥用丰胸药物引发乳腺疾病

拥有完美的乳房是每个女性都希望的事，可是天不遂人愿，大部分女性没有那么傲人的乳房。怎么办，很多女性选择药物丰胸。专家提醒，含有雌性激素的丰胸药物会导致女性体内雌激素水平过高，这是引发乳腺以及内分泌系统疾病的主要原因。

21岁的王女士对自己的胸部尺寸一直不满意，甚至将恋爱、工作等方面的不顺都归结为胸部不够丰满。有一次她在网上看见了一种丰胸药，就迫不及待地买了一盒。使用几个月后，她感觉胸部明显变大了，可随之却出现了生理周期紊乱，过了一段时间，她突然发现左侧乳房有一个小硬块。

王女士到医院进行了检查，医生诊断，王女士患的是乳腺增生，需要手术切除，而如果长期置之不管则有可能会诱发乳腺癌，同时医生提醒她，含有雌性激素的丰胸药物会导致她体内雌激素水平过高，是引发乳腺以及内分泌系统疾病的主要原因。

在医院类似因使用激素类丰胸药、降压药导致乳腺增生甚至乳腺癌的患者有很多，而在日常生活中和王女士一样乱服乱涂丰胸药的人正在逐年增加，殊不知这些丰胸药都给乳腺癌的发生埋下了祸根。

盲目地吃丰胸等激素类药物，同样会使体内雌性激素水平超标，育龄妇女应切忌使用含有激素的丰胸药物及延缓衰老等美容保健品。

六个让乳房变大的方案

上帝为女人创造了美丽的乳房，就应该珍惜和爱护它们，它们不仅是你骄傲的资本，也是你健康的必要条件。关于乳房你除了时时保养之外，还要知道它的习性是怎样的，方能对症下药做到更好。下面为大家介绍6个让乳房变大的方案。

方案一：平坦形胸部补救

平坦形胸部的乳房非常小，乳头几乎可以说是紧贴于胸肌上。乳腺腺体小，几乎没有脂肪组织的存在，就像幼年时刚发育的样子。

形成原因：先天发育不良，或遗传造成。血管阻塞。乳腺发育不良，渗透力差。营养吸收不良。

补救措施：如果你母亲的胸部就不大的话，建议正处于青春期的朋友一定要对自己的饮食多加注意。要多食用有丰胸效果的食品，并持续按摩，避免乳腺阻塞。

方案二：圆盘形胸部补救

这种形状的胸部不能算小，但从正面看胸部面积太大，没有集中收拢的感觉，太过分散。就像倒扣着的盘子。

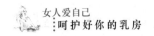

形成原因：血液循环不良。黄体激素分泌不足。

补救措施：一定要避免过度节食，要维持均衡饮食，并养成运动的好习惯。在生理期前后还要特别注意多摄取蛋白质及补充胶质食物。

方案三：三角形胸部补救

从侧面看乳房就像个尖尖的三角形。乳房极不自然地向上挺起，让人觉得怪怪的。

形成原因：不良的生活习惯。胸部不够结实。脂肪组织位于乳房下部。内衣穿着不当。

补救措施：随着胸部的发育，要不断地替换舒适、合身的内衣。在沐浴时也要巧妙地利用水的力量来做按摩，让胸形更加完美。

方案四：下垂形胸部补救

这种类型的乳房肌肤松弛、没有弹性，乳头不坚挺，指向地面。

形成原因：服用含雄性激素的药物过多。不良的减肥方法造成乳房里脂肪急速减少。产后造成皮下脂肪减少，乳腺萎缩，而且缺乏保养。

补救措施：一定要避免短时间内的快速减重方式。如果是产后造成的结果，就要注意多食用些诸如韭菜、大白菜等蔬菜，并做好乳房的保养。

方案五：运动型简易操

选择一个力量不那么强的拉力器，坐在固定的椅子上，双手慢慢拉开，向身体两侧做扩展拉伸，慢慢控制拉力器，还原，如此重复15次。注意体会双乳挺拔、乳沟挤压的感觉。（见图9）

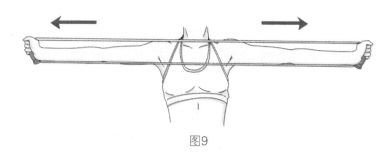

图9

方案六：按摩型方便操

将适量调好的按摩油倒在手上，用指腹均匀涂抹在胸部。从乳房下沿，沿外缘向上按摩到颈下锁骨位置；从乳房中心位置顺时针打圆圈按摩，向上按摩到锁骨位置；在乳房周围，以画小圆方式做螺旋按摩，每个动作重复8～10次。（见图10）

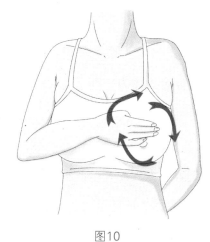

图10

以上6个让乳房变大的方案，可以活跃乳房周围的血管，保持乳晕鲜活色泽，充分紧致肌肤，且活跃乳腺，促进腺体组织良性生长。

未婚女性慎隆胸

乳房是哺育婴儿的唯一器官，如果受到伤害，哺育婴儿就无从谈起。但在现实生活中，一些年轻的女性，认为自己的乳房不够挺拔，在爱美之心的驱使下，悄悄走进手术隆乳的行列。这种现象值得人们深思，这样做的结局是很不值得的。

未婚女性实施隆乳手术，一般是乳晕切口充填手术，也有的是经腋下填充手术。为了将充填的假体置入体内，乳晕处的切口较大，乳头与乳腺管已经切断，往往永远失去哺乳的能力。这样的结果，的确让受术的女性付出沉重代价。

据有关报道，医疗美容手术人群开始低龄化，正在爱美的人群中蔓延。隆胸手术从医学角度来说，是为那些已过了哺乳期、身材走形的妇女而设的，以往该手术也以30～40岁的已婚已育妇女居多。但如今许多年轻女孩为了追求身材曲线美与性感，也躺在了隆胸的手术台，并以每年20%的速率增长，隆胸的年轻女子占了较大比例。

一般情况下，医院不为未满18周岁的女性进行美容整形手术。但就有一些女孩为过分追求乳房的挺拔，常常瞒报年龄。从有关资料调查的情况来看，对于低龄者的手术指征限制，医院只能采用目测把关。此外，由于开展整形美容项目的医院、美容院增多，出于经济利益考虑，医院或美容院往往大开"术戒",创收成为首要任务,至于将来如何就顾不了那么多了。

有关业内人士指出,对于未成年女性来说,由于身体器官尚未完全发育成熟,盲目做整形手术的风险很大。对于医疗美容,人们更多的是关注实施方的技术与卫生情况,对于受术者本身却想得很少。爱美之心,人皆有之,但为此付出健康的代价,未免重了一些,应该三思而后行才是。

乳房一生的敌人都有谁?

关爱自己,关爱乳房,是女人一生都需要用心去经营的健康事业。下面就一起来看看女性各年龄段易发生的疾病吧!

20岁:当心乳腺纤维腺瘤

乳腺纤维腺瘤是乳房良性肿瘤中最常见的一种,可发生于青春期后的任何年龄的女性,但以18~25岁的青年女性多见。本病的发生与内分泌激素失调有关,如雌激素相对或绝对升高可引起本病。

乳腺纤维腺瘤最主要的临床表现就是乳房肿块,而且多数情况下,乳房肿块是本病的唯一症状。肿块多发生于一侧乳房,常为单发,且以乳房外上象限为多见。肿块常呈圆形或卵圆形,大小不一,质地坚硬,表面光滑,边界清楚,活动度大,不与周围组织粘连,无疼痛和触痛。其大小性状一般不随月经周期而变化。肿块通常生长缓慢,不会化脓溃烂。

乳腺纤维腺瘤恶变的概率很低,恶变常易于妊娠哺乳期发生,或于年龄较大、病史较长的病例发生,恶变以发生肉瘤变者为多,而发生癌变者较少见。

乳腺纤维腺瘤最有效的治疗方法就是手术，但并不意味着只要一发现腺瘤就需立即手术。一般来讲，如果发现患有乳腺纤维腺瘤时年龄较小，仅在20岁左右，尚未结婚，而且腺瘤体积很小，1厘米左右甚至更小，不主张立即手术。

因为此时手术，腺瘤体积过小，且活动度较大，手术时不容易找到，而且未婚的年轻小姑娘，因为很小的腺瘤而手术，使乳房部皮肤留下了疤痕，影响了美观，也是一件很遗憾的事情。可以服中药治疗或不服药，观察一段时间。

如果在观察过程中，腺瘤不停地在缓慢增长，已长至3厘米左右，则宜考虑手术切除，如果在观察的几年中，腺瘤体积均无明显增大，仍可继续观察。直至婚后，准备妊娠之前，如果腺瘤在1厘米以上，再考虑择期手术将其切除。如果腺瘤在刚刚发现时就较大，超过2厘米，或年龄超过35岁，一发现就应立即手术。

30岁：当心乳腺增生

乳腺增生是成年女性最常见的乳腺疾病，它既不是肿瘤，也不是炎症，而是一种生理增生与复旧不全造成的乳腺正常结构的紊乱。在30岁以上的女性中，50%的人有不同程度的乳腺增生。

乳腺增生的发生与内分泌功能失调、黄体素分泌减少、雌激素相对增多有关，此外，情绪不稳定、心情不舒、过度劳累、性生活不和谐、生活环境变迁，或者过食含有激素的滋补品和长期使用含有激素成分的化妆品等，也可引起乳腺增生。

乳腺增生突出的临床表现，一是周期性的乳房胀痛，月经来潮前5～7天，乳房胀满疼痛，月经来潮后乳房胀痛缓解乃至消失，待下次月经来潮前又出现周期性的变化。但也有一些女性的乳房胀痛没有规律，不管什么时候都痛，这说明增生的程度要重一些。第二是乳房肿块，可以在一侧或是两侧的乳房摸到大小不等、质地较韧、界限不太清楚、活动度好的肿块，用手指按压可感到疼痛。在月经来潮时增大，月经过后又明显缩小。

乳腺增生一般预后较好，但也有少数的乳腺增生会恶变成乳腺癌，所以不能大意。

乳腺增生治疗的基本原则是这样的：当症状较轻，仅有轻度经前乳房胀痛，乳房内散在细小的颗粒样结节，其病情不影响工作与生活时，可用文胸托起乳房以缓解乳房胀痛，不必服用任何药物，每3个月至半年到专科医生处检查一次就可以了。当症状较严重而影响工作或生活时，则应视情况给予不同的治疗，常用的治疗方法有中药、针灸、手术等。在治疗的同时，要注意保持情绪稳定，保持性生活和谐，生活要有规律，劳逸结合，合理饮食，这些都对治疗及预防乳腺癌的发生很有帮助。

40岁：当心乳腺癌

乳腺癌目前已经成为严重危害女性健康的头号杀手，在我国，乳腺癌的高发年龄是40～60岁。

乳腺癌的发病原因目前尚未明了，但医学家通过对乳腺癌的流行病学调查结果的研究，发现具有乳腺癌危险因素的人容易得乳腺癌，称乳腺癌高危人群，包括：

（1）月经初潮年龄小于13岁，绝经年龄大于55岁的女性；

（2）未婚或婚后不孕、初产年龄大、育后不哺乳或很少哺乳的女性；

（3）有乳腺癌家族史的女性；

（4）有乳房良性疾病史，比如患有乳房慢性炎症、乳房纤维腺瘤、乳房导管内乳头瘤等的女性；

（5）反复发生乳头溢液或乳头糜烂的女性；

（6）过多食用高脂肪食物的女性；

（7）因各种原因反复接受高剂量的胸部X线照射的女性；

（8）有烟酒嗜好的女性等。其中，有一些因素是难以避免的，比如初潮年龄、绝经年龄、家族性遗传因素、良性肿瘤等，但也有一些因素是可以主动避免的，比如母乳喂养、少食高脂肪食物等。

从这个意义上说，乳腺癌是可以预防的，最为有效的预防措施就是乳房检查。乳房检查可以帮助我们早期发现乳腺癌，要知道，乳腺癌早发现的意义，不仅仅是100%的生存率，还意味着可以保有乳房，将身体的伤害降至最低。

乳腺癌早期的症状不明显，多数病人是发现乳房内有肿块才来就诊的，肿块多发生在单侧乳房，质地较硬，界限不清楚，生长较迅速，肿块大多数没有疼痛，只有不足1/3的病人觉得有些不明显的刺痛或钝痛，肿块不随月经周期变化。部分病人可有乳头溢液。

随着医学科学的发展，乳腺癌的治疗手段也发生了很大的变化，目前多采用"手术治疗+综合治疗"的方法，手术治疗是乳腺癌的主要治疗方法，也是对早期乳腺癌的首选治疗方法，综合治疗包括术前化学药物治疗、术后化学药物治疗、放射治疗、内分泌治疗、中医药治疗等。

每天一点点，打造女人完美乳房

漂亮的乳房是女性的炫耀资本，对爱美女性来说，不能拥有一对完美的乳房，无疑是一种极大的缺憾。但是你相信吗？每天只要7个动作就能改善你对自己胸部不满的现状。

现在就让我们一起来行动，跟着以下的方法进行自我大改造，让自己更加自信！

第一步：呼吸也是一门学问

方法：呼气时含胸、吸气时挺胸，交替进行5次，这样能促进身体的内循环系统更加顺畅，从而辅助其他丰胸动作发挥最大效用。

第二步：保持正确的坐姿

方法：尽量将胸部挺起，而不要放松腹部令胸部下垂，保持正确的坐姿不仅仅是对胸部，对女性的体态也是很有效的矫正方法。

第三步：正确的穿戴内衣

方法：首先你必须知道的是，你的文胸不可过松或过紧，如果文胸太大，起不到支托胸部的作用，而太小会妨碍胸部的发育，尺寸合适的文胸可是胸部健康和丰满的第一步哦！

第四步：闲下来做一做运动

方法：胸部的大小取决于乳腺组织与脂肪的数量，年龄在20～25岁的女性，是胸部发育的最佳时期。

因此，适度地增加胸部的脂肪量，可以提高胸部的丰挺度，是丰胸方法中最自然、健康的方法。

可以做一些俯卧撑及单、双杠运动等；或者每天早晚深呼吸数次，也可以促进胸部发育，另外游泳能通过水的压力对胸部起到按摩的作用，有助于胸肌均匀发达，所以说游泳也是能够丰胸的哦！

第五步：沐浴健胸按摩

方法：沐浴时以莲蓬头冲洗胸部，使用温水，每次至少冲洗1分钟，促进胸腺发育，刺激血液循环。这样不仅能保持清洁，还能增加胸部的柔韧性，

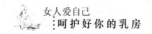
预防下垂。

第六步：学会使用丰胸产品

方法：使用丰胸产品配合由上往下、由外往内的正确按摩，植物精华能快速渗透表皮，促进乳腺发育，能够增加脂肪体积存量以丰满胸部。

特别是在停经5天后，激素比较旺盛，胸腺、相关细胞也比较活跃，这时用一些丰胸的产品，往往能够达到事半功倍的效果。

第七步：给自己准备一桌美味

方法：丰胸不仅仅是靠外力，也可以通过饮食从内而外的调理。

想要丰胸的人可以在饮食上多食一些富含维生素E和B族维生素的食物，因为维生素E可促使卵巢发育和完善，从而使成熟的卵细胞增加，黄体细胞增大。而卵细胞是分泌激素的重要场所，当雌激素分泌量增加时，会刺激胸部发育。

因此，应多吃一些富含维生素E的食物，如卷心菜、菜心、葵花子油、菜籽油等。

B族维生素是体内合成雌激素不可缺少的成分，富含维生素B_2的食物有动物肝、肾、心脏、蛋黄、奶类及其制品。

错误丰胸法，让女人不再迷人

每个女性都希望自己是最美丽的，爱美之心人皆有之，而胸部小就会显得没有女人味，而现在科学技术比较发达，很多人都想通过丰胸来实现，所以针对大家的疑问，为大家简单介绍一下生活中错误的丰胸法。

故意"谋杀"犯错点：产品、手术、药物

首先，由于胸部的生理结构和身体其他部位有所区别，所以有些能够用于全身的产品，并不能用于胸部，比如很多润体乳，所以除非产品上标明胸部能够使用，你在使用润体乳的时候请回避胸部，而改用专门的胸部产品。而胸部也是不能去角质的区域，保养方法和颈部有些相似，同样需要温和滋润与防晒。

其次，很多人为了追求更加丰满的胸部，会去购买丰胸的外涂产品。要提醒大家的是，此类产品在市场上的质量混杂不齐，一定要认明有保证的品牌，否则用了不如不用。就算选对了产品，也不能够长期使用，其中多少含有一些激素成分，而且某些时期是一定不能用的，比如怀孕期间、哺乳期间等等。否则很可能会影响到母子双方的健康。

最后，一定要提醒大家谨慎地考虑手术"丰胸"的必要性，因为手术后一定会有一些需要长期注意的事项。同时，选择手术医院也非常重要，如果贪图便宜或者被诱惑，去做了与身体比例失调或者形状不合适的胸部，反而会带来很多困扰。

过失"误伤"犯错点：节食、运动、按摩

有些人会比较奇怪，为什么我节食减肥，却没看到身体瘦，反而胸部瘦了呢？实际上胸部含有大量的脂肪组织，如果你急速减肥，而缺乏一个合理的节奏，那么一方面营养无法供给足够，体内的胶原蛋白会大量流失，另一方面脂肪的急速分解会造成胸部一下子变形，令身材更不好看。所以，即使减肥，也要注意补充一些蛋白含量比较高的食品，而且不能一下减得太快，否则身材不好反坏。

由于胸部内部基本没有肌肉组织，所以某些胸部运动并不会促进胸部变

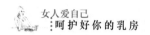
大，反而会减少脂肪，而令胸部变小。一定要选择合理的运动，即能够促进血液循环，加强代谢，这样对于胸部的塑形是很有帮助的。如果是按摩，也一定要选用正确的手法，如果力度不当，那么很可能会造成挫伤和挤压。

自卫"不当"犯错点：文胸的选择与穿戴

有些女性24小时佩戴文胸，始终让胸部处于被挤压和承托的状态之中，虽然不得不承认，佩戴文胸会在某种程度上减缓胸部的下垂，但是建议睡眠时不要佩戴，否则血液循环会不流通，对于健康十分不利。

而女性对于文胸功效性的知识缺失，也是一大问题。有些人为了节约，即使老化了的文胸，只要还能用，就坚持用，实际上变形的文胸除了会破坏胸部的形状之外，已经没有塑型的功效了。

另一类人则一味追求美观，而忽视了佩戴的舒适性和功效性，实际上购买和佩戴文胸都有很多知识，如果做得够好，你的罩杯可以立时升一级。

女性怎样选购运动内衣

胸部丰满常是性感表征，但女性在跑步时挺着双峰难免晃动厉害，反而带来不舒服及疼痛，让人困扰不已。

方法1：挑选尺寸合适的运动内衣

运动内衣具有包覆性、固定性，有避免晃动作用，同时可以保护胸部皮肤及乳房韧带组织，避免受到伤害，可以根据胸形、罩杯加以选购。运动内衣可分成两大类，一是背心式运动内衣，利用胸前大片布包覆整个胸部，让乳房尽量贴近胸部，抑制运动时乳房的弹跳，适合A罩杯及B罩杯胸部娇小的女生；二是防震式运动内衣，有罩杯包住及固定胸部，与平日穿的文胸类似，通常含有软钢圈，增加支撑力，适合C杯以上胸部丰满的女生。

提示：包覆性强的内衣是购买首选，软钢圈内衣对于某些女性来说仍会是跑步时的限制。

方法2：运动内衣选购原则

（1）亲身试穿，合身最重要。

选购时一定要试穿，检查是否合身，整个胸部是否完全包覆，腋下两边的副乳也要包覆起来，但不能太紧，避免影响呼吸及动作流畅度。

（2）弹性佳，拥有足够支撑力。

试穿时可跑跳，让身体活动一下，确定内衣的下缘不会向上滑动、肩带不会掉落，支撑点在下方松紧带位置；通常肩带及下围束带愈宽，支撑力愈好。胸部丰满者选择宽版和Y字形肩带，支撑力较好。

（3）透气及排汗性佳。

选择透气、排汗功能高的纤维材质内衣，由于纤维表面会产生毛细现象，汗水大量吸收后又会迅速发散，干爽不黏腻，享有跑步时的舒适感。

（4）无接缝设计摩擦感小。

选择一体成形、无接缝的罩杯，较不会有摩擦感，若有缝线或背钩设计，要确定是否牢固，以免摩擦到皮肤。

（5）退换货售后服务。

无论是在实体店还是在网络购买，一定要注意是否有退换货售后服务。

（6）定期更换。

罩杯变形、肩带松弛、支撑力欠佳时，就要重新更换，这样才能保证运动时的安心及顺畅。

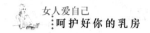
提示：运动内衣保养法：跑步后要立刻脱下清洗，避免汗渍渗透至内衣材质里，使内衣发黄、发臭；不要丢到洗衣机里洗，而是要浸泡在冷水及洗洁精中轻轻搓揉，汗水会彻底清洗干净，也可延长寿命；洗后要自然阴干，避免直接暴晒在阳光下，破坏弹性或变色。

第五章　乳房很脆弱，须加倍呵护

　　虽然我为爱美的女性挣足了眼球，可是谁会知道我内心的痛苦呢？据不完全统计，25～45岁的女性中，每4个人中就有一个患有不同程度的乳腺疾病，令人谈之色变的乳腺癌发病更是呈上升趋势。是的，无情的病魔正让我变得越来越脆弱，为了美与健康，就让我们一起努力，赶走吞噬乳房健康的"老虎"吧！

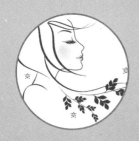

影响女性健美和性感的乳腺病

乳房是女性的第二性征之一，与人体的其他组织器官一样，乳房、乳腺组织也会发生病理改变。据临床统计，年轻女性易患的乳房疾病多达10余种，既影响性感，又有碍健美，其中以下6种为多见：

（1）乳房囊性增生病为乳房小叶组织周围的纤维结缔组织发生病理性增生，多数以囊肿及腺瘤样结构形成。其症状特点是随着月经来潮出现乳房胀痛，触之有包块，待月经干净后症状减轻、消失，下次月经来潮又开始胀痛。此病的发生与女性卵巢雌激素分泌过多有关。倘在月经来潮前在医生指导下口服甲基睾丸素或中成药加味逍遥丸，会有治疗效果。

（2）乳腺纤维腺瘤。这是一种乳腺良性肿瘤，系由乳腺组织和纤维结缔组织异常增生而成。此病一般无症状，多在沐浴洗身或无意触摸中发现乳房内有肿块，一般多为单侧或单个，推动时可使肿块移位，放手即回原位，少数患者可有轻微触痛。值得警惕的是，乳腺纤维腺瘤虽为良性，但若发展下去有恶变转癌的可能。所以，一旦发现乳房有肿块，必须尽快就医，确诊后施行手术切除，术后不会影响乳房健美和婚育后哺乳。

（3）溢乳症女性在已婚分娩后，乳房才会分泌乳汁。但有些女性乳房有溢乳现象，表现为文胸上常有乳渍，若挤压乳房还会有"乳汁"流出来，医学上称为溢乳症。此病的发生是因为体内催乳素分泌过多。引起高催乳素的原因很多，如垂体功能亢进、垂体肿瘤、下丘脑障碍、恋爱时性的亲昵刺激及经常服用镇静、降压药物等，都会出现溢乳。溢乳的女性一般月经不规则或有闭经，故此症又称"闭经泌乳综合征"。患溢乳症的女性不必害羞和恐慌，应及时到医院做详细检查，包括做血液中催乳素及其他内分泌激素的测定，以明确病变原因，对症治疗。

（4）乳房结核病。女性乳房淋巴系统非常活跃，并与其他部位的淋巴系统相通。当腋窝、颈部及肺门等处的淋巴结感染结核杆菌时，淋巴循环发生障碍，淋巴液倒流，结核杆菌就会沿着淋巴管侵入乳腺组织。此时若乳房局部抵抗力降低，束胸或文胸过紧使乳房受压，导致乳房血液和淋巴循环障碍，结核杆菌便会在乳房"安营扎寨"，引起乳房结核病。此病发病较慢，病程较长，一般初期无明显症状。当病变发展到一定程度时，才出现低热、盗汗、乏力等。但乳房局部仅能摸到单个或多个硬块，无触痛。患者应服用抗结核药，如雷米封、利福平等，并加强营养；保持心情愉快，注意休息，就会很快痊愈。

（5）乳头凹陷。乳房丰满，但乳头凹陷者不在少数。正常乳头为圆柱状，高出乳峰平面1.5～2厘米，倘若乳头陷于乳晕下，且牵拉不高出者，为真性乳头凹陷；若乳头向内翻不能拉出者又称乳头内翻；如与乳房皮肤在同一平面且不能竖起者称为扁平乳头，亦称假性乳头凹陷。以上几种乳头凹陷系由于乳头及乳晕的平滑肌发育不良，导致乳头不能突出所致。束胸也是引起乳头凹陷的原因之一。此病的治疗以按摩揩擦为佳，方法是：先将手洗净，再洗浴双乳房，然后用手指将乳头轻轻向外牵拉，并按摩、捻转乳头，最后用体积分数为75%的酒精纱布或消毒纸巾擦拭乳头。如此每天2～3次，每次20～30分钟，经过按摩揩擦，乳头坚韧后就不会再凹陷了。

（6）乳腺癌原本是中老年妇女常见的恶性肿瘤之一，但近年来发现少女患乳腺癌的也屡见不鲜。据妇科专家分析，这与少女营养过剩、性早熟不无关系，在临床上已引起医生的高度重视。少女患乳腺癌的特点是，发病初期一般无任何症状，乳房局部亦无红肿。随着癌细胞的滋生和浸润，乳房可出现只痛不痒的硬结。以后硬结逐渐长大，并与乳房皮肤粘连，出现乳房皮肤凹陷；乳头下陷或移位。此时，少女面容枯黄，形体消瘦，身感乏力，这是乳腺癌症已趋晚期的信号。乳腺癌的发病有明显的遗传倾向，且早期多有乳腺纤维瘤、乳腺增生、导管内乳头状瘤等良性肿瘤史。所以，从少女时起就要注意自己的乳房变化，一旦发现异常就要请教医生，不要因羞怯而忌讳就医。乳腺癌的最佳对策是早期发现、早期诊断、早期治疗。目前采用中西药物、放疗和手术等综合治疗，可取得较好的效果。治愈后不会影响性感和健美。

乳腺增生其实是个"纸老虎"

在例行的身体检查中，许多女性都被医生提醒："你的乳腺有些增生啊。"这让很多女士非常紧张，生怕和乳腺癌挂上钩。专家认为，大家大可不必这么紧张，由乳腺增生演变成癌症的概率很小，只要注意调整自己的情绪，舒缓压力，再配合一些治疗，乳腺增生是不会威胁健康的。

70%～90%的女性有乳腺增生问题

据专家介绍，从目前的情况看，乳腺增生的发病率一直呈现上升的趋势。以前，有这种问题的多半是20～50岁的女性，但现在乳腺增生的病人出现了明显的年轻化，在十几岁的少女中也不少见。乳腺增生病人主要以中青年女性为主。虽然在这方面没有普遍、具体的调查，但从医院的体检门诊情况来看，有乳腺增生问题的女性可以占到全部来检查女性的70%～90%，如此看来，发病率是相当高的。

精神因素的影响很大

造成乳腺增生的原因非常复杂，专家们的看法到目前为止也不完全一致，但有两个因素是大家都比较认同的。一个是内分泌紊乱，如果女性体内卵巢分泌的激素量不太正常，就容易出现这种毛病。内分泌紊乱的表现还有月经量过多或过少、经期不是很准确等。

另外一个重要的因素就是精神因素。以前大家日子过得都差不多，干一样的活，拿一样的钱，没有太多利益上的冲突。现在则不同，社会在不断进步，每个人的待遇、机会各不相同，人们很难保持心态的平和。而且，现代人的精神压力普遍很大，社会对每个人的要求都在提高，而女性面临工作、人际关系、家庭等状况也可能不再像以前那样平稳，而是充满了变动的因素，一些女性因而出现由精神因素引发的内分泌失调、自主神经紊乱，睡不好觉、脾气暴躁，这些都会对乳腺产生不良影响。还有，现在人们的饮食好了，有高血压、高血糖病的人也很多，这也容易使女性出现内分泌失调，雌激素、孕激素水平和腺体结构都出现一定程度的紊乱。

乳腺增生需要警惕4种情况

乳腺增生和乳腺癌是否有直接的关系，现在仍然不能确定。有专家认为，囊性乳腺增生在发展中增生的组织不断坏死，身体受到这种慢性刺激，会不会出现癌变是很难说的。不过，从目前的研究看，只有3%～5%的增生病人出现乳腺癌。从另一个方面看，因为乳腺癌是发展很缓慢的癌症，在什么措施都不采取的情况下，它也需要33个月才能发生，所以，即使有乳腺癌，只要积极治疗也是有治愈希望的，病人的思想负担不用太大。

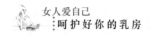

有乳腺增生的女性如果同时具备下面几种情况就需要警惕了：一是出现乳腺增生的时间较长；二是增生的结节摸上去很多很明显；三是自己的年龄是在40～60岁癌症高发期；四是有家族史，如果兼有这几个因素，女性就应该特别注意身体的变化，免得危及健康。

每个月自我检查乳腺非常重要

对于普通女性，乳腺的自我检查是非常重要的。一个月应该找一个时间平躺或坐下来，用4个手指并拢，平着捋自己的乳房，感觉有没有哪个部位有异物感，如果摸起来不太平就可能是长结节的位置。

检查的时候要特别注意乳房的外上方，因为这个部位腺体最多，有45%的乳腺增生会发生在这里。除了外上方较常见外，内上方、内下方、外下方和乳晕处都可能出现增生。有的女性会随着月经的变化，乳房出现胀、轻微的疼痛，这是很正常的现象。

有结节但不是弥漫性的，结节不多不硬，可以采取吃中成药的方法治疗或是吃一些西药调节内分泌。如果是弥漫性的严重增生，经常疼痛，吃药也没有好转，而且持续的时间达到两三年，可以选择手术解决这个问题。医生一般建议，结节摸起来很多，范围非常广泛，同时合并淋巴问题，有血性分泌物出现或有乳腺癌家族史的女性做手术，同时，在手术的过程中进行病理检查，排除癌症的风险。如果自己属于这种比较严重的情况，但又不愿意做手术，那么需要每3～6个月就到医院检查一次，避免出现恶化。

乳腺增生的临床鉴别

乳腺增生是女性最常见的乳房疾病，其发病率占乳腺疾病的首位。近年来该病发病率有明显上升的趋势，而且年龄也越来越低龄化。不过除了乳腺增生这个疾病，还有一些乳房疾病的症状与乳腺增生相似，我们应如何鉴别？

乳腺增生患者若临床表现不典型或没有明显的经前乳房胀痛，仅表现为乳房肿块者，特别是单侧单个、质硬的肿块，应与乳腺纤维腺瘤及乳腺癌相鉴别。

乳腺增生病与乳腺纤维腺瘤

两者均可见到乳房肿块，单发或多发，质地韧实。乳腺增生病的乳房肿块大多为双侧多发，肿块大小不一，呈结节状、片块状或颗粒状，质地一般较软，亦可呈硬韧，偶有单侧单发者，但多伴有经前乳房胀痛，触之亦感疼痛，且乳房肿块的大小性状可随月经而发生周期性的变化，发病年龄以中青年为多；乳腺纤维腺瘤的乳房肿块大多为单侧单发，肿块多为圆形或卵圆形，边界清楚，活动度大，质地一般韧实，亦有多发者，但一般无乳房胀痛，或仅有轻度经期乳房不适感，无触痛，乳房肿块的大小性状不因月经周期而发生变化，患者年龄多在30岁以下，以20～25岁最多见。此外，在乳房的钼靶X线片上，乳腺纤维腺瘤常表现为圆形或卵圆形密度均匀的阴影及其特有的环形透明晕，亦可作为鉴别诊断的一个重要依据。

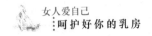

乳腺增生病与乳腺癌

两者均可见到乳房肿块。但乳腺增生病的乳房肿块质地一般较软，或中等硬度，肿块多为双侧多发，大小不一，可为结节状、片块状或颗粒状，活动，与皮肤及周围组织无粘连，肿块的大小性状常随月经周期及情绪变化而发生变化，且肿块生长缓慢，好发于中青年女性；乳腺癌的乳房肿块质地一般较硬，有的坚硬如石，肿块大多为单侧单发，肿块可呈圆形、卵圆形或不规则形，可长到很大，活动度差，易与皮肤及周围组织发生粘连，肿块与月经周期及情绪变化无关，可在短时间内迅速增大，好发于中老年女性。此外，在乳房的钼靶X线片上，乳腺癌常表现为肿块影、细小钙化点、异常血管影及毛刺等，也可以帮助诊断。肿块针吸乳腺癌可找到异型细胞。最终诊断需以组织病理检查结果为准。

乳腺炎最有效的治疗方法

乳腺炎是指乳腺的急性化脓性感染，是产褥期的常见病，是引起产后发热的原因之一，最常见于哺乳妇女，尤其是初产妇。哺乳期的任何时间均可发生，而哺乳的开始最为常见。

一般来说，得了乳腺炎，如果症状不是十分严重，可以继续哺乳，但如果严重的话，就要终止哺乳了。治疗乳腺炎，要从清洁乳房开始。

注意清洁：早期注意休息，暂停患侧乳房哺乳，清洁乳头、乳晕，促使乳汁排出（用吸乳器或吸吮），凡需切开引流者应终止哺乳。这是治疗乳腺炎的首要前提。

使用回乳药：停止患侧哺乳，以吸乳器吸出乳汁。可适当使用回乳药，口服已烯雌酚1次1毫克，1日3次，或溴隐亭1次2.5毫克，1日3次。

抗生素：全身应用抗生素。为防止严重感染及败血症，根据细菌培养及药敏结果选用抗生素，必要时静脉滴注抗生素。

热敷：局部热敷，或用鲜蒲公英、银花叶各60克洗净加醋或酒少许，捣烂外敷。用宽布带或文胸托起乳房。

封闭：用体积分数为0.25%的普鲁卡因60～80毫升，乳腺封闭，可减轻炎症。选用广谱抗生素口服或静滴。并可用青霉素100万单位溶于20毫升生理盐水中，注射于炎症肿块周围。

排脓：已形成脓肿，应切开排脓。切口应与乳头成放射方向，避开乳晕。乳腺后脓肿或乳房下侧深部脓肿，可在乳房下胸乳折处作弧形切口。

结合治疗乳腺炎的方法，患者应保持良好的心态，双管齐下，治疗效果会更好。

治疗乳腺炎最简单的方法就是食疗了，在这里给大家介绍2种：

（1）蒲公英粥

【原料】蒲公英60克，金银花30克，粳米50～100克。

【制作】先煎蒲公英、金银花，去渣取汁，再入粳米煮作粥。

【用法】任意服食。

【功效】清热解毒。适用于乳腺炎、扁桃体炎、胆囊炎、眼结膜炎等症。

（2）金针猪蹄汤

【原料】鲜金针菜根15克（或用干金针菜24克），猪蹄1只。

【制作】将鲜金针菜根与猪蹄加水同煮。

【用法】吃肉，喝汤。每日1次，连吃3～4次。

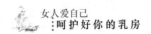

【功效】清热消肿，通经下乳。适用于乳腺炎、乳汁不下。

【用法】宜秋冬季早晚空腹食用。

乳腺的几种良性肿瘤

乳房肿瘤分为良性和恶性两种，良性肿瘤进展慢，对患者健康伤害小，而恶性肿瘤则可危及患者生命。因此，遇到乳房肿瘤首先要分清其性质，不要惊慌。常见的良性乳腺肿瘤有以下几种：

乳腺纤维瘤

乳腺纤维瘤多见于青年妇女，是一种无痛性肿瘤，多在无意中发现。初期较小，但生长较快，长达3厘米时生长缓慢或停止生长；呈圆形或卵圆形，边界清晰，多较隆突，扁平者较少，表面不甚光滑，细触之为小结节状，有些呈明显分叶状，中度硬，多无压痛，可自由推动。乳腺纤维瘤手术切除效果良好。但乳腺纤维瘤可重复发生，一次手术切除后，乳腺其他部位可能还会再发生。如连续不断地新生乳腺纤维瘤，则手术难以为继，而患者也常拒绝手术治疗。此时可试用雄激素治疗，月经停止后1周开始口服睾丸素，至下次月经开始前结束，每日小剂量，总量不超过100毫克为宜。治疗期间，以不使月经周期紊乱为度。

乳腺囊性增生病

乳腺囊性增生病是指女性的乳管或腺泡上皮增生，导致增生上皮处的乳管扩张或形成囊肿。此病好发于40岁前后的妇女，但青年妇女及年迈老妇亦可患之，自发病到就诊时间长短不一，最短者仅数日，最长者十余年。

此病肿物是主要症状，可有4种不同表现：

（1）单一肿块：多为大囊肿所致，边界清晰，可自由推动，常可确定为囊肿。除非囊内容物过多，张力较大，或肿块深位而误认为实性。囊内容物多清亮，如并发感染则内容混浊。若引起周围组织粘连，邻近乳头时可使乳头回缩。

（2）多数肿块：是多个囊肿所致，触诊为多发囊性结节，可累及全乳。

（3）乳腺区段性结节：此结节多呈三角形，底边位于乳房边缘，尖端指向乳头。

（4）乳头溢液（血性或浆液性）：乳腺检查无明显阳性发现，但按压乳腺周围区的某些部位（相当于一个乳腺腺叶或几个腺叶），可引起一个乳管或几个乳管溢液。此病乳腺疼痛多不显著，为钝疼或刺疼，当乳管开始扩张时可伴疼痛。采用中医疏肝理气、化痰通络、活血化瘀及西医激素治疗，效果不佳时，可切除并作病理检查。切除原则为病变区的切除，如病变广泛可酌情全乳腺切除；如果手术后病理检查发现有癌变，则补加根治术。

乳腺大导管乳头状瘤

乳腺大导管乳头状瘤是女性比较常见的一种良性肿瘤。以单发为主，多发者少见。临床上乳腺检查可表现为乳头溢液、疼痛、触及肿物3种情况，乳头溢液涂片细胞学检查，可见红细胞和上皮细胞，有时可见瘤细胞，但常常不能确定良性或恶性。

以乳头溢液为唯一临床表现的乳腺大导管乳头状瘤，处理原则如下：

（1）单纯一条导管溢液，可将该点局部切除，若按压某区段导致溢液，可行区段切除。

（2）多乳管溢液，年老者可行全乳切除，年轻者宜行区段切除。

（3）切除标本做病理检查，最后根据病理检查，再决定是否补加其他治疗。

乳头状瘤出现以下临床表现，治疗方法如下：

（1）有出血者，可行大导管摘除术。

（2）乳晕旁有小结节者，可将该结节切除。

（3）乳腺中部有明显囊性肿物，尤其瘤体较大时，凡临床诊断不明者，中年以上妇女，宜行全乳切除术，若瘤体较小者，则局部切除即可。

全面呵护乳房，让乳腺癌走开

乳房的主要组织虽是脂肪，但它更是个由激素控制的器官，年轻时雌激素丰富可以助它发育，成年后过多的雌激素则会带来不适。乳房上面密布着丰富的神经感受器，饮食、作息、压力、碰触……都会反映到神经，做出的激素反应集中到乳腺。只有细心地呵护它，满足它适当的激素需要，才是健康的胸前管理。

饮食上，控制激素水平

（1）别喝酒。

在所有与饮食相关的能用来预防乳腺疾病的措施中，减少酒精摄入是最关键的。酒精会升高体内的雌激素水平，而雌激素水平过高则会导致乳房肿块。

（2）吃低脂肪食物。

在日本这种以低脂肪含量的食物（大米、鱼）为主食的国家，女性患乳腺癌的比例只有美国的10%～15%。脂肪含量高的食物一方面阻碍了雌激素的排出，同时会促进体内细菌的生长而使体内雌激素水平升高。

（3）每天至少食用30克纤维。

例如吃些全麦面包、胡萝卜、南瓜，各种纤维均有助于过多的雌激素排出体外，从而减缓激素刺激乳房组织引起的不适。

穿着上，给乳房松绑

一项对5000名女性戴文胸的习惯与乳腺癌的关系进行的调查表明，每天戴文胸12小时以上的女性比短时间或者根本不戴文胸的女性，患乳腺癌的可能性高出21倍。

据分析，文胸致癌的原因在于，文胸卡紧胸部后，影响了乳房部分淋巴液的正常流通，不能及时清除体内有害物质，久而久之就会使那里的正常细胞发生癌变。

激情时，别忘记乳房需要温柔

欢愉时刻，抚摸乳房可以得到更多的快感，但千万别把这上升为粗暴地抓揉。那会给乳房带来过多的刺激，致使雌激素分泌增加，埋下危险隐患。

工作时，不时站起来走走

研究发现，如果女性从事体育老师这样有一定活动量的工作，患乳腺癌的概率要比从事办公事务类久坐工作的女性低50%。这是因为，运动能减少体重和脂肪，体内雌激素的含量就会降低。

预防上，动用科研新武器

（1）发现乳腺癌风险基因。

科学已经证实，BRC-1 和BRC-2是乳腺癌的风险基因，可以在国内设有"基因门诊"的医院或科研单位检查是否携带这两种基因。有乳腺癌家族史、长期吸烟和习惯食用红色肉类（牛肉、羊肉等深色肉类）的女性，可以

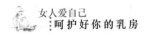

加查SBC基因。

（2）做专业检查。

医生建议，女性35岁以后（高风险女性30岁），每18个月做1次专业乳腺检查。包括专科医生的触诊、超声波乳腺检查、X线钼靶照相。

（3）发明乳腺癌新检测方法。

美国密歇根大学的研究人员研究开发出一种装置，可以利用气味检测乳腺癌。理论上，女性如果患有乳腺癌，其癌症产生的代谢物就有一种特殊的气味。通过装置，这些代谢物会被吸收到纳米口袋中，研究人员通过电导的变化或者从屏幕上就可以检测到这些代谢物，从而标记乳腺癌。

忽视乳腺癌的一些美丽谎言

乳腺癌不属于妇科癌症，但它是女性肿瘤中发病率最高的一种，已超过子宫颈癌的发病率，调查显示，我国每年有4万人死于乳腺癌，成为城市女性的"第一杀手"。最新透露的数字表明：我国女性乳腺癌发病率与5年前比上升了3倍多。其中发病率最高的是北京、上海、广州、深圳等经济发达的大城市，生活水平的高低与发病率的高低成正比。不经意间，我们身边的某个人或自己的好朋友，就不幸遭遇这一厄运。看着她们从欢蹦乱跳迅速地变为奄奄一息，我们的心再也难以保持平静：储蓄健康无疑是我们生活中的头等大事。

当然，及早知道自己患有乳腺癌，一定要识破几个美丽的谎言。

谎言1：我没有家族病史，不需要年年检查。

家族遗传因素是乳腺癌患者患病的主要原因之一。比如母亲、姐妹等家庭成员中有患乳腺癌的人，其发病概率比其他人高出4倍。但没有家族病史，并不等于你就不属于高危人群，可以高枕无忧地进入"保险箱"。因为如果你的家人中有得子宫颈癌或其他妇科癌症的，这种基因对你也可能有影响。假如你一向身体比较弱，免疫力低下，乳腺癌也会乘虚而入。有了这些因素，定期检查是万万不能错过的。

谎言2：我有过哺乳经历，乳腺癌与我无缘。

独身、未生育、35岁以后才生育、40岁以上未曾哺乳或哺乳不正常的女性患乳腺癌的比例较高，这是不争的事实。但有过哺乳经历，并不是保证你能百分百地与乳腺癌绝缘的理由，因为导致乳腺癌的因素很多也很复杂，如果你其他致病方面的指数维持在高水准，这个有利因素也敌不过诸多不利因素，或变有利为不利。因此，关乎乳腺的检查，不能存有半点侥幸心理、得过且过。

谎言3：其他乳腺疾病从没来找过我的麻烦，乳腺癌当然也不会亲近我。

随着年龄的增长，身体的患病也有发展的趋势。以前没得过其他乳腺疾病，不等于你以后也不得，这里没有必然的因果关系。如果你属于月经初潮在12岁前、乳腺部位曾接受一定量的放射线或X光透视、轻视水果蔬菜、身体较肥胖一族，也不能对自己的乳腺掉以轻心。因为，经常摄取高脂肪或高动物性脂肪、过度肥胖、过量饮酒的女性得乳腺癌的可能性也比一般人高。

谎言4：我很年轻，还没到得乳腺癌的年龄。

以前，乳腺癌确实多是45岁以上、绝经期前后的女性才会得，但最近几年，患病年龄明显提前，由中老年妇女向青年女性扩展，临床已常见20岁左右的病人，最年轻的患者只有14岁。30岁的齐楣在一家杂志社做编辑，她正筹划着明年生宝贝，天有不测风云，在最近的体检中被查出乳腺癌中期，这个消息对她和家人来说简直是晴天霹雳。有了这些前车之鉴，我们再不要在健康面前炫耀自己的年龄。

如何正确面对乳腺癌？

乳腺癌是不治之症的说法在今天显然是言过其实了。对于乳腺癌，如果采取有效的预防措施，做到及早发现、早期诊断和早期充分而有效地治疗，那么就会治愈。要想使乳腺癌成为非绝症、能治愈，其关键在于早防、早诊、早治。有资料表明，早期乳腺癌的5年治愈率可达90%以上；早期发现和早期施以有效的治疗措施，不仅能提高病人的治愈率，而且还能提高病人的生活质量，使病人过着健康人的生活。显而易见，变乳腺癌从"不治之症"到治愈的关键，完全在于早期发现、早期诊断和早期治疗。

有些病人一旦患了乳腺癌，就错误理解为"癌症=死亡"，产生紧张、恐惧、疑虑和痛苦的心理反应，这些都是能理解的。但紧张、恐惧、疑虑和痛苦是无法使疾病好转的，相反却会加重病情的发展。那么病人应当怎样才能从中解脱出来，正确对待疾病，从而战胜疾病呢？

（1）面对现实配合治疗。经明确诊断为乳腺癌，就应积极配合医生，完成各种治疗计划使之获得治愈。千万不要增加精神负担，甚至精神崩溃，这样只会加重病情，而且即使采取了正规的治疗，其疗效也不如一般人，预后也相应会差。病人要做好忍受一切治疗所带来的痛苦和并发症的思想准备，尽可能配合医生，使整个治疗计划得以顺利完成，为战胜疾病创造良好条件。

（2）生活规律，营养合理。乳腺癌是癌症中治疗效果最好的癌症之一，绝大多数病人可长期生存。一般病人经过治疗后的疗养和一定时期的随访后，可重返工作岗位，做一些力所能及的工作。在家疗养期间，要以乐观的精神战胜疾病，将每日生活安排得井然有序，每月按时作乳腺自我检查。生活要有规律按时起居，配合适当的户外活动及锻炼，如保健操、太极拳等，以及必要的文娱活动。要搞好饮食，加强营养，少吃肥肉和含脂肪多的食物。多吃蔬菜和水果，戒除烟酒。

（3）定期随访，掌握病情。乳腺癌患者经过治疗之后当终生随访，随访可尽早发现有无复发癌灶或转移病灶，做到及早发现，及时采取相应治疗措施。

乳腺癌病人手术后属于术后康复期，在康复期的治疗上也是尤为重要的。因为存在的复发和转移概率是很高的，术后残余的癌细胞会不定时的向各部位转移。所以术后要加强巩固以防止它的复发和转移。生物治疗作为术后一种辅助治疗方法，使用生物治疗法使手术简化；对乳腺癌患者而言，生物治疗是一种相对较新和有希望的治疗选择。该方法是基于机体免疫系统中的免疫细胞可以识别和杀伤肿瘤细胞的思路发展起来的。大量临床病例表明，术后一个月之内为进行生物治疗的最佳时机。其目的是提高病人的生活质量及尽量延长病人的生命，提高患者的身体免疫力。目前生物治疗做为恶性肿瘤综合治疗方法之一。

虽然，乳腺癌的危害是巨大的，但是该病如果积极配合治疗，也是可以缓解病情、减少痛苦的，所以患者一定要正确认识该病，积极地配合医生的治疗！

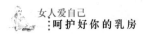

乳腺癌的中医疗法

乳腺癌与中医学的"乳岩""乳石痈"相像。祖国医学认为乳头属肝，乳房属胃，脾胃相连，其发病机理因为忧思恚怒，致肝郁气滞，肝脾两伤。治疗原则为疏肝健脾、解郁活血、软坚散结。适用药方：

【处方一】

香附、浙贝母、当归、赤芍、陈皮、王不留行、山甲珠各9克，全瓜蒌、虎杖、银花、连翘各12克，白花蛇舌草18克。

每日一剂，水煎服。本方用香附、折贝母、全瓜蒌、陈皮宽胸理气，开郁散结，化痰通络；当归、赤芍、山甲珠、王不留行活血化瘀，消肿散结；银花、连翘、虎杖、白花蛇舌草清热解毒，并有较强的抗癌作用。本方适用于乳腺癌。

【处方二】

金雪球叶60克，米酒120毫升，炖20分钟左右，再将渣捣烂敷患处。

【处方三】

白鹅草15克，香芳根12克，地丁草30克，砂糖60克，谷酒60毫升。

前三味煎水冲砂糖、谷酒，分2次服，药渣加砂糖、谷酒捶敷。如未消尽，可用当归、鲜者各30克，半边莲干者15克，水煎服，渣和酒捶敷。

【处方四】

王不留行、夏枯草各9克，蒲公英15克，瓜蒌仁12克，水煎服。

【处方五】

当归、白芍、白术、茯苓、柴胡、甘草、丹皮、山栀各3克，薄荷1.5克，水煎服。

【处方六】

人参、白术、茯神、枣仁（炒）各3克，远志2.3克去心泡；当归3克，丹皮、山栀各2.5克，炙甘草2.3克，黄芪4.5克，桂圆5枚，水煎服。加味逍遥散与加味归脾汤轮服，用于乳腺癌，其法见于程钟龄著的《医学心语》。此两方有补气、补血、解郁、安神等功能，早期用之，效果较佳。但病者必须尽可能保持乐观及充分休息，否则不能收效，正如古人所说："药虽逍遥而人不逍遥，终何益矣。"

绝经妇女更易发生乳腺癌

乳腺癌是女性较为常见的一种乳房疾病，特别容易在女性身体体质比较差、身体功能免疫力下降的时候找上门。研究表明，绝经期妇女更容易受到乳腺癌的困扰，因此，对于绝经期的女性来说，做好乳腺癌的预防工作是非常必要的。那么绝经期妇女为什么更容易患乳腺癌呢？

主要的原因是因为绝经期女性体内激素水平会发生较大的改变，导致女性体形发生改变，严重的身体肥胖会导致中心性脂肪堆积，因此，女性在绝经后乳腺癌的发病率也会更加明显。肥胖可能通过雌激素生物利用度和脂类代谢影响乳腺细胞，卵巢内分泌在乳腺癌的发病机制中占有重要地位，雌激素和孕激素是与乳腺癌发病密切相关的重要内分泌激素，初潮年龄早于12岁、行经40年以上的妇女的乳腺癌危险性较一般妇女要高1倍多。

随着现代女性地位的改变，很多女性朋友的初产年龄推迟，这也是乳腺癌发病率逐渐升高的重要原因之一。而且，哺乳可以降低乳腺癌的发病危害，所以在生产之后要给孩子哺乳，且哺乳总时间与乳腺癌的危险性呈负相关。

另外，随着女性年龄的增长，有些女性会经常口服避孕药，殊不知这样不仅会对身体造成不利的影响，而且也会增加乳腺癌的发病率。因此，在围绝经期后长期服用雌激素可以增加乳腺癌的发病机会，女性朋友要引起注意。

总之，绝经期女性要更加关爱自己的身体健康，如果被查出患有乳腺疾病的话，不管是良性还是恶性，都有导致乳腺癌的可能，要及早到医院就诊。而且女性在日常生活中要做好乳腺癌的预防工作，这样才能享受完美健康的生活。

为什么乳头会内陷呢？

乳头内陷是一种对女性造成极大困扰的身体现象，对很多女性造成了生活上的不便和心理上的不良影响，所以了解乳房内陷的原因以做好预防工作非常重要，乳头内陷的一般原因是皮肤、皮下组织下陷，乳头平滑肌发育不良，乳腺管短缩，部分组织纤维化挛缩。

具体原因有以下2个方面：

原发性乳头内陷的主要原因

（1）乳头和乳晕的平滑肌发育不良：乳头有输乳管的开口，输乳管周围有平滑肌纤维，内陷的乳头被围绕输乳管和插入乳头真皮的肌纤维束向内牵拉。这些肌束的质地与输乳管有明显差别。

（2）输乳管本身发育不全：发育不全的输乳管未能导管化表现为条索。

（3）乳头下缺乏支撑组织的撑托，也是乳头内陷的原因。

继发性乳头内陷的主要原因

继发性乳头内陷（后天性乳头内陷）畸形较为少见，系乳头受乳腺内病理组织牵拉或由不合理的束胸或穿戴过紧的文胸引起。由疾病引起的多见于炎症、肿瘤等疾病，侵犯乳房的导管、韧带、筋膜等，使受侵的导管、韧带、筋膜收缩所致；不合理的束胸或穿戴过紧的文胸发生在青少年时期，因胸部紧束，血液循环不好，致乳房发育不良而致后天性的乳头内陷。

后天性乳头内陷，感染是乳头内陷发生的主要因素之一，主要是乳腺导管炎伴纤维化瘢痕挛缩影响其正常发育，引起乳头内陷。

乳房恶性肿瘤出现乳头内陷，这种乳头畸形的意义有所不同。在原来乳房正常的妇女，如果出现无明显原因的乳头内陷，应进行乳房X线照相等检查，有助于此类乳头内陷的诊断。

乳房手术也可引起乳头内陷这种乳头畸形。乳房缩小整形术在应用真皮蒂时，由于张力和瘢痕收缩也可引起乳头内陷。

为了避免造成乳头内陷的现象，广大女性朋友一定要注意对乳房健康的保养，女孩发育期间注意不能穿过紧内衣，更不能过早使用文胸。乳头内陷会对女性造成生活上的极大困扰，大家一定要注意预防。具体要从以下3个方面做起：

（1）凡是母亲等直系亲属中的女性有乳头内陷者，应作为预防的重点对象。有遗传倾向的女婴出生后，母亲可轻轻将小乳头向外提拉。这样，可以看到婴儿乳头呈绿豆状或小圆片状高出皮肤，将来发生乳头内陷的机会就大大减少。

（2）注重衣着。贴身内衣应为棉制品，并经常换洗、日光照射。乳头如有发红、裂口的迹象时，内衣应进行蒸煮消毒，少女使用文胸不可过早。

（3）防止挤压。内衣、文胸适当，不可过紧，对于乳房较大的少女，更应注意文胸的宽松。对于有俯卧习惯的少女，则要及时纠正，防止乳头遭受挤压，以免加重乳头内陷的程度。

两侧乳房不对称正常吗？

乳房是女人的资本，乳房长得好坏往往影响着一个女人的自信心。如果两侧乳房不对称，让很多女性觉得羞愧又担心，不知是否是病变，又不好意思开口，如果出现两侧不对称，这种现象是正常的吗？

比如，两侧乳房一侧大一些，另一侧小一些；一侧乳头挺出，而另一侧乳头却稍内陷，等等。这种情况如果是一直如此，不是最近才发生的，并且从无不适感，那么这就是正常现象，大可不必为此不安。

如果两侧乳房呈现明显不对称，则有以下几种情况：第一，先天因素。在胚胎发育过程中，如果一侧乳房始基发育异常，在今后的青春期乳房发育时，两侧乳房就会明显不对称，发育不良的一侧会显著小于健康那一侧。一般来讲，这种情况不会影响结婚、生育，但却失去了女性特有的曲线美。因此，可在青春期乳房发育完全后，择期行假体植入法隆乳术，使原本扁平的一侧乳房与健康的那侧一样丰满，恢复女性的风采和自信。第二，后天因素。通常发生于经产妇。

在哺乳时，母亲常习惯于某一侧方向怀抱乳儿授乳，使两侧乳房授乳机会不均等，机会多的一侧在断乳后，较对侧更易萎缩退化而变小。这种情况一般无不适感，也不会影响生活。可进行较小乳房一侧的胸肌锻炼，并可对较小乳房进行按摩，必要时，可外用丰乳药物或器材（应注意对市场上名目繁多的品牌鉴别真伪，慎重选用）。当然，在哺乳时，注意两侧乳房交替授乳，机会均等，则可以避免此种情况的发生。

此外，如果以往两侧乳房是大致对称的，而新近出现了不对称情况，如一侧乳房增大、一侧乳房皮肤颜色改变或皮肤出现小凹陷、一侧乳头回缩或抬高，有时还伴有疼痛、痒感、乳头出水等症状和体征时，应予以特别重视。这种情况应立即去看医生，进行有关检查，以尽早发现可能的病变。

乳房胀痛可能源于颈椎病

有些女性有时乳房胀痛得不得了，可是怎么治都不好，最后竟然发现是颈椎病。颈椎病怎么会引起乳房胀痛呢？

专家表示，临床上颈椎病引起的顽固性乳房胀痛并不罕见，称为"颈性乳房胀痛"，原因是睡眠体位不正、长期劳损或外力牵拉损伤导致的颈椎退行性病变，压迫和刺激了颈神经根，导致附近的软组织痉挛、水肿、变性而发生乳房慢性胀痛。

医学专家早已证实，颈椎退变以及胸廓出口综合征等都可引起顽固性的乳房疼痛，多为慢性疼痛，疼痛的程度往往和颈部位置有关，并与其他颈神经根症状呈正比，多为单侧乳房疼痛。患者开始会觉得一侧乳房或胸大肌间断隐痛或刺痛，向一侧转动头部时最为明显，有时疼痛难以忍受。除乳房疼痛外，还有颈、枕、肩臂部疼痛和不适。病人往往颈部活动受限，胸大肌有触压痛，以及受累神经根支配阶段的肌力、感觉和反射的改变。X线片上常有退行性变的征象，如骨刺、椎间隙狭窄等，以第6和第7颈椎部位受累最为常见，而心电图、胸片及乳房本身无异常发现。

颈性乳房胀痛的高发人群包括长期伏案工作的教师，长期肩部负重的女工人，以及易遭受外力损伤的女运动员等。

忙碌的工作和生存的压力，让我们经常忽略颈部的不适，而长期受到压迫的颈部极易诱发颈椎病。

狭小的办公室格子间虽然无法让人充分伸展身体和颈部肌肉，但是在办公桌旁小幅度地"左顾右盼"，即一左一右呈反方向交替活动颈部，却可以让颈部得到小憩，让颈椎做个"课间操"。

医生建议长期伏案工作的教师、白领等女性，下班回到家中后，尽可能换上宽松的休闲家居服，并注意纠正不正确的睡眠姿势。

在日常生活中要善待颈椎，特别对于连续保持固定特殊姿势的人，需要每隔半个小时左右稍事休息，减缓对颈椎的"软损耗"，别看只是闲时几步小小的动作，对预防颈椎病却大有帮助。如果条件允许的话，可以服用一些健康产品补充营养。

乳房胀痛应对症调理

乳房胀痛给女性正常生活带来了很多的困扰，其实生活中出现女性乳房胀痛的情况大有不同，下面就来看看导致女性乳房胀痛的原因有哪些?

经期乳房胀痛

很多女性在经期前会出现乳房胀痛的情况，等到月经结束之后，这种疼痛感就会随之慢慢消失。每个人疼痛情况大有不同，有的只是单纯的疼痛，而也有人因为发硬或者触碰感觉到疼痛。而出现这一症状的原因是因为经期内体内的雌激素水平逐步增高，乳腺增生、乳房间组织水肿引起的。等到月经结束，这种症状也就会慢慢消失。

调理方法：热敷。

（1）蒲公英敷脐。取蒲公英、当归、白芷、薄荷各10克，紫花地丁、地黄各6克，麝香1克。各药研成细末混匀，用酒精清洗肚脐后填塞药粉，包好，3天换1次药，8次为1疗程，3个疗程后效果非常明显。不过，月经过多及功能性出血者忌用。

（2）蓖麻油敷胸。将沾满蓖麻油的棉布敷在乳房上，再盖一层塑胶薄膜，放上热敷袋，调至你能忍受的热度，敷1小时即可。

经期乳房胀痛调理小偏方：生麦芽饮。

生麦芽200克放入砂锅内，加水300毫升，煮沸后用文火煎煮20分钟，滤出药液即可服用。每次经前3天连服3剂。中医认为，经前乳房胀痛由肝气郁结、疏泄失常所致，生麦芽有健脾消食、疏肝解郁等作用。

产后乳房胀痛

很多女性在生完宝宝之后的3～7天会出现这种情况，甚者有人还会伴随着双乳胀满、硬结、疼痛的情况。而产生的主要原因是因为乳腺淋巴潴留、静脉充盈和间质水肿及乳腺导管不畅等情况。

调理方法：以局部热敷、少喝汤，少吃高蛋白、高热量食物，或是减少乳头刺激为主，这样可以减少乳汁的分泌。此外，由肿胀处向乳头方向按摩，或用真空吸乳器吸乳汁都有助于解决乳房问题。如果觉得很疼，哺乳是最好的解决办法。只要宝贝饿了就让他吸吮乳房，而不要考虑定时定量的问题，这样能够帮助乳腺尽快畅通。另外，还可试试热敷，或向乳头方向按摩乳房，都可帮助乳腺通畅。除非宝贝真的不肯吃奶，否则一般不要使用吸奶器，那样会使身体分泌更多的乳汁，加剧疼痛。要尽量让宝贝根据需要吃奶，这样乳房很快就会习惯只分泌宝贝需要的乳量。

除此之外，可以试试下面的降痛小招数：

（1）乳房出现胀痛时，可以用双手将乳汁挤出。方法为洗净双手，握住整个乳房，均匀用力，轻轻从乳房四周向乳头方向进行按摩挤压。乳汁排出后，新妈妈会立刻感到轻松，疼痛减轻。在按摩期间，新妈妈衣服要宽松，多喝水，吃易消化的食物，保持心情舒畅。如乳汁太多，要用吸奶器吸出。如乳房有红肿热痛的症状，最好不要按摩，还是看医生去吧。

（2）尽管挤压使新妈妈感到乳房胀痛，但切不可因怕疼痛而不进行及时处理，这样只会加重胀奶，使乳房胀痛加剧。

（3）给宝宝哺乳时，一定注意排空双侧乳房。如果小宝贝吃不完乳汁，乳房中剩下的乳汁应该及时挤出，这样既能减少乳房胀痛，又能促使乳汁分泌。

人工流产后乳房胀痛

这是因为妊娠突然中断，导致女性体内激素水平骤然下降，刚刚发育的乳房突然停止生长，因为流产会导致乳房胀痛的情况发生。而女性朋友们，当出现这种情况，最好的解决方式就是直接通过饮食来改善这个情况。

调理方法：

（1）生活习惯：保证良好的清洁和休息环境，居室要通风，衣着要适合，适当活动，流产后可洗淋浴，每日洗漱，维持口腔卫生。

（2）中医中药治疗：处方：山楂、当归、郁金、柴胡各15克，川芎、路路通、丝瓜络各10克，甘草5克，水煎服，每日1剂。通过中医中药对乳房经络的疏通调理，改善乳房血液循环，提高乳房组织对自身激素的敏感性等功能，有效预防人流后各种乳腺疾病的发生。

（3）乳房保健按摩：左手托乳，右手的四指从乳房外上、外下缘向乳头方向抹推3遍；右手托乳，左手的四指从乳房内上、内下缘向乳头方向推抹3遍。右手托乳，左手的四指从乳房外上、外下缘向乳头方向推抹3遍；左手托乳，右手四指从乳房内上、内下缘向乳头方向抹推3遍。通过对穴位的刺激调理疏通肝经，改善乳房血液循环，缓解胀痛。（见图11）

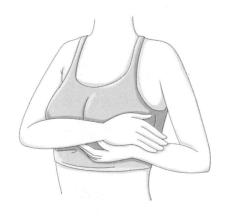

图11

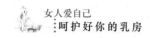

青春期女生乳房胀痛

处于青春期的少女们如果出现乳房胀痛的情况，其实这主要是因为乳腺正逐渐地增长，所以才会出现这种情况。出现这种情况，大家不要担心，因为过度紧张的情绪反而还会导致乳房胀痛情况的加剧。

调理方法：

（1）稳固内衣。内衣除了防止乳房下垂外，更重要的作用是防止已受压迫的乳房神经进一步受到压迫，消除不适。

（2）改变饮食。采用低脂高纤的饮食，食用谷类（全麦）、蔬菜及豆类的纤维。高盐的食物易使乳房胀大，月经来潮前的7～10天尤应避免这类食物。

（3）适当热敷。热敷是一种传统的中医疗法，可用热敷袋、热水瓶或洗热水澡等方式缓解乳房痛。如果采用冷、热敷交替法，消除乳房不适症状效果会更好。

（4）防止肥胖。对于过度肥胖的女性，减轻体重将有助于缓解乳房肿痛。

（5）按摩乳房。轻轻按摩乳房，可使过量的体液再回到淋巴系统。按摩时，先将肥皂液涂在乳房上，沿着乳房表面旋转手指，约一个硬币大小的圆。然后用手将乳房压入再弹起，这对防止乳房不适症有极大的好处。

孕期乳房胀痛

孕妇时常感觉到乳房胀痛的情况，这是因为在怀孕40天左右的时候，因为胎盘、绒毛膜大量分泌雌激素、孕激素、催乳素，这会导致女性的乳腺增大，然而会直接产生乳房胀痛，重者可持续整个孕期，其实这个现象正常，不需要治疗。

调理方法：买上2个大一点尺码的文胸。在整个孕期，两侧的乳房会分别增重大约900克，合适罩杯的文胸能够帮助你保护乳房的健康。需要注意的是，千万不要买小了，否则，它会限制乳腺组织的正常发育，影响今后的哺乳。也不要因为经济节省的原因，索性买一个更大尺码的，为了日后乳房再增大还可以使用，这样不合适的文胸根本起不到托起沉重的乳房、保护腺体舒适生长的作用。最好是到一家专业的内衣店，根据自己实际的尺码来购买让乳房舒服的文胸。这样的钱，花的是值得的。

性生活后乳房胀痛

这与性生活时乳房生理变化有关。性欲淡漠或者性生活不和谐者，因为不能够达到性满足，而乳房的充血、胀大就很不容易消退，而女性的乳房胀痛情况也就会一直伴随着，或消退不完全，持续性充血会使乳房胀痛的情况加剧。

调理方法：女性朋友在性爱的时候要注重自己的健康，把握好性生活的节制规律。女性患者要保持心情舒畅，生活中避免过度紧张和压力过大，在日常的生活中要适当地锻炼身体，缓解不良情绪。

全方位搞定经期乳房胀痛

有些少女对乳房胀痛的知识了解得不多，因此对乳房胀痛非常惊慌。其实，在例假到来的前两三天或是在经期乳房有点胀痛，这属于正常现象。对此少女应有所了解，不要因乳房胀痛而忧虑和恐惧，那如何消除经期乳房胀痛呢？下面一起来看看几个有效的方法。

穿稳固的文胸

那些慢跑运动员所穿的稳固文胸，可防止已受压迫的乳房神经更进一步

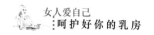

受压迫。

保持平静

心情紧张时，肾上腺分泌的肾上腺素也会干扰GIA的转化作用。

按摩缓解

有些妇女以轻轻按摩乳房的方式，使过量的体液再回到淋巴系统。

做法：先将肥皂涂在乳房上，沿着乳房表面旋转手指。约一个硬币大小的圆，然后用手将乳房压入再弹起。

冷敷

有些女性将手浸入冷水中，然后罩住乳房，可以获得缓解。

热敷

多数女性用热敷袋或洗热水澡等方式可缓解乳房痛，也有人发现冷热敷交替最有效。

避免咖啡因

咖啡因是否导致乳房不适，目前尚未证实。但许多有乳房痛及其他良性症状的女性，在戒除咖啡因后，明显改善了情况。

你真的要全面戒掉咖啡因，就要对汽水、巧克力、冰淇淋及含咖啡因的止痛药等完全死心。

改变饮食习惯

采用低脂高纤的饮食，如食用谷类（全麦）、蔬菜及豆类等纤维含量高的食物。

摄取维生素

饮食中应摄取富含维生素C、钙、镁及B族维生素的食物。这些维生素有助于调节前列腺素E的制造，进而抑制催乳激素的作用。避免人造奶油及其他氢化脂肪。

饮食宜清淡

高盐的食物易使乳房胀大，月经来前的7～10天尤其应避免这类食物。

利尿剂的确有助于排出体内的液体，也能削减乳房的肿胀感。但这种立即的缓解需付出代价，过度使用利尿剂会导致钾的流失、破坏电解质的平衡，以及影响葡萄糖的合成。

换避孕药

当你尝试改善良性的乳房变化时，口服避孕药里的雌激素含量可能有利或有害，这视你乳房的情况而定。

通常，雌激素含量低的避孕药可能对纤维及囊肿性的状况有帮助，但会恶化纤维肿瘤，这是一种固态的肿块，通常可移动。

用蓖麻油缓解

将蓖麻油敷胸，以缓解乳房发炎。该法有助于治疗轻微的乳房感染，材料包括蓖麻油、棉布、塑胶袋以及热敷袋。将棉布折成四层且沾满蓖麻油，但勿过湿，以免四处滴流。将此布敷于乳房，盖上塑胶袋，再放上热敷袋。将热敷袋调至你能忍受的热度，敷1小时。

由低温压缩而成的蓖麻油，含有一种能提升T11淋巴细胞功能的物质，这种物质能加速消除各种感染，有助于身体康复。你可能得使用此法热敷3～7天才能看出效果。此法通常能有效地缓解疼痛。

保持身材苗条

对过度肥胖的女性，减轻体重有助于缓解乳房痛及肿胀。在女性体内，脂肪类似另一种腺体，产生并贮存雌激素。

如果你的体内脂肪过多，就可能有过剩的雌激素循环着。乳房组织对激素是非常敏感的。

哺乳期谨防急性乳腺炎

新妈妈要想坚持母乳喂养宝宝，会遇到很多意想不到的困难，急性乳腺炎就是其中之一。宝宝的"粮库"出了问题，新妈妈担心，到底应该怎么办？停奶、吃药，还是动手术？这些措施对宝宝会不会有影响？

乳汁淤积、细菌侵入引发乳腺炎

急性乳腺炎是很多新妈妈都可能遭遇的状况，主要症状包括乳房疼痛、局部皮肤发烫、红肿等。因为事关母乳喂养这一重大问题，每个刚做或者即将做妈妈的人都应该对它了解更多，以期能准备得更好。

急性乳腺炎是葡萄球菌侵入乳腺并在其中生长繁殖所引起的乳腺急性化脓性感染。这种病症在第一次做妈妈的女性中更为多见，往往发生在产后1~4周。急性乳腺炎产生的原因主要有两方面，一方面，乳汁淤积很可能导致入侵细菌的繁殖生长，而导致乳汁淤积的原因主要有乳头发育不好（过小或内陷），妨碍哺乳，而乳汁分泌过多或婴儿吸乳少、哺乳姿势不正确、乳腺管不通畅等也会造成乳汁淤积；另一方面，细菌也可能由乳头破损、皲裂处入侵，沿淋巴管入侵是感染的主要途径。婴儿口含乳头睡觉或婴儿患有口腔炎，吸乳时，细菌可直接侵入乳腺管，上行至乳腺小叶而发生感染。

产后1月内是乳腺炎高发期

急性乳腺炎多数发生在缺乏哺乳经验的初产妇身上。产后的1个月内是急性乳腺炎的高发期；而6个月后的婴儿开始长牙，这个阶段乳头也容易受到损伤，应该小心预防；而断奶期更要警惕急性乳腺炎的发生。

如果得了急性乳腺炎，起初会感到乳房疼痛，局部出现硬块、胀痛；随着病情的发展，还可能出现怕冷、寒战或体温一下子升高，有时可至39℃以上。一般情况下，只有一侧的乳房出现发炎症状，患侧的乳房疼得不能按，局部皮肤发烫、红肿，并有硬块。而同一侧的腋窝处淋巴结肿大，按压有疼痛感。如果到医院查血常规，会显示出白细胞数量明显增高。

不过，急性乳腺炎的症状也会因人而异，有不同的表现。正在服用抗菌药物的妈妈如果出现局部发炎，症状可能被掩盖。如果得不到及时处理、治疗，患病的乳房很可能会化脓，甚至内部组织受到破坏，严重的还会发生乳瘘。

发炎后不要停止母乳喂养

发生急性乳腺炎时，一般不要停止母乳喂养，因为停止哺乳不仅影响婴儿喂养，而且还增加了乳汁淤积的机会。所以，在感到乳房疼痛、肿胀甚至局部皮肤发红时，不但不要停止母乳喂养，而且还要勤给孩子喂奶，让孩子尽量把乳房里的乳汁吸干净。

而当乳腺局部化脓时，患侧乳房应停止哺乳，并以常用挤奶的手法或吸奶器将乳汁排尽，促使乳汁通畅排出。与此同时，仍可让孩子吃另一侧健康乳房的母乳。只有在感染严重或脓肿切开引流后，或发生乳瘘时才应完全停止哺乳，并按照医嘱积极采取回奶措施。

预防哺乳期急性乳腺炎的关键在于避免乳汁淤积，防止乳头损伤，并保持乳头清洁。哺乳后应及时清洗乳头，加强孕期卫生保健；如有乳头内陷，可经常挤捏、提拉进行矫正；产后养成定时哺乳的习惯，不让宝宝含着乳头睡觉；每次哺乳后尽量让宝宝把乳汁吸空，如有淤积，可按摩或用吸奶器排尽乳汁；同时，注意宝宝的口腔卫生。而当乳头如果有破损或皲裂时需要及

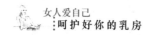
时治疗。

产后补充营养并不是多多益善，帮助下奶的鱼汤、肉汤或鸡汤一定要根据奶水分泌的多少适量饮用。因为有些新妈妈在开始分泌奶水时乳腺管尚未通畅，而新生儿吸吮能力弱，如果大量分泌乳汁容易造成乳胀结块，给新妈妈带来痛苦。所以，产后进食下奶的食物应从少量开始。

了解乳房病因对症下药

丰满坚挺的胸部让每个女孩看起来更完美更自信，然而再漂亮完美的胸部也会遭遇4大威胁，即扁平、不对称、外扩和下垂。因此，当遭遇这些威胁时，女性朋友们应先了解病因，根据不同时期的情况对症下药。

威胁一：扁平

发生年龄：15岁以后。

发生原因：女孩子的乳房一般在9岁开始发育，15岁后进入乳腺发育最旺盛的青春发育期。乳房的发育过程主要是受到卵巢和垂体前叶激素（催乳素）的影响——在青春发育期，卵巢的卵泡成熟，开始分泌大量的雌激素，雌激素可促进乳腺组织的增生。

女性乳房过小的原因主要有4个方面：

（1）胚胎时期原始乳房组织发育不良，影响乳腺的增生，但卵巢功能正常。

（2）卵巢功能发育不良，雌激素和孕激素分泌减少，影响乳腺组织发育，常伴月经过少或闭经。

（3）过度节食，在体重明显下降的同时，乳房的皮下组织和支持组织也显著减少。

（4）婴幼儿期乳房部位感染。

预防方法：通过饮食增加豆类、肉类、维生素等摄入量来调节，佩戴合适的文胸。不宜使用外涂或口服的丰胸药，它们通常含有激素，会破坏人体激素平衡，久而久之还可能导致乳腺癌。

威胁二：左右不对称

发生年龄：青春期乳房发育时。

发生原因：很多人不知道的是，女性的两个乳房都不会完全等大，只能说大小相似，因此发生左右一侧稍大、一侧稍小，或一侧稍高、一侧稍低的情况也算正常。乳房不等大的原因是它俩对雌激素的反应不一致，腺体增生活跃的一侧乳房就显得大一些，但这对生育和健康并无影响。很多人到发育成熟时，两侧乳房就一样大了。但成人以后，若两侧乳房大小相差特别悬殊，就应去医院诊查了。

应对方法：哺乳期可矫正乳房大小不一，做法是哺乳时增加较小侧乳房的哺乳次数，使它逐渐增大，经过较长时间哺乳后，较小侧的乳房体积一般都能增大。而期间，一定要佩戴合适的哺乳文胸。

威胁三：外扩

发生年龄：成年后。

发生原因：外扩形成的原因有的可能是遗传的，即先天外扩型（两边乳房距离太开），也有后天外扩型（乳房丰满而乳头外斜）。后天型可能与内衣长期穿着不正确有关，如罩杯过小使胸部被挤压移位而溢出罩杯形成外扩。另外，爱趴着睡觉的人，也容易导致乳房外扩。

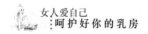
预防方法：千万不要趴着睡觉，这对健康和体形都不好。另外，要佩戴适合体形和乳房大小的胸衣。

威胁四：下垂

发生年龄：妊娠哺乳后。

发生原因：一般来说，正常乳房位于上胸部，呈半球状或水滴状，但多数女性的乳房在妊娠哺乳后都有不同程度的下垂，下垂后乳房的形状也有所改变。当一侧或两侧的乳房下垂较重时，可致颈肩部不适，乳房褶皱处由于摩擦或温度过高则可能造成糜烂或湿疹。

预防方法：乳房下垂分轻度下垂、中度下垂、重度和超重度下垂，若女性在哺乳期内乳房胀大特别明显的，更容易下垂。因此，哺乳期的乳房呵护对防止乳房下垂特别重要，哺乳期和孩子断奶后讲究佩戴合适的文胸或能矫形的内衣，以防乳房突然变小使下垂加重。

乳腺病与肩背疼痛的关系

张女士肩背疼到医院检查，医生说是由乳腺病引起的，那么这到底是怎么回事呢？医生说：肩背不适的原因很多，一些良性或恶性乳腺疾病，伴有腋下或肩背疼痛；有时乳房没什么感觉，腋下或肩背不适却十分明显。亦有患者误以为肩周炎等问题，延误了对乳腺病的治疗。

乳腺病变为什么会造成腋下或肩背疼痛呢？

乳房的血管供养、淋巴回流以及神经分布，使乳腺病变牵及附近的肩背部以及同侧腋窝。如果患了乳腺增生，乳房腺体等周期性充血、水肿等原因导致的疼痛，会放射到同侧胸胁及肩背部。如此一来，乳房胀痛时，肩背部有时也会感到疼痛不适。此外，乳腺肿瘤往往经淋巴转移至同侧腋下，患者常因发现或感到腋下的肿块和疼痛就诊。

乳腺专家提醒：乳腺增生在临床上常表现为疼痛、肿块。女性一旦自己感觉有了肩、背、腋下疼痛，应先到乳腺专科检查乳腺，以免贻误病情。虽然乳腺增生患者中有部分人通过自我调节后可自然缓解，还有些未生育者可通过妊娠、哺乳后自身内分泌调节而好转，但是更多患者还是需要用药物调理治疗。

对乳腺疾病导致的腋下或肩背疼痛，不要过度紧张，毕竟恶性肿瘤的发生率是很低的。乳腺增生导致的腋下或肩背疼痛，应积极改善。

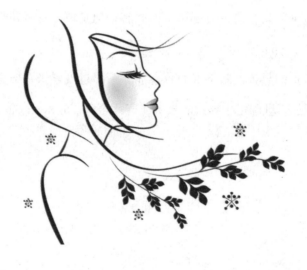

第六章　勤于运动，打造健康傲人美胸

"我运动，我健康"，不错，对于乳房保健，我也有一个最简单的要求：那就是让我运动起来。因为，运动不但让你苗条，也让你的乳房更健康。研究表明，1个星期做4个小时的运动跟不做运动相比，患乳腺癌的概率要降低60%。那么对于女性朋友来说，怎么运动才能更好地保证乳房的健康呢？

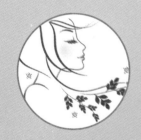

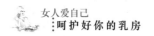
简单运动，使你的胸部更丰满

模特的身材是很多女生都很羡慕的吧，那么她们曼妙的身材是如何造就的呢？怎样才能像模特一样拥有完美的胸部曲线呢？现在就让我们一起来运动吧，让运动帮你的胸部更丰满，赶快来试试吧！

利用器械训练

（1）平躺在器械上，双手握住扶手，将压力锤举起。向上举时呼气，放下来时吸气。10次1组。（见图12）

（2）器械：蝴蝶机。坐在器械上，脚尖与脚跟同时着地。双臂展开，扶住器械臂，向胸前用力拉。10次1组。（见图13）

（3）器械：斜板。手握约2千克重的哑铃（可依个人情况而定），躺好在斜板上，双臂伸直，与肩平行。开始向上平举，同时转动双臂，直到哑铃的一端相对。再放下双臂回到起始位置。10次1组。注意始终保持双臂伸直。（见图14）

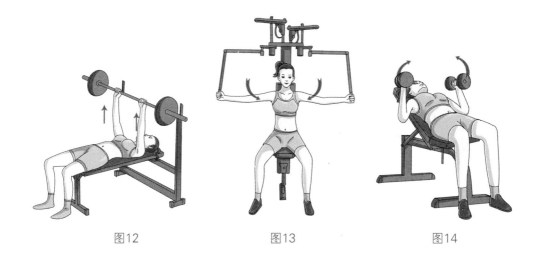

图12　　　　　　　　　　图13　　　　　　　　　　图14

不用器械随时可以做的健胸运动

（1）手掌相对，轻轻摆在胸部的两侧，吸一口气。开始缓缓吐气，配合双手动作，将胸部肌肉向中央积压集中。感觉胸部被压到极限时，放松手掌，再慢慢吸气，做10次。（见图15）

（2）将手肘伸直，撑在桌面上，将重心放低，身体慢慢向后仰，持续5分钟。放松下来，背部稍稍弓起，松弛刚刚绷紧的肌肉，重复5次。和朋友聊天、倒茶时可以顺便做，就算有人经过，也不会察觉你在做健身运动。（见图16）

（3）身体伸直，首先下巴往内缩，然后头部好像往上拉似的抬高。深呼吸，把气憋足20秒，收紧臀部肌肉，小腹也向内缩，不要驼背。坐地铁、走路时都能同时做，可以重复多次。（见图17）

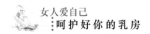

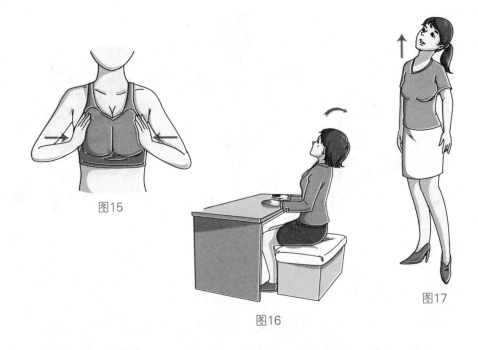

图15

图16

图17

让胸部丰满坚挺的美胸操

丰满的胸部是现代女子体形健美的标志之一。女性选择某些体育项目进行锻炼，既可促进身体健康，又可使胸部变得丰满健美，充满女性魅力。以下介绍实用的隆乳健美运动操，供你在日常生活中选用。

胸部健美操

虽然乳房本身没有肌肉，不会由于运动而使乳房变得坚挺，学习乳房的解剖知识，我们可以知道乳房附着于胸部肌肉上，可以通过运动来使这部分肌肉得到锻炼，从而达到丰满乳房的效果。健美运动的关键在于运动的方法要正确，并能够坚持锻炼。

动作一：腰背部紧贴台阶凳，以保护下背部。两手各握一哑铃，手掌向前，关节冲上。手握哑铃向胸部两侧伸出，高于身体。注意手腕要直，与手成一直线。肘部要刚好低于台阶凳。垂直向上伸出哑铃，两臂完全伸展，同手腕、两肘与两肩成一直线。数2下，举起哑铃时呼气，举起后数一下，坚持；然后数4下，放下哑铃回原位，吸气。这个动作重复2组10次。（见图18）

动作二：平躺在有氧台阶上，使头、背和臀部都在一个平面上。大腿拉向胸部，双脚踝交叉。两手握住一个哑铃向上伸直，然后缓缓向后落下至头顶位置，落下时吸气，举起时呼气。请你一定要控制好速度，如果太快就无法锻炼到胸前的肌肉。重复此动作3组10次。（见图19）

动作三：坐在地上，双腿交叉。双手中间夹一个球(也可以徒手做，即双手紧握)，注意使你的小臂与地面平行。双手挤压球，感觉胸部用力，请保持2秒左右的时间，然后松开。重复此动作2组20次。这个动作既可以锻炼胸部，也可以锻炼你的肩膀和手臂。（见图20）

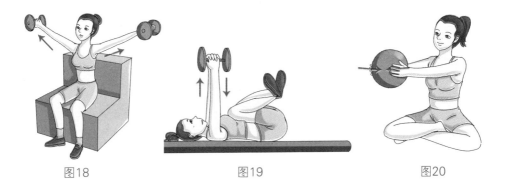

图18　　　　　　　　　　　　图19　　　　　　　　　　　　图20

动作四：俯卧撑。这个动作很常见，不过有的女性每次做的时候都是双膝着地的。此动作2组10次。

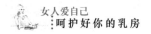

跪姿挺胸运动

此项运动有助于加强胸大肌的锻炼，而且强度比普通的俯卧撑要低，特别适合女性以胸部健美为目的的锻炼。刚开始时不宜太剧烈，以20次为1组，每天3组比较合适。此后可根据自身的情况逐月增加每组的次数和每天的组数。

立姿挺胸运动

这种锻炼方法的强度看起来比上一种低一些，但是效果也很不错，尤其适合在不太方便做剧烈活动的地方进行。但是要求的组数就比较多了，开始时每天最好做4~5组。

呼吸丰胸法

首先我们要盘腿坐好，两脚脚底并拢，两个膝盖尽量向下，上半身要向上伸展开，双臂向上面伸直，用鼻子来吸气，控制住自己的双肩不要向上抬，充分扩展胸部的轮廓，同时上半身往前倾，腹部往下压，直到上身倾斜到自己能够接受的最大限度，然后屏住呼吸，直到憋不住为止，一边身体向上抬一边吐气，双臂不要用力。就这样做5次之后可以调整一下，然后再做5~10次。呼吸的过程中可以舒展上腹部，但是要注意小腹一定要收紧。（见图21）

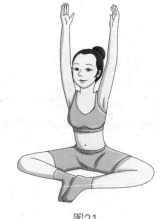

图21

这样的动作有缓解疲劳的作用，用这个方法练习3个月后，你就能体会到胸部变得丰满的效果了，同时你的腰部也能够瘦下来，真是一举两得的锻炼呀。

简单好玩的健胸操

平胸没罪，可如果有胸就会令自己做人做事都更有信心。凡事都会有解决的方法，首先我们来看看以下这种DIY丰胸操，不管效果怎样，试一试又何妨？

第一式推推拉拉。

（1）（左）双手合掌向内推。

（2）（右）双手互推向外拉。

两个动作各做5次，每次维持15秒。做时可坐可站，但腰背要保持挺直，有助于锻炼胸肌。（见图22）

第二式高高低低。

双脚微微张开，站直身子，双手自然地置于胸前。

然后抬起脚跟，手肘同时向后摆，重复做20～30次，有助扩胸，改善胸形。（见图23）

第三式上上下下。

站直，单手向上伸直，同时另一边手尽量向下压，左右轮流做15～20次。有助提升胸部。（见图24）

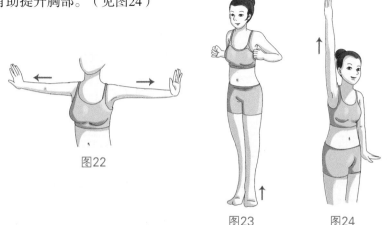

图22　　　　　图23　　　　图24

瑜伽，让你告别"太平公主"

女性朋友胸部下垂再加上干瘪，会让自己失去女性特有的魅力。因此让胸部每天都保持坚挺丰满的状态是很多人都希望的事情，可是用什么样的方法可以改善胸部下垂让它变得丰满呢？针对这个问题，下面就一起来看看给大家提供的这个可以让下垂胸部变丰满的瑜伽动作吧！

想要丰满的胸部就要经常做胸部锻炼，本节推荐的这个瑜伽鱼式动作能够让你拥有健康挺拔的胸形，不会出现外扩或者胸部下垂等现象。鱼式瑜伽动作通过将胸部向上推顶，刺激胸部的乳腺组织，同时锻炼胸部肌肉，达到丰胸的效果。

鱼式瑜伽动作

（1）两脚并拢，脚后跟贴着地面，手掌压地。

（2）然后把脚背绷直，注意力放在脚上。

（3）腰腹用力，抬起臀部，注意力放在感受腰腹的力量上面。

（4）双手放进臀部下方，压住，然后把腰部放松。

（5）手肘要夹紧肋骨。

（6）然后靠手肘的力度推起你的背部。

（7）弯曲颈椎，头顶住地面。闭上眼睛放松肩膀，这时是腹部用力，支撑点为手肘。

（8）下来时先把头放平，然后慢慢地背部下来。

（9）然后再抬起臀，把手放开。

（10）活动手指关节，放松被压住的肌肉。

（11）放松完时，双脚打开，双手打开，自然姿势放松身体。（见图25）

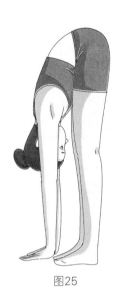

图25

鱼式瑜伽这个动作能够扩张我们的胸部，腰背的力量往后挤压，可以刺激到乳腺，从而起到丰胸的效果。

山式瑜伽动作

跪坐。十指相交，双臂伸展平行地面。头放低，下巴靠在胸骨上。将掌心转向前方。双臂尽量向远处伸展。深长而平稳的呼吸。背部尽量向后弓起。保持姿势1分钟。（见图26）

门闩式瑜伽动作

单膝跪地，身体直立。一侧腿伸直，脚心落地。双手背后。吸气。呼气，让身体向伸直腿的一侧弯曲。注意这时要将你的胸腔挺出。保持姿势1分钟。换另一侧，重复。（见图27）

187

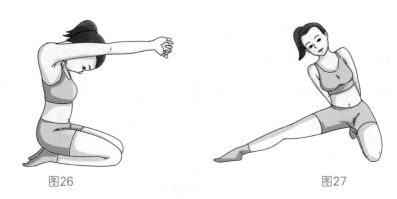

图26   图27

牛面式瑜伽动作

　　双腿在身体前侧交叉，大腿相互接触；将右膝放在左膝盖上。坐在两脚后跟之间，双脚尽量向臀部靠近，背部保持垂直。右手举起从肩膀后侧向下弯曲，左手反向，在背后与左手相握，紧紧扣住，保持姿势，进行8个呼吸。还原，交换两脚两腿及双臂的位置重复。（见图28）

树式变形瑜伽动作

　　双手合掌并拢，两手臂用力互朝相反方向推。将一侧腿提起踩住另一侧大腿内侧；或者单腿站立，膝盖弯曲，另一侧脚踝放于弯曲的膝盖上方。将合十的手臂高举过头。双臂向上伸展。保持姿势1分钟。（见图29）

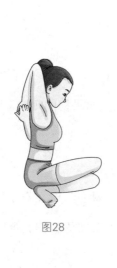

图28

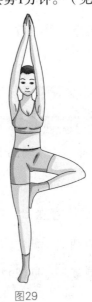

图29

健胸运动贵在坚持

拥有健康的胸部，当然是每个女性心仪的事情。但是并不是每个女性天生就能生就一副好的健美的胸部。除了使用广告上宣传的健胸用品外，还有一种绝对安全又有益的方法，那就是做运动，下面就向女性朋友们介绍一种专门健胸的动作，希望能对大家有所帮助，不过，最后提醒一句，任何事情都贵在坚持呀！

第1式：外侧画圈

做这个动作时，画圆圈的动作幅度宜较大，动作越大，运动的范围就越多，可帮助健胸，还可助瘦手臂。

动作1：把手屈曲成90度张开，手肘举至与胸部平衡，手掌心向外。

动作2：以手肘向后画圈，重复10次。（见图30）

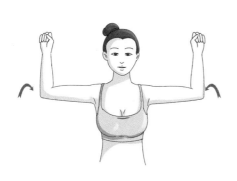 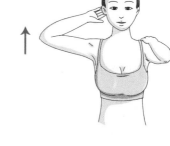

图30　　　　　　　　　　　　　　　　　图31

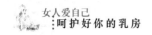

第2式：手肘提胸

这组动作可帮助提升胸部，令胸部线条更坚挺。注意，把手拉后时，宜尽量碰到肩膀位置，这样效果会更佳。

动作1：右手肘弯曲，置于耳后，左手屈曲放于肩膀上。吸气，尽量把右手肘提升至最高，维持动作10秒。

动作2：左手肘弯曲放于耳后，右手屈曲放于肩膀上。吸气，同样把左手肘尽量提升，每边重复动作10次。（见图31）

第3式：左右合十

这组动作可令胸部更坚挺，亦可减去手臂的"拜拜肉"。注意手掌向内挤压时要用力，左右转动时手肘亦要保持与胸口平衡。

动作1：挺直站立，双手掌心合十，手肘提高至胸口，先吸气。

动作2：慢慢呼气，上半身保持不动，掌心用力向内挤压，双手尽量向左移，稍作停留约10秒，返回原位。

动作3：再吸气，然后呼气，双手尽量向右移，同样停留约10秒。左右两边为1次，重复动作10次。（见图32）

第4式：伸展健胸

这组动作可令胸部更结实，注意手要伸直，不可弯曲。

动作1：挺直身子，双手握拳，手肘抬高至胸口，与胸部成90度角，吸气。

动作2：慢慢呼气，双手向前推，尽量以胸部用力，重复动作约10次。

（见图33）

第5式：手肘合十

这组动作可改善胸部向外扩张，令胸部更结实坚挺。

动作1：双手张开，手肘弯曲成90度，先吸气。

动作2：慢慢呼气，双手肘用力向中间推压至两手手肘完全贴合，停留约

10秒后放松，重复动作10次。（见图34）

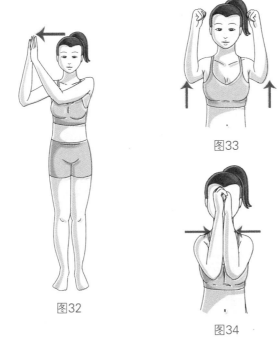

图32

图33

图34

第6式：双臂交叠

这组动作可把胸部往上提，能预防胸部下垂。注意，做动作时双手一定要置于胸口位置，过高或过低均会影响效果。

动作1：先吸气，把双手手肘屈曲，交叠放于胸前。

动作2：慢慢呼气，把双手手肘尽量向左右伸延，维持动作约10秒，重复10次。（见图35）

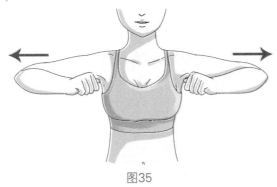

图35

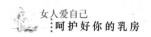

第7式：掌心画圆

这组动作的幅度越大越好，利用双手尽量向外画圈，可感到胸部上下位置的肌肉用力，收胸效果亦很理想。

动作1：双手伸直向前伸，手臂不要屈曲。

动作2：以肩膀为中心点，手掌先向前画大圆圈。

动作3：然后向后再画大圆圈，前后重复动作10次。（见图36）

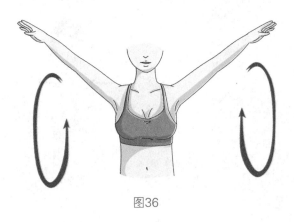

图36

美胸练习，从生活开始

想要拥有凹凸有致的身材吗？无需经历手术的疼痛与风险，你也可以美梦成真。现在告诉你一些更经济、更有效、更安全的方法，即使过了青春期也不用担心，机会属于每一位女性！

美胸魔法

指压时搭配以下的穴道，进行精油按摩，每次压5秒，一次进行5～6个回合，会有神奇的功效。

膻中穴：胸部平行线上的中心点，正对到胸骨上的位置。

乳根穴：双乳中心点向下，乳房根部的正下方处，一边一个。

天溪穴：位于乳头向外延长线上，将手的虎口张开，正对乳房四指托住，拇指对着乳房外侧两寸处（第四五肋间）即是天溪穴。（见图37）

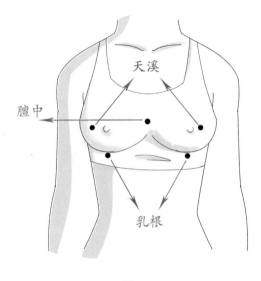

图37

以上施行时，同时交错用冷水淋浴按摩，越凉越好，对于乳房的坚挺会有奇效，最好按摩5分钟后，再施行冷水泼洒按摩1次。

丰胸健身练习

利用组合器械练习，对于初练者，特别是女性初练者，组合器械是最行之有效且安全的锻炼方式，做胸部练习时一定要注意挺胸抬头。

上胸紧致：上斜推胸组合器械。

在进行上斜推胸练习时，双手尽量窄握，重量不宜太大。为了美观，上胸的肌群不宜过大，以提高肌肉的品质从而提升上胸肌群的牵引力。

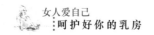
丰满胸部：平行推胸组合器械。

在进行此项练习时，肘、腕与肩处于同一水平面位置，重量中等。前推时充分体验肌肉收缩的感觉，然后慢慢地放回原处，动作不宜过快。锻炼时尽量保持均匀呼吸。每次3～4组，每组15～18次。

增加胸围：可利用下斜推胸组合器械。

此项练习强度要稍大，下胸的肌肉可直接影响胸部的围度，可使胸部显得更加挺拔。下推时充分体验肌肉收缩的感觉，然后慢慢地放回原处，动作还原时不易过快，锻炼时尽量保持均匀呼吸。每次3～4组，每组10～12次。

乳沟雕塑：双臂交叉拉力训练。

站在两个拉手中间，臀部处稍屈，右脚在前，左脚在后，双臂充分伸展。双手向下画弧线相互靠拢，肘部微屈，双手在下面交叉，改变前后关系，充分体验肌肉收缩的感觉，然后慢慢地放回去，使胸肌得到最大的拉力。

美化胸部的胸肌运动

胸部是女人表现性感、增添魅力的焦点。当然我们并不标榜胸大便是美，因为只要坚挺有型，小胸美女也绝对美丽。不过对于想要美上加美的女人，只有选对运动方式，才是美胸的正确之路。

舒展胸部锻炼胸肌

（1）右腿屈膝，手背相对，头部微微低下；

（2）手臂向两侧展开，同时右腿伸直，头抬起；

（3）左腿动作同样；

（4）左右各做1次为1组动作，共做8～10次。（见图38）

摆动手臂提升胸部

（1）双脚分开站立，双臂向前平举，双手相握；

（2）手臂抬起向头后方摆动；

（3）摆动12～16次。（见图39）

拉肘展臂扩胸运动

（1）胸前屈臂握拳向后拉肘；

（2）胸前屈臂握拳向后展臂；

（3）1、2为1组动作完成，共做10～12次；

注意：肘部始终保持水平状态，屈臂、屈肘时含胸，拉肘展臂时挺胸抬头。（见图40）

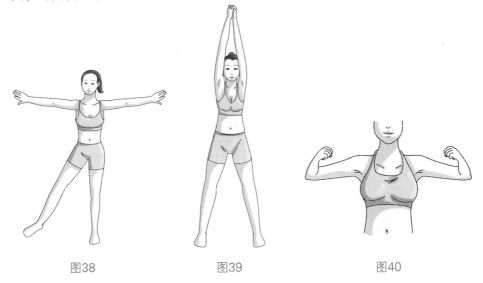

图38　　　　　　　图39　　　　　　　图40

拉上胸肌1

（1）手臂胸前伸直保持水平状态；

（2）向右侧屈腿屈肘展开；

（3）换左腿亦然；

（4）左右为1组动作完成，共做8~10次。（见图41）

拉上胸肌2

（1）屈肘掌心向脸；

（2）用力向外拉开，掌心相对，肘关节向后；

（3）1、2为1组动作完成，共做10~12次。

注意：手部呈水平状，屈肘时要含胸，拉肘时挺胸抬头。（见图42）

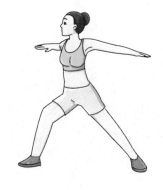
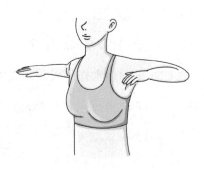

图41   图42

腰胯运动向上展胸

（1）两腿并拢，双手扶胯；

（2）手臂抬起，向头后方用力，尽量展胸，同时分腿；

（3）共做8~10次。（见图43）

平躺握物提升胸部

（1）平躺于长方凳上，徒手或拿哑铃，亦可用矿泉水瓶代替；

（2）双臂垂直向上举，拳心相对，用力向下拉开；

（3）向下拉开同时，胸向上挺起；

（4）收回手臂，恢复动作2为1组动作完成，反复15~20次。

注意：手臂附加重量时，注意两边重量相等。（见图44）

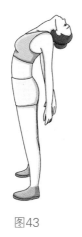

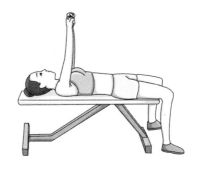

图43　　　　　　　　　　　　　　　图44

向上提升胸部

（1）双手体前交叉，低头含胸；

（2）用力向上提肘，抬头向后展开胸部；

（3）共做12～16次。（见图45）

锻炼左右侧胸肌

（1）低头，右手扶耳，左手叉腰，左腿弯曲脚尖点地；

（2）用力外拉肘，抬头；

（3）1、2为1组动作完成，共做10～12次；

（4）换相反方向，锻炼左侧胸肌。（见图46）

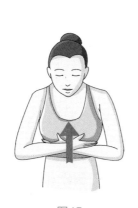

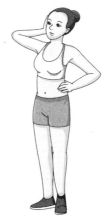

图45　　　　　　　　　　图46

简单的UPUP运动，女人的最爱

如何在丰胸的同时让胸形变漂亮呢？简单的小运动和按摩，搭配美胸小习惯，就是自然丰胸的最好方法。

胸部是身体之中最能展现女性体形的部位，也因此在美容整形之中，丰胸手术一直拥有历久不衰的超人气。但是，其实有"胸部变形了""胸部似乎变小了"等问题的人也不在少数。提到完美的胸部，比起罩杯的大小，胸部肌肤的弹性和稚嫩的胸形才是重点！

胸部的大小要靠运动，胸形就要靠淋巴按摩。

支撑胸部的肌肉是上半身叫作胸大肌的肌肉。当你觉得胸部似乎变小时，可以试着训练一下胸大肌，来让自己的胸部UPUP！

此外，胸部有许多的血管和淋巴，好好地按摩淋巴可以让体内废物质顺利地排出，从而拥有既有弹性又美丽的胸形。

淋巴就位于皮肤的正下方，按摩时要轻轻地、温柔地按！

让胸部UPUP的小运动

（1）首先，挺胸并放松肩膀，双手在胸前合十。在距离胸部20厘米左右的地方，双手互相用力挤压。

（2）接着，在地板上仰卧着，双手向两侧伸直。两只手笔直地、慢慢举起，在胸部的正中央合掌。如果可以的话，加上哑铃效果会更好。（见

图47）

让胸部UPUP的按摩

（1）用右手轻轻从左胸靠近腋下的部分开始按摩，以画半圆的方式由左胸的外围按到左胸的中心。

按摩的时候也要注意外扩到背部的小肉肉，边按摩时边想着要有丰满圆挺的胸部是非常重要的！做完一边之后，另一边也不要忘了！

（2）接着用双手，从胸部的下方、由下往上做拍打的动作，双手交叉往上拍打，可以预防胸部下垂！这个步骤也要两边轮流交替做！

（3）最后用右手从左肩锁骨的上方开始按摩，按到锁骨的中心点之后，再往左推到左边的腋下，让淋巴可以顺畅地流通。

整形的丰胸手术还是伴随着一定的风险，而这样每天的美胸小习惯，不用丰胸就可以让你的胸部UPUP！而且按摩还可以促进女性激素的分泌，对胸部UPUP的效果可是不容小觑的！（见图48）

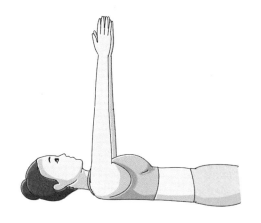

图47

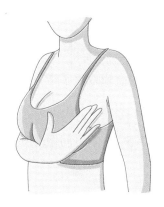

图48

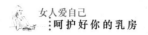

"三零"女人的美胸宝典

30岁的女人，不仅浑身上下散发着成熟的魅力，在细致的保养中，光彩依旧。可是，对待乳房你是否也足够细致，让它也永葆青春。可能你顾全了面子，却忽略了对乳房的呵护，那么，从现在开始，做足功夫，美丽双峰将会使你更加自信动人。

宝典一：紧实胸部肌肉，加强支撑力，让您的胸部越来越挺

（1）把双手放在腋下，沿着乳房外围做圆形按摩。

（2）双手从乳房下面分别向左右两方往上提拉，直到锁骨的位置。

（3）把手放在乳晕上方，往上做螺旋状按摩。（见图49）

宝典二：刺激胸部组织，让乳房长大

（1）以双手手指，圈住整个乳房周围组织，每次停留3秒钟。

（2）双手张开，分别由乳沟处往下平行按压，一直到乳房外围。

（3）在双乳间做8字形按摩。（见图50）

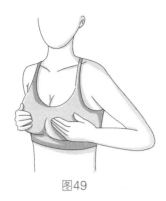

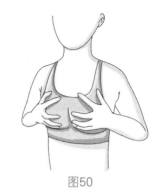

图49　　　　　　　　　　　　图50

宝典三：充分拉直腋下胸部到肺部的肌肉，刺激乳房，拉高胸部曲线

（1）身体站直后，举起右手，向上伸直，右脚则向下伸展。

（2）持续5秒钟之后，换伸展左手左脚，将身体尽量伸直。

（3）左右轮流伸展各约5次。（见图51）

宝典四：使胸部不会松垮的按摩法

（1）从乳房中心开始画圈，往上直到锁骨处。

（2）从乳房外缘开始，以画小圈方式做螺旋状按摩。

（3）两手掌轻轻抓住两边乳房，向上微微拉引，但是别捏得太用力。

（见图52）

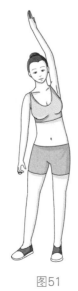

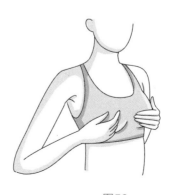

图51　　　　　　　　　　　　图52

201

家庭健胸，做"胸"猛女人

拥有魔鬼般的身材是许多现代女人梦寐以求的事，您想成为自信亮丽的"胸"满一族吗？下面就教您用最简单、轻松的方法，动作by step轻松达成丰胸美胸之效！长期坚持下去，傲人胸姿就属于您了！

毛巾练胸式

（1）可站立着或跪坐在地，将双手打直高举过头顶，双手紧握一条毛巾。

（2）右手打直并拉紧毛巾，将左手一带往右边拉。

（3）手部动作收回，回到步骤1将双手打直高举的动作。

（4）换另一边，也就是左手打直并拉紧毛巾，将右手一带往左边拉。

（5）重复步骤2、3、4的动作。（见图53）

夹书集胸式

（1）将两本有点厚度的书或杂志夹于腋下。

（2）夹书的两手握拳，尽量将书（或杂志）往内夹，且不使其掉落。

（3）持续一小段时间，直到手臂因使力而有些疲劳为止。（见图54）

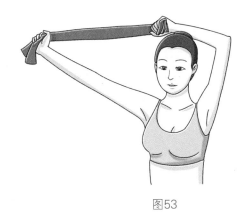

图53

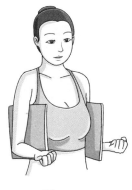

图54

推墙健胸式

（1）面对墙面，将双手打直抬提到与肩同高并将手指并拢掌心紧贴墙面；抬头挺胸并缩小腹。

（2）将双腿打开约与肩同宽，或也可双足并拢。

（3）手臂伸直向墙面用力一推；再将手臂弯曲将身体贴近墙面。

（4）重复步骤3手臂一推一弯的动作可训练胸大肌。（见图55）

推手美胸徒手操

（1）双手臂抬起与肩同高，且与身体躯干成90度。

（2）右手在上左手在下，以双手之虎口同握住两手臂处，稍使力往外推（推→放松→推→放松）。

（3）两手稍使力往外推、放大约1分钟，即换左手在上右手在下，重复往外推的动作。

（4）双手位置上下重复交替，再反复做以上动作即可。（见图56）

合手美胸徒手操

（1）双臂抬起与肩同高，双手手心向着手心紧贴，双手合十。

（2）两手心稍使力向内互推。

（3）持续两手心使力向内互推，直到手臂手肘微酸为止。（见图57）

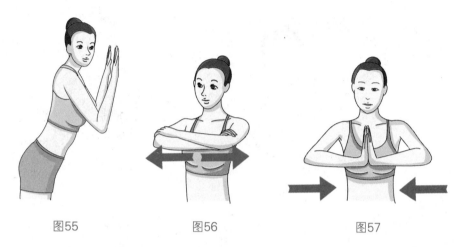

图55   图56   图57

卜派握拳式美胸徒手操

（1）双手臂打开，手肘与手臂成90度，且双手肘、手臂与身体躯干成一条直线。

（2）手可握哑铃或徒手握拳均可（握拳之掌心朝向自己），两手臂向内夹，肘关节与拳头紧贴。

（3）将紧贴的肘关节与拳头用力向上提，或也可手肘手臂开合的动作做10次后再向内夹并贴紧肘关节与拳头，向上抬提。

（4）重复以上动作。（见图58）

伸腰式美胸徒手操

（1）挺胸、缩小腹，将双手伸直举高，高过头顶。

（2）右手肘微弯后，由左手稍用力一拉将右手往背后带下。

（3）双手再伸直上举，然后重复步骤2的动作，但此时左右手已交替动作，也就是左手肘微弯，由右手稍用力一拉将左手往背后带下。

（4）重复以上动作，并左右交替。（见图59）

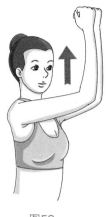

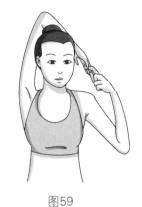

图58 图59

伸懒腰式美胸"徒手操"

（1）挺胸、缩小腹，将双手伸直举高，高过头顶。

（2）右手肘微弯后，由左手稍用力一拉将右手往背后带下。

（3）双手再伸直上举，然后重复步骤2的动作，但此时左右手已交替动作，也就是左手肘微弯，由右手稍用力一拉将左手往背后带下。

（4）重复以上动作，并左右交替。（见图60）

这一式的徒手操其实是很简单的手臂与腰的伸
展动作，并且可以训练到胸部的肌肉，使胸部的线
条看起来更优美哟！尤其当美眉们常常做一系列的
美胸徒手操后，可能会使手臂变粗，这时候若能多
做此伸展手臂的动作，就可以使手臂的线条变得较
柔美些了。

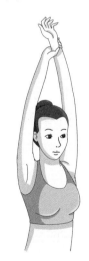

图60

205

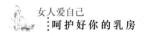

日常小习惯，帮你打造迷人乳房

胸部是体现女性魅力的重要标志之一，是女性身上一道靓丽的风景线。拥有迷人的胸部是女性的追求，如何有效地丰胸成为女性群体的热点话题，那么女性如何打造迷人诱人的胸部呢？其实做几个简单的小动作，每天利用一点点时间动一动，就能打造完美诱人的双峰，赶紧一起来试试吧。

绕肘运动

双手放在自己的双肩前下方，以肘部带动肩部做旋转动作，顺时针旋转4圈，逆时针旋转4圈为1个循环，重复4个循环。（见图61）

肩部运动

昂首挺胸，双上臂置于身体两侧，自然下垂，以肩关节为中心做旋肩运动，顺时针旋转4圈，逆时针旋转4圈为1个循环，重复4个循环，放松肩部及胸部肌肉。（见图62）

扩胸运动

伸开双掌，屈肘，双上臂及双手掌抬至与胸平齐，先沿水平方向做前后拉伸运动1次，接着再从胸前正中向两边沿水平方向做伸展双臂动作1次，重复4次为1个循环，共4个循环。（见图63）

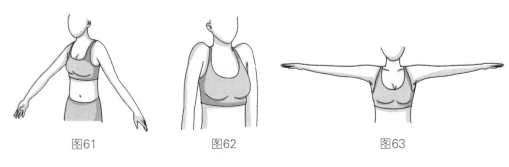

图61　　　　　　　　图62　　　　　　　　图63

摆拳扩胸运动

双上臂依次轮换屈肘握拳，沿水平方向向胸外侧做拉伸运动，左右各1次，重复4次为1个循环，共4个循环，增加了上肢侧方伸展，改善乳房外侧的血液循环。（见图64）

甩肩运动

双上臂置于身体两侧，自然下垂，以肩关节为中心，肩带动肘再带动前臂、手由下向上顺时针抬举过头顶旋转画圈4次，再同法逆时针旋转4次为1个循环，共4个循环，拉伸乳房下部和外侧，可预防乳房下垂。（见图65）

屈伸运动

双上臂握拳抬肘于胸前水平做屈伸交替动作，一屈一伸重复4次为1个循环，共4个循环，有效牵拉乳房，推动乳房气血运行。（见图66）

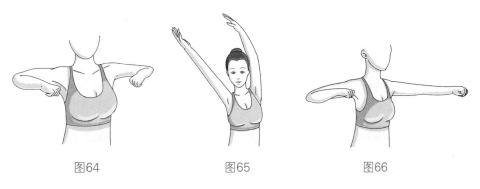

图64　　　　　　　　图65　　　　　　　　图66

前臂交腕旋转运动

上臂握拳抬肘于胸前水平做旋转动作，同时沿水平方向左右扭动胸部，

有效牵拉乳房内外侧，推动乳房淋巴回流。（见图67）

握拳斜上伸展运动

双手握拳，右手向左上方抬举直至右上臂伸直过头顶，左手向右上方抬举直至左上臂伸直过头顶，如此交替4次为1个循环，共4个循环，有效拉伸胸廓及乳房两侧、下方经脉，可预防乳房下垂。（见图68）

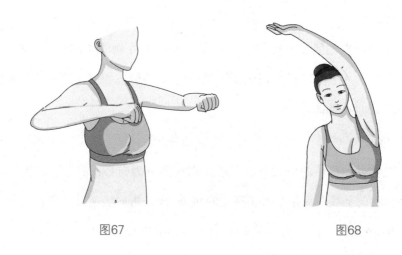

图67　　　　　　　　　　　　　　　　图68

大冲刺，速练傲人美胸

美胸最注重的就是按摩的手法，而针对不同的胸部大小和胸形也有着不一样的方式。小胸的女人如何依靠按摩火速升级，而大胸的女人靠什么保持傲人的S形曲线，详细步骤为大家全面解析。

小胸女的按摩手法

作用关键：让胸部UP UP，不妨做按摩刺激胸腺，促进女性激素分泌，让胸部周边的脂肪集中。

（1）以双手中指和无名指的指腹，按压膻中穴可以帮助促进女性激素的分泌与活化。

（2）右手向乳房左下处移动，接下来将左手向右乳房上方处移动往上提，然后反方向也一样的操作，左右交替以画8字形的感觉来回做10次。

（3）运用指尖在胸部做细致的按捏动作，以刺激胸腺与淋巴腺，要仔细地做到整体的按捏动作哦。

（4）运用手部从腋下向上提至胸部位置，左右各做20次，因为腋下是淋巴腺集中处，可缓和淋巴腺，并将多余的脂肪运用按摩方式集中到胸部。

（5）将单手举起，另一只手从上手臂内侧按摩至腋下，接着换另一边做，这个动作的目的，也是要将两手臂腋下的脂肪集中到胸部，左右要各做20次。（见图69）

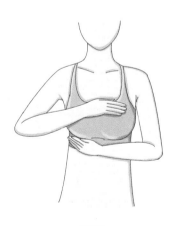

图69

大胸女保持胸形

作用关键：别以为有了傲人的上围就不需要按摩保养，对于拥有大胸的女性来说，同样需要让胸部维持弹性。

（1）按压位于腋下和乳头同高的天谷穴，左右各3次，按压这个穴道能

促进胸部淋巴腺的畅通。（见图70）

（2）先把左手放在右胸。找到胸大肌上方的位置，以画圆的方式由外向内做按摩，之后换另一边，左右各做3次。（见图71）

（3）运用两手将胸部托起，由内向外按摩10次。（见图72）

（4）用手从腋下向胸部上提，从左至右各提10次，将腋下多余的脂肪回归于胸部。（见图73）

（5）双手由下向上托起胸部，再由内向外分成3个位置往上提3次，左右两边各重复动作3次。（见图74）

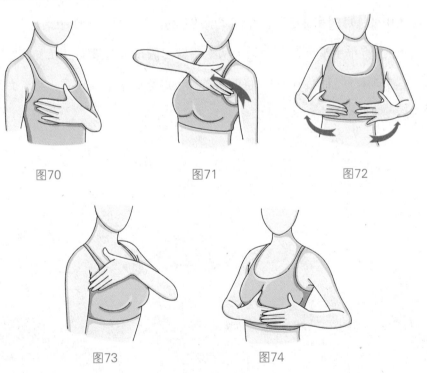

图70   图71   图72

图73   图74

让胸部变漂亮的运动

让胸部变漂亮的运动，作为一个女人，对胸部的追求是永无止境的，那么如何才能拥有漂亮的胸部呢，下面一起看一下让胸部变漂亮的运动。

扩胸器

使用扩胸器，首先要选择一个适合你自己的力量值，然后调整你的座椅高度，使你的手臂弯曲后刚好与胸部持平。将扩胸器的把手慢慢拉向胸前，直到两个把手的距离与肩同宽，再慢慢将两个把手按到可以碰到胸前的位置。在这个位置保持2秒。

然后缓慢地将把手回至原位。控制运动速度、每套动作重复15次。每次完成3套动作。

向下俯卧撑

两手放宽、垂直于地面。将双脚撑在一个长凳上。脚尖并拢勾住长凳边缘。身体向下垂直移动。移动时保持躯干和双腿的挺直。将手臂弯曲达到90度，缓慢下降身躯直至胸部触到地面为止。你可以感到胸部肌肉的伸张。然后缓缓向反方向返回至原位。为了保持胸部肌肉持续的紧张状态，在移动到最高点时不要完全挺直肘关节。试着慢慢做8～12个重复动作：如果感到有困难，可以把脚放在低一点的长凳或者地板上。

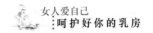

拉绳21次

在拉绳器每边放适量重物。双脚并拢垂直站立。将拉绳器绕过背后、双手抓住把手。肘关节弯曲，腹部收紧。慢慢将两个把手斜拉向下做弧线运动。双手在小腹处交叉。用拉绳器的拉力将你的手臂向上、向外拉回到原位。重复7次。

拉绳。将手臂抬高使双手在胸部的位置相接触，挤压你的胸部肌肉使你感到乳沟处收缩。再缓缓回至原位。重复7次。（见图75）

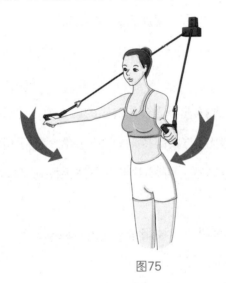

图75

游泳

游泳除了对肺部和保持健美身材有益外，对乳房的健美最有帮助。尤其是蝶泳和自由式，这两种泳姿最易使胸部肌肉强韧，并使乳房丰满。

哑铃法

仰卧于床上，用两手持哑铃于两乳上方。这时两臂要自然分开，腰背肌肉要收紧，胸部向上挺起，同时吸气并收缩胸肌，伸臂并举起哑铃至两臂完全伸直。稍停后，轻轻呼气落下，哑铃收回原位。连续做数次。注意，做时胸部要始终挺起。

仰卧于床上，两手掌相对持哑铃向上伸直，然后深吸气，屏气将两臂缓缓向两侧下方伸展至约120度角，使胸肌充分伸开，最后收缩胸肌恢复预备姿态。就这样反复连续做数次。注意，做时胸部要始终挺起。（见图76）

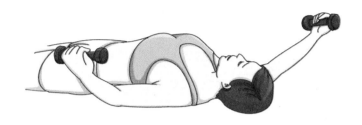

图76

休闲小动作练出完美胸形

生活中有很多行为习惯都会影响胸形，如坐姿不正确、走路含胸、内衣没穿对、拼命挤乳沟等，这些行为不仅影响形象，对胸部健康也有很大的危害。乳房作为展现女性魅力不可缺少的部分并不是一味求大才好看的，对于大多数女性来说，明星模特那些大罩杯胸部是比较难见到的，但是胸形好能充分展现女性魅力，怎么做能拥有完美胸形呢？下面教大家几个日常小动作，帮你锻炼出完美胸形，一起来看看吧。

睡前按摩乳房

每天睡前花10分钟按摩乳房，先顺时针后逆时针，直至乳房微热，还可以提拉乳头。这种方法能刺激整个乳房，长期坚持可让乳房更富弹性。

腋下夹书

腋下夹书这个方法相信很多人都知道，做法是夹两本书在腋下，然后尽量将双手平举，一直坚持到手臂酸软无法承受书本的重量为止。这个动作有利于锻炼胸肌，让胸部更坚挺。

每天吹气球

买一个质量好的气球，每天吹5次，这个方法能增加肺活量，锻炼胸肌。

淋浴时按摩

淋浴的时候可以利用喷头对乳房进行按摩，顺时针逆时针各几圈，这样能刺激乳房的血液循环，增加乳房的柔韧性，还能预防下垂。

合掌胸前画圈

双手合十，在胸前绕圈圈，双手两边都尽量最大幅度，反复绕30圈，这个动作同样是锻炼胸肌，坚持3个月有很好的提胸效果。

以上5个动作都不是需要花专门的时间来做的，我们可以利用看电视上网或者洗澡睡前的时间，边做事边锻炼胸形，既不耽误时间又能让这种锻炼不会那么繁琐单调。

胸部小可能是天生的无法改变，但是胸形却是可以通过后天锻炼出来的，在锻炼胸形的同时也有很好的丰胸效果，坚持下去，说不定胸形练成的时候你的罩杯也上升了呢，试试吧。（见图77）

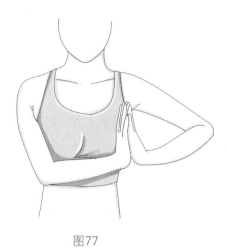

图77

勤奋按摩将"飞机场"变"巨乳"

你是否特别羡慕那些穿着深V字形性感衣服，露出一条诱人乳沟的女人？其实，只要你针对以下3种类型做丰胸美胸按摩运动，你也能打造最性感的坚挺胸部。

丰胸按摩

目的：小胸变大胸。

丰胸按摩是目前被证明能实现丰胸效果最安全的方法，不用动手术，就可以让胸部得到明显增大的效果。

提醒：丰胸按摩虽然是安全有效的丰胸方法，但是要慎重地选择丰胸产品，有的产品甚至和其他口服类药物一样含有激素而产生严重的不良反应。

适用类型：平坦胸部。乳房非常小的平坦型胸部，就像幼年时刚发育的

215

样子。

形成原因：先天发育不良、遗传、血管阻塞、乳腺发育不良、渗透力差。

按摩方法：

（1）虎口相对，双掌平贴于乳房上方，以中间三指向外侧拉抹30下左右。

（2）虎口朝外，四指由外向内（避开乳晕）画大圈按摩乳房，左右各100圈。

（3）虎口朝外，中指和无名指由外向内（避开乳晕）在乳晕周围画小圈按摩乳房，左右各100圈。

（4）虎口朝内双掌托胸，涂抹丰胸乳后（避开乳晕），往上轻挤乳房50下。

（5）双掌交替（避开乳晕）向上推拍单侧乳房，每边做30下。

（6）掌心朝上，双手轮流抓提单侧乳房，左右各做100下。

（7）两手同时将双乳向上抓提，做50下。（见图78）

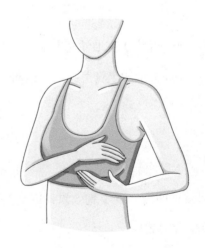

图78

美胸按摩

目的：由下垂变坚挺。

适用类型：胸部下垂。此类型的乳房肌肤松弛，没有弹性，乳头不坚挺，指向地面。

形成原因：服用含有雄性激素的药物过多，不良的减肥方法造成乳房内脂肪急速减少。

按摩方法：

（1）将手按压在腋下淋巴的地方，然后轻柔围绕乳房画圈。

（2）持续按压乳房周围，慢慢挪向胸口位置，此时可稍微用力，刺激胸部肌肉。

（3）以画圈方式，将按摩的部位从胸口慢慢延展到颈部，直到下巴为止。（见图79）

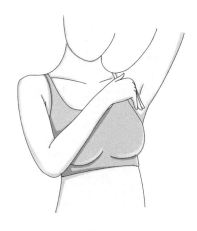

图79

穴位运动美胸

目的：由松散变聚拢。

通过指压穴道打通乳房静脉，供给乳房所需的营养，同时促进静脉的气血和淋巴液循环，并刺激神经的传导，从而达到紧致胸部的效果。

适用类型：圆盘形胸部。这类胸部不能算小，但从正面看胸部的面积太大，没有集中收拢的感觉，太过分散，就像倒扣着的盘子。

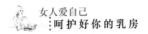

形成原因：血液循环不良，黄体激素分泌不足。

按摩方法：

（1）用大拇指按压中府穴，示指辅助用力，两只手向上推胸上方的肌肉，提升大胸肌，后背挺直。

（2）左右手臂水平放置，右手出"布"，左手出"石头"，相互推，左右互换，将意识集中在胸、锁骨、肩膀上，让胸部提升。

（3）大拇指按压鹰窗穴，放松从锁骨到乳沟的大胸肌，让胸部肌肉苏醒，用左右相同的力度，慢慢按压，力度适中。

（4）四指并拢，用手掌侧面按压乳根穴，使从锁骨到乳沟的大胸肌放松，让胸部肌肉苏醒，两手放到胸部下方，一边默默念"胸部上提"，一边从下往上推胸部。

（5）两手掌合并，互相推，手臂向后方移动，注意不要让两手肘下垂，左侧也一样，通过左右运动，调整胸形。（见图80）

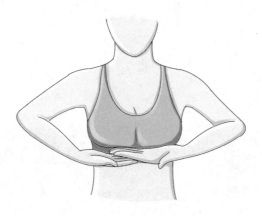

图80

补气血的美乳方法

中医学上说，乳房跟脾胃、气血有很大关联。所以要想美乳丰胸就要健脾胃，补气血。专家指出，乳房之生理、病理、外观与脾、胃、肝三脏之关系相当的密切。中医学认为女子以血为本，精血为脾胃所化生，脾胃功能正常，气血化生充足，则能助养冲任二脉，使其发挥濡养乳房的作用。若脾胃功能失常，则气血生化乏源，冲任二脉失其濡养，则必然导致经络气血瘀滞，乳房正常的生理功能及外观都不能维持，从而出现乳房下垂，甚至是萎缩。

中医治疗产后乳房下垂、萎缩主要是调脾胃、补气血。具体有3个方法：

按摩美乳

首先，取膻中（两乳头连线的正中点）、乳根（乳房下缘正对乳头的位置）、屋翳（乳头上缘正对乳头的位置）、肩井（一侧肩周的中点）、少泽（小指指甲后缘外侧0.1寸）等穴位，每个穴位按揉300～500下。然后，从乳房四周向乳头呈辐射状按摩，建议在冲凉的时候做，15～20分钟即可。（见图81）

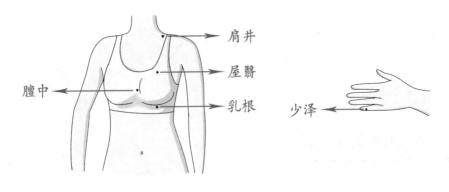

图81

提醒：刚生完孩子哺乳就可以用到这个方法，能起到乳房保健、双向调节的作用，而且操作简单方便，在家就能轻松完成。

针灸美乳

可选取多个脾胃经穴位和多气多血的穴位进行针灸调理，一周3次，10次1疗程，刺激性更强，治疗手段也更多。除了单纯地针灸，还可以加电疗、埋线和放血多种手段。其中，埋线类似于长期针灸刺激，一般一次埋8～10个穴位，10～15天埋一次，相比针灸要方便省事得多；放血则在于疏通经络、气血，多数取膈俞、肝俞、胆俞等穴位，一次放血2～3毫升，每次取2个穴位。

提醒：因为针灸是双向调节的，不能保证会不会突然回奶，因此，最好在产后4～6个月以后再做治疗。

食疗美乳

海鱼的鱼胶富含胶原蛋白，对改善乳房干瘪下垂有较好的疗效。建议用银耳、红枣、花生、白芍、蜜枣加鱼胶煲汤喝，受得了燥的人还可以加点黄芪煲汤。吃猪皮等皮脂类的食物也是一个选择，但猪皮性偏湿，湿热体质的人要少吃。

另外，可以将阿胶放到黄酒里焗到溶化，待它放冷结块，放到冰箱里，每天吃2勺，有助于补气血。

防乳房衰老的8级有效措施

一般来说，女性从35岁过后，无论从丰满度，还是坚挺度，乳房都大不如前，这是乳房衰老的表现，也是女性身体开始出现衰老迹象的部位。乳房一旦衰老，就暗示着女性的风姿不再，那么如何才能及早做好准备，避免这种窘境的提早到来呢？现在我们来看一下如何预防乳房衰老的有效措施。

一级措施：保证日常生活作息规律。规律科学的作息习惯可以有效减缓人体衰老，还能增强人体的免疫力。熬夜、三餐不固定等都会影响人体的正常新陈代谢，时间一长就会影响到体内雌激素的分泌，影响乳房健康。

方法：睡觉、起床、吃饭的时间都固定下来，长期坚持，形成习惯，做一个生活作息规律的人。

二级措施：合适的内衣非常重要。青春发育期过后，乳房的发育也基本定型，虽然由于饮食习惯和身体状况的变化，乳房还会发生一些轻微的变化，但这时可以选择一种适合自己的内衣了。但注意不要长时间佩戴，要选择适合自己的，否则阻碍了胸部的血液循环对健康不利。

方法：准备不同罩杯的文胸，在发生变化时，选择合适的佩戴。在家中可不必佩戴，使乳房放松。

三级措施：良好的身体姿态对于乳房的发展也很重要。站姿、坐姿不良都可能使胸部受到压迫，使血液回流不畅，乳房不能健康发展。

方法：任何时刻都要保持端正的坐姿与站姿，一定要挺胸抬头。

四级措施：适当做一些健胸美胸的运动。运动将乳房的部分组织锻炼成肌肉，可以美化胸部线条。

方法：简单的健胸运动：双手合十，缓慢上举，保持10秒，再缓慢下落到胸前。如此反复5～10次上上下下的运动，还可防止乳房下垂。（见图82）

提醒：运动时最好佩戴运动文胸，以免受到挤压或拉伤。

五级措施：经常按摩乳房，可以使乳房放松，还能避免胸部肌肤过于松弛懈怠，还有丰胸的效果呢。

方法：双手手掌交互托住乳房下方，轻轻上提，再托着乳房外侧往内推，经常按摩可避免乳房下垂和外扩。（见图83）

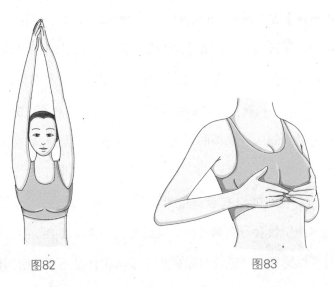

图82　　　　　　　　　　　　　图83

提醒：可以在乳房上涂些橄榄油或护肤精油，效果更佳。

六级措施：冷热水交替沐浴，可刺激乳房的血液循环。但注意水温要适宜，过高反而会加快乳房肌肤的老化。

方法：淋浴头由下往上倾斜45度角，以冷热水交替的方式，对乳房进行冲洗和按摩，刺激乳房血液循环。

七级措施：吃一些丰胸的食物。丰胸最应补充蛋白质，所以应当多吃一些含蛋白质较丰富的食品，再配合胸部按摩，效果更好。

方法：鱼、肉、鲜奶等食物的蛋白质含量都较丰富，应多吃。

八级措施：使用一些好的健胸霜。好的健胸霜，可以帮助刺激乳房肌肤内胶原蛋白再生，提高胸部肌肤的支撑力，使乳房看起来坚挺、健美。

方法：将健胸霜涂抹于乳房和肩颈部，要避免使用于乳头周围。一般需要早晚各使用1次，1周最少护理2次。若是生育后的女性，需等哺乳期完再使用。

提醒：健胸霜的选择要谨慎，很多都添加雌激素，不适宜长久使用。应选大品牌生产的，而且应选择功能为使乳房紧实的而非使乳房变大的。

不要以为离衰老很远就不注意保护乳房，现在的乳房保健直接关系到未来的衰老程度，所以，保护乳房从年轻就应当开始行动起来！

瑜伽助你抵御胸部下垂的来袭

拥有丰满、坚挺的胸部是每位女性的梦想，通过瑜伽体位法，让你在众人面前也能昂首阔步，当个绝对的挺胸美人。

基础篇：屈膝展胸式

特色功效：

除了可丰胸之外，还具有矫正不良姿势，如驼背的功效，同时扩胸后仰的动作，也能够强化甲状腺及扁桃腺的功能，此式还能改善下半身的气血循

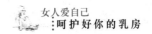

环，促进身体的新陈代谢。

练习秘诀：

做这个动作时，身体向后仰时应该尽力把下巴往上拉高，要感觉到颈部紧实，同时尽力扩胸做深呼吸，每天最好做3~5次，维持5~10秒。

注意事项：

刚开始学瑜伽者，常会因下半身气血循环不良，腿部有胀麻甚至抽筋的不适感，多练习此式可改善这些症状。

（1）双腿弯曲，脚尖点地，双手虎口打开，在身后扶地，吸气胸部慢慢向上挺起，感觉气息进入胸大肌，下颚微收。

（2）将您的注意力放在下巴上，慢慢地向上抬起感觉喉咙被完全打开，双肩尽量向后，两肩胛骨靠拢。

（3）双手身后交叉握拳，打开肩胛骨，尽量将双手向背部内收，感觉胸大肌向外展开，保持自然呼吸数秒。（见图84）

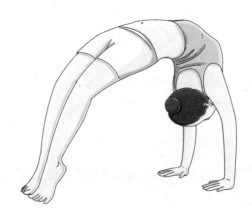

图84

巩固篇：金刚展胸式

特色功效：

虽然胸部大小在过了青春期以后无法有太大的改变，不过胸部与体形维持适合的比例，才是创造美丽胸线的关键。金刚展胸式可以预防乳房下垂，再加上强力的向前推胸动作，不但可以达到丰胸的效果，还能消除疲劳哦！

练习秘诀：

每天最好做5～10次，进行到推胸动作时维持5～10秒。

注意事项：

在练习过程中，尽量保持顺畅的呼吸，不要憋气。刚开始练习的人，体力、耐力不够，没有关系，可以提早还原回来，不要勉强。

（1）金刚坐姿，保持尾椎骨，脊柱立直，下颚微收，双手在身后握拳。

（2）吸气胸要向前推，双臂尽量向后夹紧。感觉您的胸在慢慢地向外展开。

（3）双肩内收，双手放在膝盖上，后背放松，含胸拔背。（见图85）

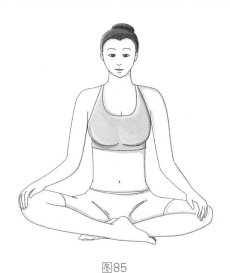

图85

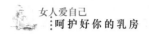
乳房下垂可用按摩锻炼的方式改善

由于青春期发育或后天胸衣穿戴错误造成部分女性出现乳房下垂，其实，如果不是特别严重的下垂可以通过适当的按摩和锻炼来缓解，如果是比较严重的下垂，也可以采用手术矫正。

拥有健美挺拔的胸部是许多女性梦寐以求的事情，但是由于胸衣穿戴不当，产后哺乳等原因，许多女性都出现不同程度的乳房下垂。乳房美感度降低，自信也跟着打折扣。其实，如果下垂程度不是很严重，还是有一些办法能够帮助改善的。

乳房保健应该从青春期开始。因为青春期是乳房发育的关键时期，需要把握好青春期的营养保健和运动方式。如果营养过剩，会使乳房在短时间内发育得过快，再加上运动时不注意保护，很容易使乳房的脂肪组织增长过度出现下垂的症状，也就是早衰；但若是营养不足也会阻碍乳房和身体的发育。

部分女性出现乳房下垂是因为先天的身体原因，比如胸部肌力较弱而导致她们的胸部肌肤松弛，乳房发育不良出现下垂。针对这种状况，专家建议，可先进行一些健胸、练背的运动锻炼，甚至全身性的运动，以提高整体的身体素质。好的锻炼方法可以选择游泳、划船，或者请示医生做一些有针对性的专门的训练。

在很多有乳房下垂症状的人中，大多数都是由于不注重文胸的选择而导致的，建议女性给自己选择一款合适的文胸并且注意正确的佩戴方法，这对于乳房过大和下垂的女性来说非常重要。

如果乳房下垂不是很严重的话，可以采用按摩锻炼的方法来改善乳房状态；对于问题比较严重的，建议可以去做一些乳房的矫正手术，会有很明显的效果。

在进行淋浴按摩或者其他形式的按摩时最好在乳房上涂抹一些滋养型的润肤乳液或者精油，随着按摩动作，营养也会更好地被肌肤吸收。

勤劳双手打造绝顶乳峰

按摩丰胸是件幸福的苦差事，贵在坚持。只有勤劳的双手，才能打造出绝顶的乳峰。按摩丰胸的方法很多，拿捏按摩丰胸和推摩丰胸是其中的两种基本手法，实践证明其丰胸效果很好。

拿捏按摩丰胸

丰胸按摩第一步：在按摩之前，先沐浴全身，将双手和身体清洗干净，然后将身体擦干，赤裸上身。将按摩霜或丰胸精油均匀地涂抹在乳房上。

丰胸按摩第二步：十指张开，将双手分别放在一侧乳房底部，从底部开始，慢慢地向乳头方向推。或者，用双手手心分别覆盖一侧乳头，五根手指按在乳房底部，呈放射状，向乳头方向拉，重复30次以上。（见图86）

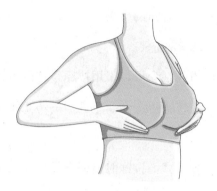

图86

丰胸按摩第三步：用双手罩住乳房，以乳头为中心，在乳房底部按顺时针方向画圆圈。画的时候要稍微用力，重复30次以上。完成以后，再按逆时针方向画圆圈，重复30次以上。

丰胸按摩第四步：用示指、中指和无名指这三根手指，从乳房上方开始向乳房下方画圆圈，重新回到乳房上方时不要停，往上推到锁骨处，重复30次。

推摩丰胸

推摩丰胸第一步：将双手分别四指并拢与大拇指分开。将四指贴于乳头上，向四周呈放射状按摩1分钟以上。需要注意的是，在按摩丰胸时动作一定要轻柔，绝不可用力过重，以免伤害肌肤。（见图87）

推摩丰胸第二步：将左手掌贴于右锁骨下方，然后慢慢地向下推摩至乳根部位，在乳根部稍作停留后再按原路推摩至锁骨下方。重复此丰胸动作3次后，换用右手掌贴于左肩锁骨下方，重复上述丰胸动作即可。（见图88）

推摩丰胸第三步：将右手掌贴于左胸内侧乳沟处，然后自右向左推摩左侧乳房直至左臂腋下。再从腋下按原路推摩返回至乳沟处。反复做3次。勤劳双手丰胸打造绝顶乳峰，完成后换用左手贴于右乳房内侧乳沟处，重复上述丰胸动作即可。（见图89）

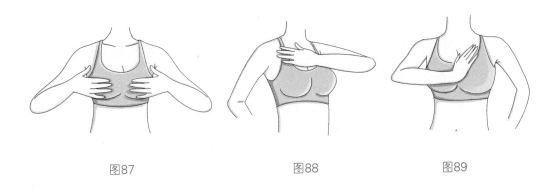

图87　　　　　　　　　图88　　　　　　　　　图89

穴位按摩法让胸部挺起来

　　苗条的身材和丰满的胸部是女人一生的追求，如何用穴位按摩法让胸部挺起来，想必这是美女们都很好奇和在意的问题，所以针对大家的疑问，下面就简单介绍一下，让乳房挺起来的神奇的穴位按摩法！（见图90）

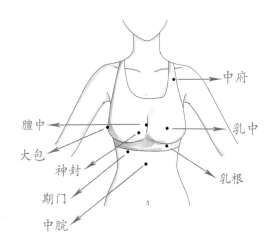
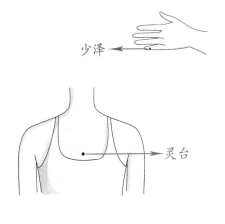

中府

膻中　　　　　　　　　乳中

大包

神封

期门　　　　　乳根

中脘

少泽

灵台

图90

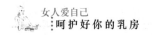
中府穴、中脘穴、灵台穴

想消除胸背脂肪，主要可按压3个穴位：中府穴，中脘穴及灵台穴。每次按压15分钟，1天按摩多次，以有效消除上半身肥胖。

中府穴：上方锁骨下，靠上臂形成三夹角的凹窝。

中脘穴：在肚脐上约10厘米。

灵台穴：背部第6、7胸椎棘状突起间的凹窝。

膻中

穴位：胸骨正中线上，与第4、5肋骨交界的地方，两乳头正中间。

按摩方法：以手指指面或指节向下按压，并做圈状按摩。

其他功效：改善胸闷胸郁、宽胸利膈、支气管性哮喘。

丰胸原理：丰胸、通畅乳腺。

乳根

穴位：下缘，胸部两侧，第5与第6根肋骨之间，左右距胸中行（即乳中穴下）各10厘米（两倍于3指宽度）的外侧处。

按摩方法：以手指指面或指节向下按压，做圈状按摩。

其他功效：改善乳汁分泌不足、腹胀胸痛、咳嗽气喘。

丰胸原理：健胸、通畅乳腺。

大包

穴位：腑窝下，距腑下约14厘米处（两倍于四指宽度）。

按摩方法：以手指指面或指节向下按压，并做圈状按摩。

其他功效：治疗乳痛、肋间神经痛、肝炎。

丰胸原理：化瘀解郁、通乳。

期门

穴位：左右乳头正下方第6根肋骨间内端处。

按摩方法：以手指指面或指节向下按压，并做圈状按摩。

其他功效：治疗乳痛、肋间神经痛、肝炎。

丰胸原理：化瘀解郁、通乳。

乳中

空位：身体平躺，位于乳头的中央。

按摩方法：以手指指面做圈状按摩。

其他功效：改善性冷感，调理月经。

丰胸原理：丰胸、使胸部坚挺。

少泽

穴位：小指指甲根部外侧的地方。

按摩方法：以手指指面或指节向下按压，并做圈状按摩。

其他功效：改善产后乳汁太少、乳腺炎、脑卒中昏迷。

丰胸原理：丰胸、促进乳腺畅通。

神封

穴位：胸口两侧，介于胸口正中与乳头之间，距胸中行各5厘米处（约3指宽度）。

按摩方法：以手指指面或指节向下按压，并做圈状按摩。

其他功效：母乳分泌不足、心脏病、胸闷咳嗽。

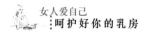

乳腺增生可以多按揉膻中穴

任脉不通可表现为月经不调、经闭不孕、带下异常、胸腹胀满疼痛等；任脉虚衰可表现为胎动不安、甚或流产、月经后延或经闭、或月经淋漓不尽等。女性的日常保健，调理任脉是必不可少的，而膻中穴则更是首选。

膻中穴位于胸部，前正中线上，平第4肋间，在两乳头连线的中点。膻中穴主要治疗范围可以概括为两个方面，心肺疾患和乳腺系统相关疾患。由于它归属任脉，临近乳房，是预防治疗乳腺系统相关疾患必用的穴位；故为"妇科要穴"之一。另外，现代有人用体表红外辐射光谱扫描的方法，证实在乳腺增生病患者中，膻中穴较其他地方红外辐射强度降低，这就提示膻中穴是乳腺增生这个病的特殊病症反应点。

女性乳腺系统相关疾患一部分出现在哺乳期，如乳腺炎，产后缺乳；一部分出现在月经前后，如经行乳房胀痛；最多见的是乳腺增生和乳腺癌。这里要提示女性朋友发现不舒服或者异常情况，一定要到医院检查诊断，以免延误病情。在日常保健中，自我按摩膻中穴是一个简便易行，效果理想的方法。具体方法有揉法和推法，揉是指用中指端按揉，每次约2分钟；推是指用双手拇指腹自膻中穴沿着前正中线从下向上推，缓慢而均匀，每次约2分钟。

第七章 想让胸部丰满，"吃"就能解决

也许你会问乳房也需要进补吗？对呀，其实我也是一个馋嘴的家伙，但我对美食可是十分挑剔的哟！想要丰胸，"吃"就能解决！一边享受美味，一边享受美丽，是不是觉得很简单呢？还在等什么，抓紧行动起来吧！

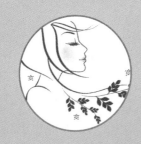

营养，乳房丰盈的制造厂

决定乳房大小的重要"干将"是"腺泡"。腺泡的发育决定着乳房的大小，而影响腺泡发育的终极因素就是营养。要多吃营养丰富、含有足够动物脂肪与蛋白质的食品，这样才能使你的胸部更迷人，营养是乳房丰盈的制造厂。

补充脂肪

乳房，是一个贮藏脂肪的大仓库，其组织内脂肪含量较多。但是，在补充营养的过程中，应适量食用一些含脂肪丰富的食品，如肉、禽、豆类等。

但是，在日常生活中，众多女性为了片面追求苗条的体形，不惜代价地减肥，而盲目地节食、挑食，专吃素菜，不吃鱼、肉等荤菜，尤其是特别限制脂肪的摄入量，结果造成营养不良，机体消瘦而限制了乳房发育。

其实，这是不科学的。在日常的饮食中，应适量地摄入鱼、肉和豆制品，以增加少量脂肪，这对于保持乳房的丰满，皮肤的嫩滑，面色的红润是不可缺少的物质基础。否则，营养不良，脂肪缺乏，乳房逐渐萎缩，皮肤枯皱，面色苍黄，失去青春魅力。

补充水分

一些专家建议，每天应坚持饮用8杯水，这样不仅有益于身体的健康，还对滋润、丰满乳房起到了直接的作用。可见，每天多饮水对乳房的健美作用

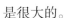

是很大的。

补充胶原蛋白

乳房健美标志之一，是光洁度好，富有弹性，不粗糙。为此应摄取足够的胶原蛋白以营养乳房。富含胶原蛋白的食物有肉皮（包括猪、鸡、鸭、鹅皮）、猪蹄、牛蹄、蹄筋、鸡鸭爪、鸡翅以及甲鱼等。此外，胶原蛋白的形成与维生素C和蛋白质有密切关系，因此，为了乳房健美还应多吃一些富含维生素C的食品，如橘子、胡萝卜和富含蛋白质的食品，如禽蛋类和豆类食品。

补充钙和维生素

如果你所吃的食物能提供足量的钙质，然后再结合适当的胸部锻炼，对于乳房的丰隆会更加有效。应多饮用牛奶。为促进青春期乳房发育，可以吃一些富含维生素E以及有利激素分泌的食物，如卷心菜、花椰菜、葵花子油、玉米油和菜籽油等。

B族维生素也有助于激素合成，它存在于粗粮、豆类、牛乳、牛肉等食物中。因为内分泌激素在乳房发育和维持过程中起着重要的作用，雌性激素使乳腺管日益增长，黄体酮使乳腺管不断分支，形成乳腺小管，进而使你的胸挺起来。

注重日常饮食，保养乳房很简单

当营养学家罗伯特·安亭被确诊患有早期乳腺癌后，她决定运用所有的营养学知识与这种可怕的疾病抗争。根据最新的乳腺癌研究，安亭为自己制

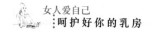

订了详细的饮食计划，帮助她抗击癌细胞，恢复健康。

现在，尽管她的身体状况好了很多，但是她仍旧坚持原有的饮食计划。她希望其他患乳腺癌的朋友和那些希望预防乳腺癌、甚至仅仅是为了更健康地生活和减肥的女性，都能够从她的饮食计划中受益。有些女性定期锻炼身体，饮食正常，不吸烟，不饮酒，尽量保持健康的生活方式，然而乳腺癌还是有可能悄悄降临到她们的身上。

根据癌症协会预计，全球因癌症死亡的病例中有1/3源于不健康的饮食习惯和缺乏体育锻炼。哪些食物才有所帮助呢？ 如果预防乳腺癌对你非常重要，那么就让健康饮食计划中富含抗癌物质的食物帮助你保持健康的体魄与生活。

每天一茶匙亚麻籽

亚麻籽有很强烈的坚果味道，含有两种物质，木酚素和ω-3脂肪酸，可以帮助预防乳腺癌。一项由3000多名女性参加的研究显示，经常食用富含木酚素食品的女性比其他女性患乳腺癌的概率低33%。

只需要加一茶匙亚麻籽油到你的早餐谷物或午餐盒饭里，或用亚麻籽油做沙拉调味剂，将两茶匙亚麻籽油与一些柠檬汁和食用醋混合即可。

每天1份或多份低脂或脱脂奶制品

很多人担心奶制品会增加患乳腺癌的危险，但实际上两者之间并没有联系。

健康研究人员建议：女性每日至少食用1份低脂奶制品，可以减少30%更年期前患乳腺癌的概率。

每日食用2份奶制品，如脱脂牛奶和脱脂酸奶，是很好的选择。

每天4～6份高纤维食物

高纤维的食谱意味着体重减轻，从而起到降低乳腺癌危险的作用。

研究发现，与其他患者相比，每日食用多于27克纤维的乳腺癌幸存者雌激素水平低，而这些雌激素被证实与乳腺癌有关。

专家建议早餐食用全麦早餐谷物，晚餐食用全麦面包和全麦面条。

另一个获取纤维的方法是食用蔬菜豆子汤作为午餐，新鲜蔬菜蘸豆泥作为下午茶。

每天多于9份的蔬菜和水果

研究显示蔬菜和水果富含植物化学物质，这些物质帮助抵御包括乳腺癌在内的各种疾病。每日食用5份以上蔬菜水果的女性比仅仅食用一两份蔬菜水果的女性患乳腺癌的危险低50%。

在任何可能的情况下获取蔬菜水果，如在早餐麦片粥里放一把葡萄干，或者在下午茶时吃一点杏干。

大多数水果和蔬菜含有少于418焦耳的热量，所以不要担心食用它们，但是加水果干则要特别注意，5枚西梅干就含有418焦耳的热量，而5片杨桃干含有648焦耳的热量。

每周喝2～3杯绿茶和食用鱼类

虽然有些人不喜欢绿茶的味道，但每周饮用3杯绿茶非常有益。绿茶可以减缓癌细胞的生长。一项研究发现，每周饮用3～4杯绿茶的女性比不饮用绿茶的女性患乳腺癌的概率低40%。

每周食用3～4次鱼类，特别是冷水鱼，如三文鱼、鲭鱼、鳗鱼、金枪鱼、青鱼、大比目鱼、鳕鱼、沙丁鱼，它们富含ω-3脂肪酸，可以通过杀死早期乳腺癌细胞来预防乳腺癌。

研究发现，每日食用至少50克此类鱼的女性比极少或根本不食用此类鱼的女性患乳腺癌的危险低26%。

通常鱼类比较昂贵，如果你担心费用太高，不妨简单地在午餐沙拉中加

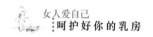

入一份三文鱼罐头。每周不要食用多于1.5千克汞含量较高的鱼类，特别是怀孕和哺乳期的女性，因为这会损害胎儿的神经系统。

关注有益健康的脂肪

在芥菜、坚果和橄榄油中发现的单一不饱和脂肪已经被证明是可以预防疾病的。

研究显示，经常摄取单一不饱和脂肪能够减少患乳腺癌的危险达45%。

另一方面，摄取在海鲜、大豆、玉米、葵花子油中发现的多不饱和脂肪能够增加患乳腺癌的危险达69%。怎样做才最好呢？

保持每日摄取热量中的20%来自于脂肪，而其中大多数应该是好的单一不饱和脂肪。

红肉中含有的动物脂肪和全脂乳制品同样能够增加乳腺癌的危险，最好的办法是放弃红肉，但如果你确实喜欢它们，可以每周放纵一次。

远离糖类

饮料和垃圾食品中的精制糖影响身体中胰岛素水平，研究显示，身体中胰岛素水平较高的女性患癌症的概率也较高。

你偶尔食用并无大害，例如每周食用1~2次，或者几块巧克力，再或者喝一些低脂巧克力奶。

拒绝酒精

酒精能够增加患乳腺癌的危险，每天饮用1~3杯酒的女性患乳腺癌的概率比其他人高10%。

营养学家建议每周饮酒量不超过1~2杯，但如果你决定喝更多的酒，别忘记补充多种维生素和叶酸。

这些无机盐可以将中等饮酒量（每日1~3杯）的女性患乳腺癌的危险降低27%。

水果，美容丰胸大推荐

水果向来是美肤纤体的得力助手，不仅可以内服，更可以外敷，尤其是在夏天，来上一杯鲜榨水果汁、清凉解渴、消暑养颜、价廉物美，实在是不可多得的美容佳品，这里就把最有人气的一些水果汇集起来，大家一起来做水果美人。

木瓜

木瓜别名万寿果。顾名思义，木瓜是一种营养价值极高且有益于健康的水果。木瓜原名番木瓜，在马来西亚，人们称它为"Papaya"。存在于木瓜中的乳状液汁，含有一种"木瓜酵素"，尤其尚未成熟的青木瓜含量大约是红木瓜的2倍。它是最好的蛋白质分解酵素，木瓜味道香甜多汁，而且含有多种营养素，包括维生素A、B族维生素、维生素C、蛋白质、铁、钙、木瓜酵素、有机酸及高纤维等，含有的营养素之多，几乎可在众水果中称王。饮品中的木瓜炖雪耳、木瓜牛奶，因为含有大量的维生素A、维生素C及纤维质，所以是润肤、美颜、通便的圣品。

另外，木瓜也是丰胸圣品，还可以刺激乳腺分泌乳汁，增加母亲授乳的分量；民间有一秘方，就是将木瓜、猪脚一同熬汤，效果相当好。如果不喜吃猪脚，也可以用草鱼代替，先将鱼尾煎香，再与青木瓜一起熬汤，效果也一样。此外"青木瓜排骨煲汤""木瓜炖雪蛤"也是广为人知的催乳妙方。

为啥木瓜可以丰胸，其实这是由于木瓜本身成分里面含有木瓜酵素，以及还有其他的维生素A、维生素C及纤维质，是美容丰胸必备的佳品，木瓜含有的成分能够帮助女性分泌雌性激素，能够帮助女性分泌更多的乳汁，所以木瓜才是丰胸的佳品！

木瓜的吃法正确才能丰胸，不然越吃胸越小。很多女性以为吃木瓜就可以丰胸，因此每天都吃一盘木瓜沙拉。一段时间之后，竟然发现原本的"A罩杯"变成了"飞机场"。

营养师指出，木瓜可以丰胸，但生吃木瓜只会适得其反。从食疗来讲，古人主要是通过木瓜调节尿酸，至于治疗产后少乳、丰乳，则是利用木瓜酵素开脾健胃、通乳、丰乳等功效。营养师建议，木瓜性平、偏凉，要想丰胸，最好经过炖煮后再吃，以免胸部越吃越平。

狝猴桃

狝猴桃是狝猴桃科植物。狝猴桃的果实，因其维生素C含量在水果中名列前茅，一颗狝猴桃能提供一个人一日维生素C需求量的2倍多，被誉为"水果之王"。狝猴桃还含有良好的可溶性膳食纤维。

狝猴桃果实肉肥汁多，清香鲜美，甜酸宜人，耐贮藏。适时采摘的鲜果，在常温下可放一个月都不坏；在低温条件下甚至可保鲜五六个月以上。除鲜食外，还可加工成果汁、果酱、果酒、糖水罐头、果干、果脯等，这些产品或黄、褐、橙，色泽诱人，风味可口，营养价值不亚于鲜果，因此成为航海、航空、高原和高温工作人员的保健食品。狝猴桃汁更成为国家运动员首选的保健饮料，又是老年人、儿童、体弱多病者的滋补果品。

狝猴桃外皮除含有丰富果胶，可降低血中胆固醇，更包含狝猴桃中80%的营养，因此食用其外皮为最佳的选择。狝猴桃中所含纤维，有1/3是果胶，特别是皮和果肉接触部分。果胶可降低血中胆固醇浓度，预防心血管疾病。

猕猴桃营养丰富，美味可口。果实中含糖量13%左右，含酸量2%左右，而且每百克果肉含维生素400毫克，比柑橘高近9倍。鲜果酸甜适度，清香爽口。称之为"超级水果"，名副其实。亦可达到丰胸的作用。

想减肥又同时丰胸的女人们，可以多喝"猕猴桃柠檬汁"。

材料：猕猴桃2个，柠檬汁50毫升，冰块适量。

做法：首先将猕猴桃洗净、去皮，切成小块备用。然后将猕猴桃放入榨汁机中，再加入柠檬汁、冰块搅打均匀，即可倒入杯中饮用。

西柚

西柚中含有宝贵的天然维生素P和丰富的维生素C以及可溶性纤维素，是含糖分较少的水果。维生素P可以增强皮肤及毛孔的功能，有利于皮肤保健和美容。维生素C可参与人体胶原蛋白合成，促进抗体的生成，以增强肌体的解毒功能。

西柚还含有天然叶酸。叶酸不但对早期妊娠非常重要，在整个怀孕期也同样必不可少。孕期随着胎儿身体组织迅速成长，孕妇需要大量叶酸来满足胎儿的需要。叶酸缺乏不仅会使孕妇患上妊娠高血压综合征，胎盘早剥的发生率也会增高，更会导致孕妇患上巨幼红细胞贫血，出现胎儿宫内发育迟缓、早产及新生儿低体重。因此，西柚也是孕期妇女首选的水果。

西柚含有丰富的果胶成分，可降低低密度脂蛋白胆固醇的含量，减轻动脉血管壁的损伤，维护血管功能，预防心脏病。

西柚富含维生素C以及大量抗氧化元素，更难能可贵的是西柚所含的热量十分低，每个大约只有251焦耳，所以也是减肥的好帮手，根据美国一项研究表明，如果正常三餐都能吃上半个西柚，减肥效果会非常好。西柚还有丰胸的功效。

当然如果觉得一下子吃半个西柚实在不行的话，那喝西柚苹果汁的效果

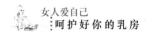

也是相当令人满意的。

材料：西柚1/2个，苹果1个，白糖2茶匙，冰块适量。

做法：首先将西柚对切，将苹果洗净后切成小块。最后把所有材料放入榨汁机打匀即可。

功效：西柚含大量抗氧化元素，更难能可贵的是西柚所含的热量十分低，每个大约只有251焦耳，所以也是减肥的好帮手，而且西柚是富含维生素C的食物，可防止胸部变形。

柠檬

柠檬是很多女性经常吃的水果，可以抑制黑斑，美白肌肤，也可以紧致肌肤，使皮肤光洁润滑，当然，在丰胸领域，柠檬的优势也逐渐显示。盛夏时节，大家做一款柠檬果汁也是个不错的选择。

柠檬橘子汁：将橘子剥皮，压出橘子汁盛于杯中，然后把柠檬切片泡于橘子汁中，浸泡5分钟左右，适当搅拌使橘子汁和柠檬汁融合，再依据个人酸甜口味的喜爱度加入少许白糖，可放在冰箱冰镇少许，口感更清凉、可口。

橘子和柠檬的维生素C含量都非常高，而维生素C无论是对美白还是丰胸都起着一定的作用，将两者结合，双重维生素C营养，可以为乳房补充足够的维生素营养。喝着果汁都可以丰胸，想必是夏天最享受的事情之一了。

香蕉

香蕉润肠通便的功效是大家耳熟能详的了，坚持每天吃一两根香蕉，保证正常的排便，这样有助于排出体内毒素，焕发由内而外的健康美丽。另外，用香蕉和蜂蜜调制的面膜，拥有美白的功效。而青香蕉含有香蕉素，是丰胸的好帮手，常吃一定能使胸部UP UP呦！

苹果

苹果是我们再熟悉不过的水果了，它的保健功能非常出色，同时，它的美容功效也让我们欣喜不已，食用苹果可以帮助我们排出肠道中的铅、汞、锰、铍等毒素，另外，如果保持每天吃苹果的饮食习惯，可以使肌肤红润有光泽。

丰胸酒酿汤：酒酿是很有特色的小吃，也说不上是哪里的特产，大江南北都有，很受老百姓的欢迎。酒酿虽说是酒，但味道甜美丰厚，即使是再不能喝酒的人，面对一碗甜酒酿，也总是能吃得七七八八。酒酿补气养血丰乳的效果不俗，尤其适合女士食用。如果在传统的酒酿煮鸡蛋里添上苹果，口味更清新，值得一试。

材料：酒酿1碗、红枣10枚、水4碗、鸡蛋1个、苹果半个。

做法：

①红枣洗净，拍扁去核；鸡蛋打成蛋液。②苹果用盐搓洗表面，冲净，切成细丁。③将水、红枣和苹果倒入锅里，熬煮30分钟。④将蛋液和酒酿放入锅里，搅拌均匀，煮沸即可食用。

这碗汤有益气生津、活血丰胸、红润肌肤等功效，酒酿丰胸，红枣补血，鸡蛋富含丰富蛋白质，苹果瘦身，营养全面又丰富。

草莓

草莓富含维生素C，经常食用草莓能使皮肤细腻有弹性，此外，草莓所含有的活性物质具有较高的防癌抗癌作用。

杏仁草莓奶拌：

材料：草莓口味奶拌20克、牛奶1杯、大杏仁适量。

做法：

①将草莓口味牛奶拌放入杯子里备用。②牛奶用微波炉或者奶锅加热

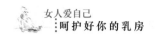

后，冲入杯子里，用汤匙充分搅拌，即可饮用。③搭配一些可口的大杏仁，滋味更好，营养更全面。

功效：牛奶和杏仁都是富含蛋白质的食物，可以健胸美胸。

酪梨

酪梨含有不饱和脂肪酸，能增加胸部组织弹性，其中的维生素A则可促进女性雌激素分泌，也有丰胸效果。

最佳食用时间：月经来潮前的两星期。可以将果肉挖出，和鲜奶、布丁一起打成酪梨牛奶。

橙子

橙子富含维生素C，能有效防止胸部变形，让乳房更加坚挺，能有效预防胸部下垂或外扩现象。一般建议饭前或饭后半小时以及睡前吃，丰胸效果最好。

橙子酒酿：酒酿也是丰胸良物，将两者结合丰胸效果加倍。将橙子的皮剥离，只要橙肉。烧水加酒酿，待水烧开后放入橙肉搅拌即可。

葡萄

葡萄是水果中维生素含量较高的水果之一，能有效预防胸部外扩下垂等变形现象。

葡萄番茄汁：葡萄去皮去核，番茄去皮，分别捣碎成汁即可。番茄和葡萄都是瘦身丰胸的佳品，富含维生素，对改善激素分泌有很好的效果。

这些让人垂涎的水果可以促进乳腺分泌，让乳房轻松"挺拔"，而超低的卡路里，让你一饱口福的同时，不用为"小肚腩"发愁，另外，丰富的维生素、纤维素更是你排毒养颜的好帮手！

花生，小胸女人的最爱

对于小胸女人来说最重要的任务就是丰满自己的胸部，那到底要怎么办呢？做手术又怕疼，吃药又怕不良反应，有没有一种有效、健康的丰胸方法呢？花生有滋补强壮作用，能促进女性乳腺、生殖器、卵巢的发育。能使白发变黑，使气血两虚、瘦弱、面色无华、乳房发育不良的女性变得唇红齿白，面如桃花，乳房丰满，用花生丰胸是一种很不错的选择噢。

吃生花生米

买生的花生米（一定要生的，最好是当年新鲜的，炒过或者盐焗的都容易让人长胖），每两个小时吃10～20枚，认真吃，要嚼到很碎很碎再咽，可以补充油脂和维生素B_2。吃了感觉胃不舒服的，是因为对那个红衣的反应，可以把红衣剥了再吃。

黑豆花生红枣丰胸汤

材料：黑豆、花生、红枣各250克，冰糖、水各适量。

做法：

①黑豆和花生洗净用盐水泡一晚，再以清水洗去盐分。②材料全部放入锅中加水盖过材料煮焖。③凉后放入冰箱早晚各吃1碗。

注意事项：

①一定要喝冰冻的。②早晚都要喝。

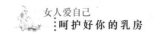
花生+黑芝麻

原料：花生、黑芝麻各适量。

调料：炼乳、色拉油各适量。

做法：

①花生仁用油炸熟，黑芝麻炒香，待用。②用适量炼乳将花生拌匀，撒上黑芝麻，即可。

花生与黑芝麻以富含维生素E著称，能促使卵巢发育和完善，使成熟的卵细胞增加，刺激雌激素的分泌，从而促进乳腺管增长，乳房长大。芝麻中还含有强力抗衰老物质芝麻酚，是预防女性衰老的重要滋补食品，其中的B族维生素含量十分丰富，可促进新陈代谢，有利于雌激素和孕激素的合成，故而能起到美胸的功效。

花生红枣黄豆丰胸汤

材料：花生、去核红枣、黄豆各100克

做法：

①花生及黄豆连皮烘干后，磨成粉，红枣切碎，充分拌匀，加少许水使其成形。②将其揉成小球后，再压成小圆形状（大小可自行决定）。③烤箱预热10分钟，以150℃烘烤15分钟。

黄豆有丰富的卵磷脂及蛋白质，红枣能生津调节内分泌，促进第二性征发育，花生含有丰富蛋白质及油脂。

黄芪花生粥

这一款丰胸食谱据说是宫廷太医为慈禧太后秘制的：

花生、去核红枣各100克，黄芪20克，熬粥，经期后连食7天。

中医认为，红枣能生津、调节内分泌，黄芪行气活血，而花生含有丰富的蛋白质及油脂，三者结合不仅能让胸围卓然挺拔，更能让女性体内五脏运行顺畅。

花生炖猪脚

材料：花生2汤匙，猪脚200克，酱油2汤匙，糖1茶匙， 酒2汤匙。

做法：花生、猪脚洗净同时放入锅中，加入酱油、糖、酒。

花生含多元不饱和脂肪酸，可促进胸部细胞丰满。猪脚含动物胶原蛋白，可促进女性激素分泌。

牛奶炖花生

材料：花生米100克，枸杞子20克，银耳30克， 牛奶 1500毫升，冰糖适量。

做法：

①将银耳、枸杞子、花生米洗净。②锅上火，放入牛奶，加入银耳、枸杞子、花生米、冰糖焖煮，待花生米烂熟时即成。

花生米酥烂，汤奶味浓厚，略有甜味，可喝汤吃银耳、枸杞、花生。

花生、牛奶营养丰富，对人体有利，可益气养血。由气血虚弱导致乳房扁平的女性，可经常食用。牛奶炖花生是最有效的饮食丰胸方法之一。

红枣，女人养胸好处多多

哪个女人不想胸部丰满，尽享S曲线的风情与妩媚？可偏偏胸部不争气。别泄气，下面就体验一下大热的丰胸法宝——红枣美味丰胸餐，摆脱"太平公主"绰号的同时，将瘦身美容一起收获吧。

红枣不仅是丰胸、纤体的好东西，它还具有抗衰老、养颜的作用，能改善女性怕冷、面色苍白、手脚冰冷及因经血过多而引起的贫血现象。

黑木耳红枣汤

这个丰胸汤特别适合血虚及脾虚型的女人饮用，黑木耳与红枣的完美结合，能很好地达到健脾、补血、调经等功效，促使脾胃功能正常，血气丰沛，乳房自然就会发育更完整，还会让女人的脸色变得更加红润、健康。

材料：黑木耳10克，红枣50克，少许白糖。

做法：在锅中加入适量的水，放入黑木耳和红枣用中火煮熟，加入少许白糖即可。

丰胸吃法：月经前1个星期到月经结束这段时间饮用，每天吃或隔天食用都可以，连续食用2个月就能起到丰胸纤体的效果。

注意事项：

①不要和海鲜一起吃，否则容易腰腹疼痛。②肚子不舒服、胀气的时候，暂停食用。③每次食用红枣不要超过50枚，否则容易出现腹胀。④白糖根据个人口味，最好少放或不放。

黄豆花生红枣点心

材料：花生粉、去核红枣、黄豆粉各100克。

做法：

①把红枣切碎，与花生粉和黄豆粉充分拌匀，加少许水后，将其揉成小球，再压成圆形面团。②将烤箱预热10分钟，再以150℃烘烤圆形面团15分钟即可。

传说这是清朝太医特别为慈禧研制的一个丰胸妙方，在古代被称为"玉女补乳酥"，此点心既简单、营养又有饱腹感，丰胸还不会发胖。因为黄豆含有丰富的卵磷脂及蛋白质，红枣能生津、调节内分泌，花生含有丰富的蛋白质及油脂，它们在一起的巧妙搭配可以更好地促进第二性征发育。

黄芪红枣茶

　　材料：黄芪3～5片，红枣3枚。

　　做法：将材料用滚水冲泡，待温热时饮用。

　　这款茶里，两味食材在一起冲泡起到了中药材互补的作用，不仅使女人的胸围卓然挺拔，更能让体内五脏运行顺畅。

莲子红枣汤

　　材料：干莲子、冰糖各100克，红枣10枚。

　　做法：

　　①将莲子泡水2小时，红枣泡水10分钟。②然后，将泡过水的莲子放在加了水的锅中以小火炖煮约3小时，煮烂后，放入红枣及冰糖再煮10分钟即可。

　　这道汤品热食、冷食都可以，冷藏后饮用效果更佳，丰胸效果特棒哦。

红枣鸡蛋茶

　　材料：红枣60克，鸡蛋1个。

　　做法：

　　①将锅放入清水，加入红枣煮成浓汁。②打入鸡蛋后即可饮用。

　　红枣与具有高蛋白的鸡蛋结合，是民间广泛用于产后补养气血的食疗方。搭配合理，营养丰富，不仅能丰胸，还有美容的功效。

花生衣红枣汤

　　材料：花生米100克，干红枣50克，红糖适量。

　　做法：

　　①花生米用温水泡半小时，取皮。②干红枣洗净后温水泡发，与花生米皮同放铝锅内，倒入泡花生米的水，加清水适量，小火煎半小时，捞出花生衣，加适量红糖即成。

花生和红枣都有很好的美胸作用，而且还养血补血，特别适合长期节食减肥或贫血的女性饮用。

银耳红枣汤

材料：银耳100克，红枣5枚，冰糖适量。

做法：

①银耳在冷水中浸泡约6小时以上，将银耳尾端的蒂择去，然后将择好的银耳放入水中，小火炖4小时。②红枣洗好，放入银耳汤中，加适量冰糖用中火煮滚，3～5分钟冰糖溶化即熄火。

红枣补血可使脸色红润，又因含丰富类似雌激素的天然女性激素，对女人滋养子宫、丰胸都有效。银耳富含胶质，能促进黏多醣形成，不但丰胸，也能使肌肉结实、骨骼强壮。其中丰富的纤维质还能通肠清宿便，预防便秘。

黄豆，减肥丰胸功效多

爱美的女人都不可错过黄豆，黄豆不仅味美，而且具有很高的营养价值，有补钙、瘦身和美容3大功效。黄豆含有丰富的蛋白质，500克的黄豆中含有相当于1500克的鸡蛋、6000毫升的牛奶、1000克的瘦猪肉的蛋白质。黄豆还含有"植物雌激素"——"异黄酮类"物质，能有效提高体内雌激素的水平，从而保持乳房的青春美感，延缓女性衰老。

除了丰胸美颜，黄豆还能减肥。你可能没有听过一个名词"缩胆囊素"。但是它却是减肥的法宝。这个物质与消化有关，它能控制食欲，让食物在你的胃里停留更长时间。那么如何增加体内缩胆囊素的含量呢？有研究发现吃大豆的人在吃饭以后，体内缩胆囊素的含量上升了1倍。大豆还能让你的血糖维持恒定水平，所以你不会容易感到饥饿。

下面就来给你推荐几款黄豆做的丰胸菜，教你如何利用食物来让自己更美丽。

黄豆花生酥

材料：花生、去核红枣、黄豆各100克。

做法：

①花生及黄豆连皮烘干后，磨成粉，红枣切碎，充分拌匀，加少许水使其成形。②将其揉成小球后，再压成小圆饼形状（大小可自行决定）。③烤箱预热10分钟，再以150℃烘烤15分钟。

功效：丰胸。

水煮黄豆

材料：黄豆约250克，葱丝、姜丝、酱油、红葡萄酒、白糖各适量。

做法：

①将黄豆洗净，泡水12小时，泡涨后，放锅中，煮熟，捞出。②炒锅烧热，倒适量油，倒入葱、姜、黄豆，翻炒一会儿。③倒入白糖、葡萄酒、酱油，煮开。④改小火焖一会儿，再用大火收汁，盛出，凉凉就可以了。

功效：丰胸、美颜。

黄豆煮猪排骨

材料：猪排500克，黄豆一把，大枣10枚，通草20克，生姜片、盐各适量。

做法：

①将猪排骨头洗净，剁成块，黄豆、大枣、生姜洗净，通草洗净用纱布

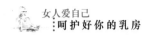

包好，做成药包。②在锅内加水，用中火烧开，放入排骨、黄豆、大枣、生姜和药包。③用文火煮2小时，拿掉药包，加盐调味就可以了。

功效：这道菜有益气、养血、通络等功效，适用于气血虚弱导致乳房干瘪的女性，同时还可以增加女性皮肤的弹性。

黄豆猪蹄汤

原料：猪蹄3个，黄豆100克，姜片25克，五香粉、盐、酱油、香油各适量。

做法：

①用温水将黄豆泡开。②猪蹄去甲后劈成两半，洗净剁块，以开水过透。③砂锅内放适量的水，将葱、姜、酱油、盐、香油放入，水开后下黄豆、猪蹄块。④大火烧开后以小火炖烂蹄肉和黄豆，煨尽汤汁后，撒五香粉拌匀即可。

功效：黄豆和猪蹄能为女人补充大量的蛋白质，特别是胶原蛋白，有利于胸形发育。

黄豆青豆炖鸡翅

原料：黄豆、青豆、鸡翅各适量。

调料：盐、味精、料酒、高汤各适量。

做法：

①将黄豆、青豆、鸡翅等原料放入砂锅。②加入适量高汤，用小火炖熟。③用盐、味精、料酒调味后，便可食用了。

温馨提示：黄豆和青豆用清水浸泡时注意不要将外皮除去。鸡翅应该选用翅中和翅尖，而不要选择胶原蛋白含量较低的翅根部位。

功效：黄豆、青豆和黑豆都是著名的丰胸食品，不仅富含蛋白质、卵磷脂，还含有"植物雌激素"。

巧喝茶，挺胸做女人，健康又养生

谈到咖啡和茶，很多人都会联想到一种诗意和小资的情调。的确，咖啡和茶是现代很多时尚白领女性的最爱，尤其是咖啡，但咖啡却对丰胸无益。巧喝茶有丰胸的效果。很多茶特别是花茶可以为女性胸部补充大量营养，帮助女性成功丰胸。那么，该怎样巧喝茶来丰胸呢？喝哪些茶能丰胸？

茉莉花茶

茉莉花茶是很出名的一种花茶，作家冰心和老舍就特别钟爱茉莉花茶。茉莉花清香淡雅，口味清淡，具有清热解毒的功效，特别适合经常熬夜的女性朋友饮用，可以很好地帮助胸部排除多余的毒素，保持胸部的健康，促进胸部很好地吸收其他营养物质。

勿忘我花茶

勿忘我花茶不仅名字好听，功效也是非常好的，不仅对丰胸有利，对清火明目也是很有帮助的。勿忘我花茶区别于其他花茶最突出的特点就是具有抗病毒、抗癌、防癌等功效，特别适合女性，有预防乳腺癌等疾病的功效。

玫瑰花茶

玫瑰花茶也是很多女性朋友比较爱喝的花茶之一。玫瑰花茶可以为女性胸部补充血气，保持胸部红润，具有益气养颜的功效。玫瑰花茶有淡淡的甘甜，也有微微的苦味，苦中带甘，味道也是很特别的。

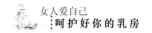

金盏花茶

想要保持胸部肌肤的弹性红润光滑，一定要多为胸部补充维生素和无机盐，喝金盏花茶就再好不过了。金盏花茶富含维生素和无机盐，特别适合丰胸饮用，此外，金盏花茶还具有发汗利尿的作用，可谓功能多多。

百合花茶

百合花洁白高雅，气质非凡，百合花茶也一样，是一种可以令人淡然素雅的茶。多喝百合花茶可以令人宁心安神，治疗失眠多梦等症状，令人很好地入睡，保证好的睡眠才能更加利于丰胸。

注意事项：鉴于女性丰胸的目标和追求不同，所以选择花茶的时候最好也要有一定的针对性，这样才可以更好地发挥花茶的丰胸作用。

汤品，给胸部补充营养的"加油站"

自古以来，美人的养成都离不开一碗靓汤，美人可并不全都是天姿秀丽，更多的是靠着后天的滋补美容哦。而用靓汤来美容丰胸就一直是中国女性们的专利，下面就为大家推荐几款非常经典且不可错过的丰胸靓汤，喝着喝着，傲人美丽的胸姿自然会出现！

山药鸡汤：补充满满的蛋白质

材料：山药500克，仿鸡腿1只，切8～10块（约500克），枸杞15克，黑枣5～8枚，姜3片，米酒少许。

做法：

仿鸡腿块去皮洗净、氽烫，山药洗净、去皮、切块。

所有材料一起放入锅中，加水盖过食物表面，炖煮至熟软即可。食用前可加适量盐调味。

仿鸡腿是介于土鸡与饲料鸡的半土鸡，肉质较有弹性，炖煮起来才不会太软，搭配枸杞能补肝肾，黑枣补气血，此汤品可分成3~4次食用，味道香甜。

功效：

山药含有合成雌性素代谢前驱物，且山药与仿鸡腿都富含蛋白质，蛋白质为丰胸的基本材料，多方轮替摄取，丰胸效果更明显。不过任何食物都不应长期过量食用，山药也不例外。

当归鸡脚汤：补足你的气血

材料：鸡脚4只，当归30克，人参10克，黄芪、肉苁蓉、红枣、菟丝子各15克，花生50克。

做法：

鸡脚去尖端，入沸水氽烫去腥后取出。

所有材料一起放入锅中，加水盖过食物表面，炖煮至熟软即可。食用前可加适量盐调味。

重点是喝汤，运用补气血的中药材搭配鸡脚炖汤，鸡脚的胶质与中药的功效都溶在汤里了，鸡脚不吃也可以。

功效：

气血充盈，有助于丰胸，不过，人参的补气作用较强，感冒、发热、火气旺等有实证征象的人暂时不宜食用。

黄豆猪尾汤：让你丰胸又健美

材料：黄豆50克，猪尾1只，当归20克，黄芪10克。

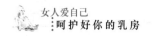

做法：

黄豆洗净，先泡一晚或8小时以上，备用。

猪尾入沸水氽烫去腥后取出，与其他材料一起放入锅中，加水盖过食物表面，炖煮至熟软即可。食用前可加适量盐调味。

功效：

黄豆含蛋白质及大豆异黄酮，和富有胶质及含油脂较少的猪尾巴或牛尾巴，加上当归、黄芪一起炖成汤，能使气血充足，具有丰胸健美的作用。

酒蒸蛤蜊：促使激素旺盛

材料：文蛤300克，蒜末1小匙，辣椒末少许，葱花1大匙，米酒适量，奶油1/4小匙。

做法：

用盐水让文蛤吐沙半小时后，沥除水备用。

热锅后，爆香蒜、辣椒末，放文蛤炒几下，放入米酒盖过表面，盖上盖子转中火焖至文蛤全开，加入葱花、奶油，略拌一下即可。

文蛤汤汁鲜甜，不需加盐即可食用。

功效：

锌是产生激素的重要元素，鼓励从天然食物中摄取锌，毕竟天然食物的营养比较全面，除了无机盐中含的锌以外，还有蛋白质等其他营养成分，营养价值比单一保健食品好。而且蛤蜊、牡蛎等海鲜独特的锌含量，不是其他食物所能媲美的。此外，因为它们促性激素的能量比较强，能使激素旺盛，一般也很适合推荐给准备要生育的族群。

鲈鱼药膳：坚挺美胸就靠它

材料：鲈鱼1/2尾，当归10克，黄芪5克，党参、枸杞各15克，姜2片，葱白2段。

做法：

将中药材加4碗水，煮成3碗左右备用。

鲈鱼洗净，放入煮沸的药汁中，加葱、姜煮熟即可食用。

功效：

鲈鱼蛋白不仅能修复伤口，使伤口好得更快，对丰胸效果也很好。加上当归既能补血，又能活血，与补气的黄芪、党参搭配，煮成富含胶质的药膳鲈鱼汤，有益气血充盈，坚挺美胸。

青木瓜排骨：经典丰胸圣品

材料：青木瓜、排骨各100克，葱1根，姜2片，米酒少许，水适量。

做法：

排骨入沸水汆烫去腥后取出，青木瓜去皮、去籽、切块。

水煮开，加入所有材料一起炖煮即可。食用前可加适量盐调味。

凉拌青木瓜属生、凉之物，如果光吃生青木瓜，可能有减肥效果，对丰胸反而未必有效。

功效：

青木瓜含有多种木瓜酵素及多种氨基酸、营养素，而且木瓜酵素比成熟木瓜还多一半。探究青木瓜炖排骨对平胸的人丰胸为何有效，可能是有些原本肠胃吸收不好的人，对胶质的消化吸收也有问题，透过木瓜酵素帮助肉类蛋白质分解、消化，让胶质变得更好吸收、利用。

花生炖猪脚：促进发育又美肤

材料：猪脚3~4块（取中段的部位），花生100克，胡萝卜1根，绿花椰菜半颗，玉米2穗，鲜香菇3~4朵，姜2片，葱白1小段。

做法：

猪脚入沸水汆烫去腥后取出，其他材料洗净、切块。

将猪脚、花生先炖煮30～60分钟，再将其他材料一起放入锅中，加水至8分满，盖过食物表面，煮至软即可。食用前可加适量盐、胡椒粉调味。

花生要连膜一起吃，更有助丰胸。事先将花生冷冻过再煮，可减少花生炖至绵软的时间。

可分成3～4次食用，将煮好的汤放凉后分装冷藏，方便下次食用。如果不喜欢加热过的口感，可减少分量，每次现煮现吃。

功效：

除一般熟悉的花生炖猪脚以外，添加含有维生素A、维生素E及纤维的蔬菜，如含有丰富维生素A的花椰菜，有利雌性素的分泌，既有助丰胸，具饱腹感，又不必担心会胖了身材却没丰到胸部，对青春期女孩效果尤其好。同时，花椰菜含有许多类黄酮及一般蔬菜所没有的维生素K，所以常吃花椰菜，有丰胸美肤的效果。

玉米、花生等食材含乳房所需的成分，例如维生素E又被称为生育酚，能促进卵巢分泌足够的激素，对卵巢也有保健作用。不过，玉米虽有促进胸部发育的作用，但是单吃效果不明显，与花生、中段猪脚搭配清炖，效果较佳。也可以选用同样富含胶质的鸡脚，不油腻。不爱吃花生的人，或可改用黄豆炖猪脚。此外，姜片、葱白能去腥、助消化，冬天怕冷的人还可加些米酒。

酒酿蛋：最佳美胸甜品

材料：水200或300毫升，鸡蛋1个，甜酒酿1瓢。

做法：

备200或300毫升沸水，加入1个蛋，打散。

蛋半熟后熄火，放入1瓢甜酒酿即可。

酒酿必须放冰箱保存，而丰胸要喝温的，绝不能喝冰冷的，冰冰凉凉会使气血凝结，热的才能使气血向上蒸腾。

1天1瓢（传统喝汤的汤匙）即可，喝太多对熬夜的人会上火。

功效：

酒酿是由糯米发酵而成，性温味甘，含丰富的葡萄糖及氨基酸，可滋补虚弱身体，而独特天然酵母菌，能帮助消化，提升肠胃功能，加上淀粉酶是天然激素，有良好的丰胸作用。

最简便的做法是用1杯45～50℃的温水冲泡，放一瓢甜酒酿，混合均匀后即可当饮料喝。酒酿发酵过程中产生酒，酒能推动气血，对胸部及血液循环很好，再加上鸡蛋，丰胸效果更好。研究观察纯酒酿的效果不如酒酿蛋的效果来得好，毕竟后者的蛋白质较高。

鲜奶银耳露：天然胶质助养颜

材料：白木耳数朵，水600毫升，鲜奶适量。

做法：

白木耳洗净、剪去蒂，剥小块，泡水1小时后，将水倒掉，另加入干净的水，用电锅炖至软烂，汤汁成稠状（焖烧锅大约焖6小时）。

取出一次食用的分量，加入鲜奶略煮一下即可趁热喝。

白木耳又称银耳，含丰富胶质、维生素、氨基酸、膳食纤维，购买时不宜挑选纯白的，稍带黄色较好。

炖白木耳时也可以加入红枣，增加补血的功效；炖煮的时间要稍微久一点，直到煮至胶状，让胶质释放出来效果才好。

功效：

鲜奶含高蛋白，是有益丰胸的常见食材，而白木耳性味甘平，具有滋阴润肺、养胃生津等作用，自古为养颜美容及养生保健的食材，由于富含胶质，也是丰胸妙品。

让胸部丰满的补料

很多"太平公主"都对吃什么乳房才会变大很有兴趣，所以，我们特别请来专家推荐美味又容易下厨的"丰胸料理"，只要你照着以下的菜单烹调，交替吃1个月，你的胸部就会慢慢慢慢……大起来了哟！

猪尾凤爪香菇汤

材料：猪尾2只，凤爪3只，香菇3朵，水适量，盐少许。

做法：

（1）香菇泡软、切半，凤爪对切，备用。

（2）猪尾切块并余烫。

（3）将以上备妥的材料一起放入水中，并用大火煮滚再转小火，约熬1小时，再加入少许盐即可。

猪尾和凤爪皆含丰富的胶质，对丰胸很有助益，如果只喝汤，也很不错哟！

花生卤猪蹄

材料：花生200克，猪蹄1只，水适量，盐少许。

做法：

（1）将花生洗净，备用。

（2）猪蹄切半并入水余烫，再捞起洗净，备用。

（3）将以上备妥的材料一起放入水中，以大火煮开，再转小火炖1小时。

（4）最后加入盐即可。

花生脂肪含量高，猪蹄富含胶质，皆有促进胸部发育的效果，不妨3天吃1次试试看。

归芪鸡汤

材料：当归5克，黄芪10克，鸡腿1只，水适量。

做法：

（1）先将鸡腿洗净并切块。

（2）再将鸡腿放入水中，以大火煮开。

（3）接着放入黄芪，和鸡腿一起炖至7分熟，再放入当归，煮约5分钟，并加少许盐即可。

当归补血，黄芪补气，女人只要气血通顺，月经即会正常，亦可促进乳腺分泌顺畅。

牛奶麦片

材料：牛奶、麦片各适量。

做法：将两种材料以小火拌煮约10分钟，待麦片膨胀即可熄火。

富含钙质和高蛋白的牛奶和麦片，不但可以丰胸，作法也很简单。

木瓜炖鱼

材料：青木瓜半个，鲜鱼1尾（可随个人喜好选择，最好是适合熬汤的鱼），水适量，盐少许。

做法：

（1）先将木瓜洗净并切块，放入水中熬汤，先以大火煮滚，再转小火炖约半小时。

（2）再将鱼切块，放入一起煮熟，并加少许盐即可。

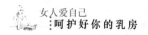

青木瓜含有丰富的木瓜酶，对胸部发育有很大的帮助，另也可依自己的喜好，搭配肉类等。

核桃松仁粟米羹

做法：取适量高汤，加入冰糖和粟米，小火炖熟，撒上核桃仁和松仁，即可食用。

核桃和松仁都是女性经典的滋补食品，它们富含维生素E和锌，有利于滋润皮肤、延缓皮肤衰老。此外，它们中的蛋白质、无机盐、B族维生素的含量也十分丰富，是美容、美发的佳品。核桃和松仁都是亚麻酸的上好来源，这正是最近风行的健胸保健成分，有刺激雌激素合成的功能。玉米本身富含维生素E，也是专家推崇的美肤食品。

预防乳腺癌的食物

乳房是自身魅力的一个展示，它的完美能让女性看起来更为曼妙迷人、更为自信。然而现在很多女性乳房容易出现问题，其实可以通过饮食来调理，那么呵护乳房吃什么食物好？下面我们就来细数乳房的最爱食物，让你远离乳腺癌。

大蒜

蒜含有丰富的大蒜素和微量元素硒，可以预防癌症。

大蒜最好生吃，而且要弄碎食用，一般情况每周吃几次就可以起到预防乳腺癌的效果。

海带

海带是很好的营养保健品，具有明显增强机体免疫力的功效，对多种癌细胞有抑制作用。

同时，海带还有降血脂、降血压、降低胆固醇、预防血管硬化和冠心病的作用。研究指出，海带可有效预防乳腺癌。

紫葡萄和葡萄汁

葡萄富含类黄酮，能够预防癌细胞的生长。

1/4杯的葡萄干是一份富含类黄酮的快餐，能起到抑制癌细胞、预防乳腺癌的作用。

亚麻

亚麻中包含了植物雌激素，能有效地降低体内雌激素的负面影响。日常进食亚麻谷物是个不错的选择，你也可以选择亚麻籽油用于日常调料。

红薯

有专业机构公布的20种抗癌蔬菜排行榜中，红薯名列榜首。

饮食调查发现，熟红薯的抑癌率（98.7%）略高于生红薯（94.4%）。红薯中含有一种活性物质——去雄酮，它能有效地抑制结肠癌和乳腺癌的发生。

大红枣

大枣营养丰富，含有较高的糖、无机盐、维生素。尤其是维生素C含量特别丰富。鲜枣含量更高，每百克含维生素C高达343毫克，比苹果、梨等高百倍以上。

大枣中富含三萜类化合物和二磷酸腺苷。三萜类化合物大都具有抑制癌细胞的功能，它的作用超过某些抗癌药。二磷酸腺苷有调节细胞分裂的作用。两者协同作用可以使异常增生的癌细胞分裂趋向正常。

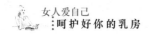

胡萝卜

胡萝卜中含有丰富的胡萝卜素，而胡萝卜素摄入人体后能转化成维生素A。维生素A能维持人体上皮组织的正常结构和功能，使致癌物质难以侵犯，调动机体的抗癌能力。

食用胡萝卜最好是用油熟食，这样才有利于胡萝卜素的吸收。

芦笋

含有多种抗癌营养成分，其中含有一种丰富的组织蛋白，能有效地抑制癌细胞生长，同时还含有丰富的叶酸、核酸、硒和门冬酰胺酶，可防止癌细胞的扩散。

但芦笋不宜生吃，也不宜存放1周以上食用，而且应低温避光保存。

猴头菇

猴头菇营养价值高，它所含的多糖体、多肽类对癌细胞有较强的抑制作用，同时能明显增加机体内的蛋白成分，产生干扰素，进而增强抗癌防癌的效果。

癌症病人常食猴头菇，有助于增加体内的免疫球蛋白，提高淋巴细胞转化率，增加白细胞，增强人体免疫功能，起到防癌治癌的作用。

乳腺癌饮食疗法

寓医于食是我国传统医学的一大特色，在历代医经、本草、方书等医籍及民间中，蕴藏着极为丰富的食疗方，成为传统医学中的一项奇观。

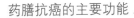

药膳抗癌的主要功能

　　扶正固本、活血化瘀、清热解毒、消肿止痛、化痰消滞、软坚散结等。目的是要逆转癌细胞，抑制和杀伤癌细胞，阻止癌灶的生成，以提高抗癌疗效，从而调整人体阴阳，增强机体免疫功能，增强机体抗肿瘤能力。

乳腺癌药膳食疗宜忌的原则

　　（1）乳腺癌患者应减少高脂肪、高糖、高热量食物的摄入，如少食肥肉、乳酪、奶油等，提倡多食鱼类、海藻及植物性蛋白、粗纤维食物，如新鲜蔬果、豆类及豆制品、蕈菌类食物等。

　　（2）乳腺癌忌生葱蒜、母猪肉、南瓜、醇酒厚味等助火生痰有碍脾运的食物；宜食海带、海藻、紫菜、牡蛎、芦笋、鲜猕猴桃等具有化痰软坚散结功能的食物。

　　（3）乳腺癌术后，可给予益气养血、理气散结之品，巩固疗效，以利康复。如山药粉、糯米、菠菜、丝瓜、海带、鲫鱼、泥鳅、大枣、橘子、玫瑰花等。

　　（4）乳腺癌放疗时，易耗伤阴津，故宜服甘凉滋润食品。如杏仁霜、枇杷果、白梨、乌梅、莲藕、香蕉、胡萝卜、苏子、银耳、橄榄等。

　　（5）乳腺癌化疗时，若出现消化道反应及骨髓抑制现象，可食和胃降逆、益气养血之品，如鲜姜汁、甘蔗汁、鲜果汁、佛手、番茄、生薏米、粳米、白扁豆、灵芝、黑木耳、向日葵子、桂圆肉、羊肉等。

抗乳腺癌药膳

　　（1）灵芝煲乌龟。

　　组成：乌龟1只，灵芝30克，大枣10枚，精盐、葱段、姜片各适量。

　　做法：先将乌龟放入锅内，用清水煮沸，捞起，去甲壳及内脏，切块略炒，然后与大枣（去核）、灵芝用瓦锅煲汤，加精盐、葱段、姜片煮入味。

功效：可防治癌症。

（2）橘皮粥。

组成：青橘皮、青橘叶、橘核各20克，薏米50克，粳米100克。

做法：将青橘皮、青橘叶、橘核放入锅内加清水适量煎煮成汁，去橘皮、叶、核。下入粳米、薏米用旺火煮沸，转用文火熬煮至八成熟时，放入红糖搅拌均匀，再煮至米烂熟成粥。吃粥时佐以糖醋大蒜头，每日1～2餐。

功效：行气、散结、消积。用于乳腺癌早期患者。

（3）蜈蚣山甲海马散。

组成：蜈蚣6只，海马1只，炙山甲45克。

做法：将以上几种药烘干，共研成细末，制或散剂，每次3克，每日3次，用黄酒冲服，连续服用15～20剂为一疗程。

功效：活血化瘀、消肿通络、攻毒止痛。用于乳癌硬结、溃烂翻花或淋巴转移之瘀毒内阻型中、晚期乳癌患者。

（4）灵芝黄芪肉汤。

组成：灵芝、黄芪、黄精、鸡血藤各15克，猪瘦肉100克。

做法：共煮汤，油、盐、味精调味，每日1剂。能益气健脾、养血，增强机体免疫力。

功效：适用于头晕、乏力、体虚之乳癌患者或术后、放化疗后体虚或白细胞低下者。

（5）参芪猴头鸡汤。

组成：党参15克，黄芪30克，猴头菌100克，大枣10枚，母鸡肉250克，清汤适量。

做法：猴头菌泡发切块，鸡肉切块，共放蒸钵内，加料酒、姜、葱，以湿棉纸封口，炖熟食用。能补气养血、行气止痛。

功效：适用于乳癌手术后或化疗后神疲、气短、心悸等气血亏虚患者。

（6）金龟虫草汤。

组成：金钱龟1只（250～500克），沙参30克，虫草、灵芝各15克，蜜枣6枚。

做法：金钱龟去内脏，连龟甲斩为块，用文火炖约1小时，调味分早、晚2次食用。每日1剂。

功效：能补益肺肾、养阴润燥、止咳化痰。用于放射性肺炎、皮炎等。

乳腺增生不宜吃的食物

乳房是女性骄傲的资本，也是女性朋友最容易出现问题的一个部位，乳腺增生是现代女性高发的一种乳房疾病了，乳腺增生除了科学地治疗外，日常的饮食对病情能否快速恢复也有着很大的影响，因此对于乳腺增生患者来说日常一定要注意科学饮食，学会拒绝不利于身体恢复的食物。以下就是9大类不适合乳腺增生患者食用的食物。

（1）咖啡、可可、巧克力，是很多女性的最爱，而这类食物通常都含有大量的黄嘌呤。这类食物是引起乳腺增生的一大诱因，因此对于得了乳腺增生的女性朋友们来说最好少吃这类食物。

（2）蜂蜜，很多女性认为蜂蜜是最养女人的，事实上，蜂蜜是一种含有雌激素的食物，如果吃多了也是不利于女性乳房健康的。

（3）酒精，喝酒已经不再是男人们的专利了，生活中很多女性也开始喝酒，而酒会让女性得乳腺肿瘤的概率大大地增加，此外，烟也会影响乳腺增生的恢复，因此女性不仅要学会拒绝吸烟，也要学会拒绝二手烟。

（4）丰乳保健品，丰乳保健品被很多女性错误地认为对乳房健康有好处，但是这些产品含有大量的雌激素，虽然能在短时间让女性变得更有魅力，但是却是以损害女性长期的身体健康为代价的。

（5）刺激性食物，吃香的、喝辣的是现代人的一个饮食习惯，而这些刺激性食物对乳房的恢复也会产生不利的影响。

（6）油煎、霉变、腌制的食物，生活中很多女性都喜欢吃这些食物，尤其是腌制的食物更是一些妇女的最爱，而腌制的食物里面含有大量的亚硝酸盐是非常不利于女性朋友的身体健康的。

（7）大补的食物，很多人在生病之后，都会给自己吃一些大补的食物，其实对于乳腺增生患者来说吃得过补反而会不利于乳腺增生病情的恢复，因此日常进补也要适当。

（8）油腻的食物，过多的油腻的食物，会增加脂肪的吸收，增加激素的水平，从而不利于乳腺增生的康复，所以对于得了乳腺增生的患者来说，日常饮食应该多以清淡为主，少吃油腻的食物，更有利于减少脂肪的吸收，降低激素的水平，从而促进乳腺的健康。

（9）公鸡、鹅、猪头肉等发性食物都是不利于乳腺增生恢复的。

以上就是乳腺增生患者不能吃的食物，那么乳腺增生患者日常要如何饮食呢？乳腺增生患者日常可以多吃一些蔬菜水果，像白菜、苹果、香蕉，这些都有助于乳腺增生的恢复，此外还要多吃一些粗粮，如玉米、黑豆、黄豆，尤其是红薯含有脱氢表雄酮素对抑制乳腺癌细胞的扩散有很大的帮助。

最后温馨提醒所有的女性朋友，乳房是女性骄傲的资本，更是女性保健的重点，因此日常生活中应该多吃一些海洋类食物，如海带、鱼类、海藻食物，这些对保持女性的乳房健康都是有很大的帮助。

女性丰胸不可错过的食谱

如何食疗丰胸呢？这里就和大家一起来分享一下可以丰胸的食物，用丰胸食谱来塑造一个美丽的自己。

山药雄蹄丰胸汤

材料：新鲜山药200克，雄猪蹄600克，红枣10枚，米酒1大匙。

做法：

（1）红枣洗净，雄猪蹄肉切开备用；

（2）取适量水煮开后放入雄猪蹄煮5分钟，取出再以冷水洗净去油；

（3）将2000毫升的水注入锅中，放入所有材料，大火煮10分钟后转小火炖2～3小时即可。

功效：山药含有能大量供给人体多种糖蛋白的混合性黏液蛋白，能增加黏膜与皮肤的润滑度，减少皮下脂肪蓄积，是很好的美容丰胸食品，猪蹄含有较高的胶原蛋白，同样对女性丰胸有奇特的疗效。

红枣花生煲鸡爪

材料：鸡爪10只、红衣花生1把、红枣10枚、姜2片。

调料：盐、料酒各适量。

做法：

（1）鸡爪剪去爪尖，洗净；

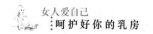
（2）锅里放水，放两片姜，煮开后放鸡爪绰水；

（3）捞出用流动的水洗干净，红枣去核，花生洗干净；

（4）把鸡爪，花生和红枣一起放入锅中，放足量冷水，倒入料酒，大火煮开后，如果有浮末，撇去，转小火慢煲一个半小时。食用前加盐即可。

小贴士：

（1）红枣核上火，所以煲汤前需要把核去掉，用剪刀剪开然后把核取出即可；

（2）花生最好用红衣花生，补血效果比较好。

功效：鸡爪含有丰富的钙质及胶原蛋白，可以软化血管，同时具有美容功效。鸡爪所含的成分亦带有刺激乳房活跃的成分，所以红枣花生煲鸡爪在女性朋友丰胸上有一定的效果。

黄鱼豆腐汤

材料：一条黄鱼（或者鲫鱼）、一块韧豆腐、生姜片、葱末、香菜各适量。

调料：盐、绍酒各适量。

做法：

（1）把鱼去除内脏和鱼鳃，洗净；

（2）锅里装水，把鱼放入锅中小火炖至鱼肉熟；

（3）加入豆腐，再炖10分钟；

（4）加入盐、生姜片、葱末、香菜、绍酒调味即可。

功效：鱼肉和豆腐都含有优质蛋白，而且豆腐的原材料大豆中含有天然植物雌激素，对女性大有好处。这个汤有美白、养血丰胸等功效，尤其是对一些肾阴不足、阴血亏虚所致的乳房发育不良的人来说效果比较好。

杏仁草莓奶拌

材料：草莓口味奶拌20克，牛奶1杯，大杏仁适量。

做法：

（1）将草莓口味奶拌放入杯子里备用。

（2）牛奶用微波炉或者奶锅加热后，冲入杯子里，用汤匙充分搅拌，即可饮用。

（3）搭配一些可口的大杏仁，滋味更好，营养更全面。

功效：牛奶和杏仁都是富含蛋白质的食物，可以健胸美胸。

黄豆青豆炖鸡翅

材料：黄豆、青豆、鸡翅各适量。

调料：盐、味精、料酒、高汤各适量。

黄豆和青豆要整粒用水浸泡，不要除去外皮。鸡翅应选用翅中和翅尖，而不要选择胶原蛋白含量较低的翅根部位。

做法：

（1）黄豆、青豆用开水泡涨。鸡翅洗净，用沸水焯一下，待用。

（2）将全部原料放入砂锅，加适量高汤小火炖熟，用盐、味精、料酒调味后，即成。

木耳红枣汤

材料：黑木耳粉10克，红枣粉50克。

做法：用适量沸水，把黑木耳粉和红枣粉冲开即可食用。

功效：黑木耳红枣汤适合血虚及脾虚型的女人饮用，特别是月经量多更适用哦，而且方便快捷。此方这样搭配，有健脾、补血、调经等功效。促使脾胃功能正常，血气丰沛，乳房自然就会丰满坚挺。当然，有空用黑木耳和红枣一起煲也行的。

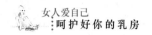
红烧鸡爪

材料：鸡爪、花椒、姜、大料、辣椒、桔皮、水各适量。

调料：白糖、酱油、盐、鸡精各适量。

做法：

（1）将买来的鸡爪的指甲剁掉，然后放水里煮10分钟左右，备用。

（2）放油，把花椒放进去，炸一会儿，有香味出来就好了，然后把花椒去掉。

（3）放白糖，小火让它刚刚化开了，就可以把鸡爪放进去了，（注意鸡爪的水分去掉了，否则容易溅油把自己伤着）放酱油，炒一下，把鸡爪上色。

（4）放水，姜，大料，辣椒，桔皮（如果是鸡肉制品什么的放点桔皮可提味），盐，鸡精，大火烧开了。然后盖上小火慢慢炖。

酪梨核桃牛奶汁

材料：成熟酪梨半个，鲜奶250毫升，熟核桃150克，蜂蜜5毫升。

做法：取酪梨半个，挖出果肉，将果肉同鲜奶、核桃一起放入榨汁机，搅打成汁，倒入杯中，加蜂蜜调味。不喜欢重口味的，也可调整酪梨的分量至1/4个。

小贴士：家里有秋葵的也可以取4根秋葵，冰镇后，和酪梨核桃牛奶一起加入榨汁机，经常食用秋葵可以帮助消化，保护肝脏强健胃肠。

功效：酪梨中含量丰富的不饱和脂肪酸，能增加胸部组织弹性；含有的维生素A能促进女性激素分泌，维生素C能防止胸部变形，维生素E则有助胸部发育。而鲜奶和核桃中含有的蛋白质和脂质能增进乳房海绵体膨胀，也有丰胸功效。

木瓜炖奶酪

材料：木瓜1颗，鲜奶两杯半，鸡蛋白3个。

调料：冰糖适量，蜂蜜、醋各少许。

做法：

（1）木瓜剖半，取出果肉，放入果汁机打成碎小块；

（2）鲜奶煮到刚好沸腾，加入冰糖一同煮至溶化，放凉备用；

（3）蛋白打匀，加入牛奶和醋，轻轻搅拌均匀后，用滤网过筛，装入小碗中，盖上保鲜膜，大火隔水蒸约30分钟即成奶酪；

（4）食用时将木瓜泥淋于奶酪上，也可加些蜂蜜一起食用。白嫩肌肤、活氧、抗老化，还可以淡化斑点、丰胸美白。

功效：众所周知，木瓜是丰胸的最佳食材，而这里推荐的木瓜炖奶酪绝对是各位爱美女性朋友每日必吃的自然丰胸食谱。

温馨提示：黄豆、青豆和黑豆都是著名的丰胸食品，不仅富含蛋白质、卵磷脂，还含有"植物雌激素""异黄酮类"物质，能有效提高体内雌激素的水平，从而保持乳房的青春美感。

防治乳腺增生的食疗食谱

乳腺增生是常见的乳房疾病。所以对于女性朋友来说，不妨选择一些食谱可帮助女性远离乳腺增生。女性朋友一定要注意饮食保健哦。

海带鳖甲猪肉汤

海带、鳖甲、猪瘦肉各65克，共煮汤，汤成后加入适量盐、麻油调味即可。每日分2次温服，并吃海带。

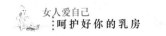

肉苁蓉归芍蜜饮

将肉苁蓉15克，柴胡5克，当归、赤芍、金橘叶、半夏各10克，一同放入砂锅，加适量水煎煮30分钟，取汁放入容器，待其温热时，加入蜂蜜30毫升，拌和均匀即成。分2次服用。

香附路路通蜜饮

将香附20克，路路通30克，郁金10克，金橘叶15克洗净，入锅，加适量水，煎煮30分钟，去渣取汁，待药汁转温后调入蜂蜜30毫升，搅匀即成。分2次服用。

枸橘李粉方

将枸橘李100克晒干或烘干，研成细粉，装瓶备用。每日2次，每次取枸橘李干粉5克，用适量黄酒加温开水送服。

金橘叶茶

将金橘叶（干品）30克洗净，晾干后切碎，放入砂锅，煎煮15分钟，取汁放入容器中即成。可代茶饮，早、晚分服。

玉米丝瓜络羹

玉米100克，丝瓜络50克，桔核10克，鸡蛋1个，前三物加水熬1小时，起锅前加入蛋花、水淀粉、冰糖调匀服用，每周2次。

海带生菜煲

海带、生菜各100克，姜、葱末各少许，用清水先煲海带30分钟，起锅前放入生菜、生抽、香油，每日1次。

凉拌芹菜海带

海带、芹菜各100克，姜、葱末各少许，海带、芹菜焯熟，捞盘中加入生抽、香油，每日1次。

夏枯草当归粥

夏枯草、当归、香附各10克，加适量水煎20分钟，取汁加入白粥、红糖拌服，每周2次。

中药，抓住最佳丰胸食补期

早在唐朝的时候，就有中药丰胸的历史了。所谓"苦口良药"，如果不怕中药的特殊气味，想要丰胸的女人们无疑又增加了一种丰胸良方，下面我们来看看经期前后吃什么中药能丰胸。

山药

丰胸功效：补脾胃，益肺肾，因含有丰富的女性激素，故能丰胸。

推荐药膳：山药蛤仔排骨汤。

材料：排骨、蛤仔、山药、枸杞子、姜丝各适量。

做法：将排骨洗净后用开水汆烫过，加入水、山药以及枸杞子煮滚烫后慢火熬炖约20分钟，再加入蛤仔、姜丝及其他调味料。

最佳食用时间：经期前7天。

提醒：山药质地细腻，味道香甜，但山药皮容易导致皮肤过敏，所以最好用削皮的方式，并且削完山药的手不要乱碰，马上多洗几遍手，要不然就会抓哪儿哪儿痒。食用油涂于手上可有缓解。

枸杞

丰胸功效：女性乳房归属肝肾经，肝肾阴虚会造成乳房的发育不良。女性常食枸杞子等药膳，可以养肝补肾，促进人体的血液循环，帮助内分泌恢复正常水平，加速供给营养成分给乳腺组织，从而使乳房能够自然健康地发育。而且枸杞子当中含有丰富的胡萝卜素、B族维生素、维生素C及多种的氨基酸、无机盐等营养成分，是治疗女性乳房发育不良必不可少的中药材。

推荐药膳：枸杞黄精茶。

材料：通草7.5克，枸杞25克，淫羊藿、天冬各15克，黄精50克，冰糖适量。

做法：将全部药材加3000毫升的水，大火煮沸，转小火炖煮1小时，加入冰糖，调味后即可饮用。

最佳食用时间：经期后的第一个和第二个星期。

提醒：枸杞温热身体的效果相当强，因此，正在感冒发热、身体有炎症、腹泻的人最好暂时别吃。

当归

丰胸功效：补血调经，活血止痛。当归既能补血又能活血，故有和血的功效，胸部的发育与气血是否充盈相关，故能丰胸。当归搭配药膳料理，能帮助乳房发育，适用于气血虚弱所致的乳房干瘪者。

推荐药膳：黄芪当归虾仁汤。

材料：黄芪30克，虾仁100克，当归、枸杞子各15克。

做法：将当归、黄芪、枸杞洗净放入锅中，加清水适量，文火煮至10分钟，再加入虾仁同煮至15～20分钟即可。

最佳食用时间：经期后的第一个和第二个星期。

提醒：热盛出血者禁服当归，湿盛中满及大便溏泄者、孕妇慎服。

紫河车

丰胸功效：紫河车是健康妇女生产后所排出的胎盘，气温性平，古方的补肾药中常用紫河车。在临床上它的补肾价值极高，现代药理研究证明，它有促进性腺激素、增强抵抗力的作用，对性具有兴奋作用，并可促进乳房发育。

推荐药膳：丰胸凤爪汤。

材料：紫河车粉（每日0.5克，中药房有售），鸡爪5只，花生米150克，香菇5朵，姜数片。

做法：

（1）将紫河车研磨成粉，怕腥味者可用胶囊装；

（2）凤爪去指尖；

（3）香菇泡发；

（4）香菇、凤爪、姜片、花生米入电锅中熬汤；

（5）食用时撒上紫河车粉。

最佳食用时间：经期。

提醒：紫河车虽有很好的丰胸功效，但有实邪者忌用，阴虚火旺者不宜单用。

蒲公英

丰胸功效：清热解毒。由于乳头、乳腺、乳晕归于肝、脾、胃经，因此从肝、脾入手调理月经的同时也能起到丰胸作用。行经前乳房胀痛可在药膳中加入一些蒲公英，调理肝胃经，兼消退胀痛。

推荐药膳：蒲公英党参茶。

材料：党参25克，茯苓1片，白术、炙甘草、蒲公英各5克，猪尾骨2~3块。

做法：

（1）猪尾骨先以滚水汆烫，并洗净备用；

（2）将党参、白术、茯苓、炙甘草、蒲公英、5碗水煮开，再将猪尾骨放入锅中，转中火煮约40分钟，即可。

最佳食用时间：经期前。

提醒：脾胃虚弱者禁用蒲公英。

酸奶，减肥加速更丰胸

酸奶中含有大量的活性乳酸菌。这种物质能够有效地调节体内菌群平衡，促进胃肠蠕动，防治便秘。另外，酸奶具有较强的饱腹感，人在饥饿时饮用一杯酸奶，可有效缓解饥饿感，并且能减少下一餐的进餐量，达到减肥的效果。食用酸奶减肥，还能促进胸部的生长发育，避免出现过度减肥导致的营养不良现象。

需要注意的是，用酸奶减肥时，应选择脱脂或低糖的酸奶。因为这种牛奶热量低，能有效避免热量在体内堆积，避免发胖。但是，酸奶也并不是饮用多少都不会胖，其本身含有一定的热量，如果在原有膳食基础上额外多食，同样会增加体重。因此，在控制好自身饮食的前提下，再适当饮用一定量的牛奶，能达到减肥瘦身的目的。

另外，酸奶中含有的乳酸菌，能把癌细胞分解成乳酸。而在人的肠道中，又可抑制大肠杆菌等有害细菌的生长，吞噬致癌物质，使其不能发挥作用。因此，酸奶不仅含有天然的抗菌物质，还具有抑制乳腺肿瘤的作用。

酸奶丰胸法简单有效，经常饮用酸奶，丰胸效果会非常好。女性朋友可用以下几个方法使用酸奶。

方法一：酸奶+炼乳+一杯青木瓜汁。150毫升无糖酸奶，搭配两匙炼乳，搅拌后倒入青木瓜汁。可即食，可放入冰箱冰冻，口感更好。

方法二：酸奶+炼乳。每天餐前用150毫升酸奶，搭配2匙炼乳，搅拌均匀即可食用。

方法三：酸奶+炼乳+胸部按摩。调配饮品时可多制作一些，每晚沐浴过后，将其涂在胸部，顺时针逆时针交替按摩。最少15分钟，以胸部感觉发热为好。

那么，酸奶每天应该饮用多少才合适呢？

早上1杯牛奶，晚上1杯酸奶是最为理想的。但是有些人特别喜爱酸奶，往往在餐后大量喝酸奶，造成体重增加。这是因为酸奶本身也含有一定热量，饭后喝酸奶就等于额外摄入这些热量，引起了体重上升。因此，除婴幼儿外，各类人群均可提倡每天饮用1～2杯酸奶（125～250毫升）为好，最好饭后半小时到一个小时饮用，可调节肠道菌群，对身体健康有利。

酸奶可以温热后饮用。有人担心酸奶加热后会杀死酸奶中最有价值的乳酸菌，乳酸菌的作用是产生乳酸，使肠道的酸性增加，且可以抑制腐败菌生长和减弱腐败菌在肠道中产生毒素。其实把酸奶进行加温处理，反而会增加乳酸菌的活性，其特有的保健作用会更大。因此，酸奶是可以加温后饮用的。可以把酸奶连袋放入45℃左右的温水中缓慢加温，随着加温晃动，等奶袋手感温热了，就可以饮用了。

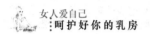
胶原蛋白，乳房的最佳"闺蜜"

胶原蛋白是一种生物性高分子物质，在生物细胞中扮演着结合组织的重要角色。

胶原蛋白是女性丰胸减肥的重要元素。这是因为，乳房主要是由结缔组织和脂肪酸组织构成的，挺拔丰满的乳房又是靠这些结缔组织实现的。而胶原蛋白又是结缔组织的主要成分，因此，多摄入胶原蛋白对丰胸有着很好的效果。

减肥的女性朋友，需要消耗大量脂肪，从而达到减肥瘦身的目的。而活性胶原蛋白能使燃烧脂肪的过程加快，使更多脂肪燃烧掉，从而达到减肥的效果。另外，胶原蛋白对细胞的修补功能会消耗大量的能量，从而起到减肥的作用。

由于乳房表面具有较大面积的皮肤组织，这种组织会影响到乳房皮肤中胶原蛋白的含量，随着女性年龄的增长，胶原蛋白含量不断减少。而摄入活性胶原蛋白不仅可以使乳房皮肤得到保养，还能使胸部丰满圆润。发育较小的乳房在补充活性胶原蛋白后，会膨大隆起，形成美丽乳房。因此，摄入活性胶原蛋白不失为丰胸的首选营养品之一。

另外，胶原纤维有绷紧乳房的作用。因此，摄入胶原蛋白不仅能增大胸部，还能使下垂松弛的乳房上提绷紧，使其挺拔秀丽。

胶原蛋白不仅可以绷紧松弛的乳房组织、托起下垂的乳房，还能起到保养皮肤的作用。

活性胶原蛋白对皮肤的渗透性强，它可渗透角质层，与皮肤上皮细胞结合。从而改善皮肤细胞代谢，使皮肤中的胶原蛋白活性加强，改善皮肤细胞生存环境，促进皮肤组织的新陈代谢，增强血液循环，从而达到滋润皮肤的效果。而当胶原蛋白被皮肤充分吸收后，还可作用于真皮之间，使皮肤紧密度增强，产生皮肤张力，缩小毛孔，从而使皮肤紧绷而富有弹性。

随着年龄的增长，皮肤与肌肉中的水分会不断减少，胶原蛋白纤维开始变细，弹性蛋白质的弹性也会随之减小，最后导致皱纹生成。而胶原蛋白能很好地维持皮肤与肌肉弹性，有抑制皱纹、淡化细纹的功效，对保养皮肤很有好处。

另外，胶原蛋白含有亲水性的天然保湿因子，能紧紧地锁住皮肤中的水分，具有良好的保水能力，使皮肤时刻保持湿润的状态。它还能直接渗透到肌肤底层，协助细胞制造胶原蛋白，促使皮肤细胞正常成长，具有消炎和更新肌肤的作用。

猪皮中含有大量的胶原蛋白和弹性蛋白，具有维持机体血管壁、骨、软骨、肌腱弹性的作用。还对伤口愈合、骨骼生长、延缓机体衰老过程起着非常重要的作用。

猪皮的营养价值虽然不及猪肉，但它却是一种高蛋白资源。猪皮的蛋白质主要由角蛋白、白蛋白、胶原蛋白、弹性蛋白组成。其中胶原蛋白占猪皮蛋白质的80%以上，是促进皮肤细胞的主要原料。

食用猪皮做成的菜肴，不仅能增强皮肤弹性，使其嫩滑光亮，还能让胸部更加坚挺丰满。常见的用猪皮做成的菜肴有猪皮冻、猪皮炖红枣、肉皮红枣羹等。

猪皮冻的做法很简单，把猪皮切成小粒，放适量的水熬，直到酥烂为止。然后放入冰箱，冷冻后拿出来切成薄片。再把大蒜切碎，加醋、麻油、辣椒，调匀后做蘸料即可。

猪皮炖红枣的做法也很简单，将猪皮与洗净的干红枣放入锅中，加适量的水，以小火慢炖，再加适量冰糖即可。

蔬菜，让女人吃出美丽乳房

乳房的丰满程度，与饮食有着很大的关系。为促进乳房发育和避免乳房萎缩，女性朋友应多食用含有丰富维生素E以及激素分泌的食物，如卷心菜、葵花子油、菜籽油等。而粗粮、牛奶、猪肝等B族维生素食物，也可促进激素合成，对维持乳房丰满及保持弹性有很重要的作用。

身体瘦弱的女性，应多食瘦肉、花生、植物油等含较高热量的食物。这样，热量的蓄积会促进体内脂肪量的增加，使瘦弱的身体变得丰满，同时乳房也会因脂肪的蓄积逐渐丰满起来。另外，紫河车能促进女性乳腺、卵巢的发育，女性朋友也可适当食用。

爱美之心人皆有之。很多女性为追求苗条身材，盲目节食，专食素菜，不食肉、油，这样会使体内脂肪、胶原蛋白减少，乳房萎缩，失去青春光泽。应多吃猪肉、蹄筋、鸡翅等富含胶原蛋白的食物，对促进乳房光洁度、保持乳房弹性、防止皮肤粗糙都有显著效果。还应注意的是，女性朋友应避免过量食用甜食，因为长期进食高糖类食物会使血液中的胰岛素含量增加，

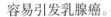

容易引发乳腺癌。

玉米：排毒丰胸"卫士"

玉米，性平、味甘，含有丰富的钙、磷、镁、铁、硒及维生素A、维生素B$_1$、维生素E、胡萝卜素等营养元素，具有健胃消食、丰胸美容等作用。

将玉米加工制作成美味的佳肴食用，不仅可以丰胸，还可排毒瘦身，有益于魔鬼身材的塑造。玉米木瓜粥就是一款很好的丰胸食品，制作方法简单易学，将木瓜洗净去皮，切丁状，然后在开水中加入适量的白糖，同时加入玉米面、木瓜丁煮成粥状，再加入牛奶即可。此粥中，不仅玉米具有丰胸的效果，而且木瓜本身也含有丰富的促进胸部细胞发育的天然激素。因此，由这两种丰胸食品一起制作出来的玉米木瓜粥，丰胸效果非常明显。

另外，玉米蜂蜜粥也是女性朋友丰胸养颜的不错选择，此粥能有效地促进雌激素分泌，对乳房很有好处。其制作方法也很简单，先将玉米面放入水中熬煮，煮熟后调入蜂蜜和牛奶即可。

南瓜：丰胸抗癌两不误

南瓜含有丰富的糖类、蛋白质、膳食纤维、维生素、胡萝卜素、果胶及钾、铁等营养元素，经常食用可预防肥胖、糖尿病、高血压等疾病。南瓜更是预防乳房癌症的上品，丰胸的效果也非常好。此外，南瓜中含有的环丙基氨酸能促进胰岛素分泌，所含的锌、铬也是胰岛素的重要组成部分，对胰岛素有很好的保护作用。

而南瓜粉又被广泛用在天然保健品中，它不仅颜色漂亮，口感也很清爽，且易溶于水。其中所含的大量营养元素，具有延年益寿、美容养颜、丰胸美白等作用。

以南瓜为主要原料的南瓜牛奶羹，不仅有较高的药用价值，而且有着不可忽略的丰胸食疗作用，它可以润肺益气、治咳止喘、美容养颜。其做法很简单，将南瓜去籽切成小块蒸熟，再把蒸好的南瓜去皮，并搅拌成泥状，倒入锅中，加入牛奶搅拌均匀后，用小火加热至沸腾即可。

苦瓜粉：瘦身丰胸"良药"

苦瓜粉是一种纯天然、无不良反应的瘦身丰胸食品，已经得到越来越多的女性朋友喜欢。苦瓜粉同其他天然粉搭配，可以达到更好的瘦身丰胸效果。

对于常坐办公室或常用电脑的女性而言，经常饮用苦瓜粉加绿茶粉制成的饮料，可达到瘦身丰胸、保养皮肤的效果。此外，它还有很好的抗辐射作用，每天早、午饭后冲1杯绿茶粉饮用，午、晚饭后冲1杯苦瓜粉饮用，1个月后效果会很明显。

苦瓜粉加山药粉也是一种高营养、低热量的食品。其食用方法简单，取苦瓜粉2匙，山药粉1匙，将它们同时放入杯子中，用热水冲泡，加入蜂蜜搅拌后即可饮用。1天2次，坚持饮用，瘦身丰胸效果好。

另外，苦瓜粉搭配木瓜粉也是很好的丰胸饮品，在瘦身的同时能使胸部坚挺，还有滋养皮肤的作用，可谓一举多得。

番茄：丰胸祛斑良品

番茄，性凉、味甘酸，含有丰富的B族维生素、维生素C、胡萝卜素、膳食纤维等物质。番茄除了有清热解毒、养阴凉血、健胃消食、增进食欲的作用外，还有非常独特的丰胸美容效果。其中所含的锌，能刺激激素分泌，不但使胸部变得丰满，还能让胸部肌肉美丽坚挺。所含的卵磷脂、蛋白质也是丰胸的必备营养素，而维生素、纤维素等，又具有生津养血、促进雌激素分泌的作用，能使乳腺保持畅通，从而达到丰胸的目的。

经常食用番茄，对防治女性皮肤雀斑也很有益处。其中的维生素C可抑制皮肤内酪氨酸酶的活性，有效减少黑色素的形成，消除黑斑，从而使皮肤白嫩亮艳。番茄内所含的茄红素，又是最佳的抗氧化剂，可降压、抗癌，平衡水分及油脂分泌。因此，常食番茄对延缓衰老也有很好的作用。

那么，番茄生食还是熟食效果好呢？研究发现，加热过的番茄，维生素C的含量会减少，但与此同时，番茄中的番茄红素和其他抗氧化剂含量却明显增多，而且随着加热时间的延长，增加幅度也越来越大。另外，食用熟番茄可降低患癌症和心脏病的风险。脾胃虚寒及月经期间的妇女不宜生食、空腹食用番茄，会使番茄所含的某种化学物质与胃酸结合，从而形成不溶于水的块状物，引起腹痛、胃痛。另外，没有成熟的青色番茄也不宜食用。因为其中含有龙葵碱，这种物质会导致中毒，出现头晕、恶心、呕吐等症状，严重的甚至会有生命危险。

莴笋：健胃美胸促营养

莴笋是我国传统的丰胸蔬菜，它的茎、叶中含有丰富的胡萝卜素、B族维生素、维生素C以及丰富的钾、钠、碘等营养素，具有很好的调气养血、促进乳房营养吸收、保持乳房皮肤滋润光滑等作用。此外，莴笋还能促进胆汁分泌，维持人体基础代谢的正常运行，增强女性消化功能。

莴笋的口感细腻，生食、熟食味道都很好。将莴笋做成美味的菜肴，其丰胸效果非常好，如莴笋菠萝。将莴笋洗净去皮去根切块，用开水烫熟后捞出放入盘中，放盐腌片刻，再将腌好的莴笋块放入凉水中，捞出沥净水分。然后在水中加入白糖做成糖水，把菠萝切成小丁放入糖水中，加调料搅拌后放入冰箱冰镇。取出后，将其浇在莴笋上即可。

胡萝卜：养颜美胸蔬菜

胡萝卜含有丰富的胡萝卜素、B族维生素、钙质及膳食纤维等，是一种营养丰富的美胸蔬菜。它所含的胡萝卜素可以防止韧带老化，避免乳房下垂，使乳房保持弹性。胡萝卜中含有丰富的维生素，不仅可以促进血液循环及新陈代谢，还可以使皮肤变得细腻红润。因此，每天适当食用胡萝卜，对促进

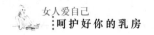
皮肤的新陈代谢，丰胸养颜均有较好的效果。

凉拌胡萝卜丝是日常餐桌上最常见的一道菜，也是一款丰胸美乳的小菜。将胡萝卜切成丝，再将蒜苗、香菜等切成碎末状，把三者一起放入盘中，加入盐、鸡精等调料，最后将烧好的食用油浇上，搅拌均匀即可食用。

另外，胡萝卜牛肉，也是丰胸美乳效果很好的一道菜。在这对组合里，胡萝卜不仅可以消除牛肉的腥味和油腻，还可以使女性在吸收丰富蛋白质和脂肪的同时，均衡营养，并防止胸部肌肉下垂，保持乳房光滑细嫩。其做法很简单，将胡萝卜和牛肉切成块，牛肉以开水略煮后捞出，然后在锅里放入胡萝卜、牛肉、葱段、姜片，并加入食盐、酱油、胡椒、八角等调料，一起炖煮约40分钟后，放入少许冰糖，略炖片刻即可。

第八章 边喂养宝宝，边护理胸部

妈妈，是孩子生命中第一重要的人。不过，对于仅几个月大的婴儿而言，他还没能力意识到妈妈作为一个整体的存在，对他而言，最重要的，是妈妈的乳房，这不仅是他的生存需要，也是他情感的寄托。所以作为乳房的我，身上可肩负着宝宝健康成长的重大责任哟！

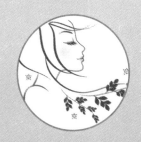

女性"好孕"从乳房开始

现代人对于优生优育都相当重视，那么怎样才能生出一个健康聪明的宝宝呢？研究发现，女性"好孕"从健康的乳房开始。

乳房蕴含着母亲喂养婴儿的乳汁，是哺育生命的摇篮。从中医角度看，乳腺或者子宫的疾病是情致不遂导致的。如果情绪经常不舒畅，气总是壅滞在上面，那么乳腺就很可能会出现问题。患乳腺疾病的女性，性格多比较急躁，脾气偏大。如果女性性格偏抑郁，经常不开心，火发不出来，气血下行，聚集在子宫内形成凝滞，便容易引发子宫肌瘤一类的疾病。

女性的一生都跟血有关，而乳房就是血的储备仓库，女性要时刻保持血的充足，等到要生孩子了再做准备就来不及了，因为乳房是从青春期开始慢慢发育起来的。要让乳房发育好，其实方法很简单，有以下3条：

（1）血要足。血依赖于脾胃，脾胃为人的后天之本，人体的可持续发展是由脾胃来决定的。如果脾胃的消化吸收功能强，吃了食物之后，产生的营养物质就多，血也就多。

（2）气要足。只有气足了，才可以带动血的上行，所以气对乳房的发育很重要。

（3）睡觉足。良好的生活习惯是人体发育的保障。只有休息好，血气才能充足，元气才能充足，乳房才可以良性发育。

为宝贝打造健康的胸部

30岁的你，终于打算要个孩子了。此时，你的经济能力没的说，肯定能给孩子提供良好的生长环境，可是，你的乳房做好准备了吗？你也清楚母乳喂养的诸多好处，当然希望培养一个健康又亲密的宝宝啊。

这个时候，你的首要任务是让自己的乳房丰满健康起来。

在生活习惯上，要改变以前的一些恶习，比如抽烟、酗酒等。远离各种环境污染，让乳房呼吸到纯净的空气。

在健身锻炼的时候，有意识地加强对胸部的锻炼。既要进行主动性的胸肌锻炼，也要做温和有效的按摩，辅助胸部护理产品，通过胸部护理加强胸部护理产品的充分吸收，让胸部护理产品起到调节卵巢的作用，令生殖系统更健康。

在饮食习惯上，也要为自己制定健胸食谱：

（1）饮用一些含中药成分的靓汤，如紫河车炖乳鸽汤。材料包括紫河车、当归、北芪、红枣及乳鸽等。紫河车是胎盘素，含丰富的激素；当归、红枣及北芪则补气血，而乳鸽则有强身健体的功效。

（2）亦可饮用以黄精、当归、白术、云苓、鲤鱼及生姜等材料熬成的鲤鱼汤。因鲤鱼具有强身效用，而白术则能健脾胃，结合下来，又有健胸效果。

（3）多喝参归猪心汤亦具有益气养血及健胸的疗效。

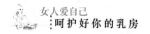
（4）草药的疗效也不俗，如羊乳、奶参等，也具有健胸的食疗效果。这两种草药能强健脾胃，增强人体的吸收能力，有助于胸部的发育。

（5）也可饮用这两款中药茶：归脾茶及养心茶。前者益气养血，后者补益心气、养心安神。

母乳是妈妈给宝宝的最好礼物

不少女性因为害怕身材走样而不愿进行母乳喂养，专家指出，母乳是妈妈给宝宝的最好礼物，因为母乳是维护宝宝安全的天然营养品，母乳喂养的宝宝生病的机会大大减少，且母乳喂养有利于宝宝身心的全面发展。

母乳是维护宝宝安全的天然营养品

任何一个学识渊博的营养学家都不可能创造出比母乳更适合于幼婴成长的代乳营养食品。母乳的不可取代性在于它不只是适合于婴儿的营养食品，更重要的是它的生物功能，也就是它的防病健体的功能。

如：双歧因子——刺激乳酸杆菌生长，以产生有保护作用的有机酸；乳铁蛋白——所含铁未达饱和，与细菌竞争铁质而干扰细菌繁殖；脂质——防御合胞病毒及蓝氏贾第鞭毛虫；溶菌酶——溶解细菌的细胞壁；低聚糖——干扰肠道细菌及毒素与上皮接触；分泌型免疫球蛋白A——防止病原体依附上皮细胞并能中和细菌毒素；中性粒细胞、巨噬细胞及淋巴细胞——协助黏膜免疫。

这些都是使初生婴儿免于发生呼吸道、消化道等危及生命的感染性疾病的重要物质。由于初生婴儿脏器功能发育不成熟，不能耐受除母乳以外的食物，故人工喂养儿易因喂养不当所致的营养紊乱而继发生长发育停滞、患病甚至死亡。为了降低新生儿死亡率，也是降低婴儿死亡率，世界各国都在大力推行母乳喂养。

母乳喂养可预防各种婴幼儿疾病

据联合国儿童基金会的报告，及中国儿童发展中心研究，在对半岁以内母乳喂养儿所做的850总例次观察中，患呼吸道感染162例次（19.1%），而在人工喂养685总例次中，患呼吸道感染207例次（30.2%），差异非常显著。这表明母乳喂养在减少呼吸道感染方面有重要作用。又据最新研究结果，在新生儿组及2～3个月月龄组混合喂养（哺喂母乳达日奶量1/3以上）宝宝的患病率分别为10.4%和29.6%，而人工喂养儿则分别为31.3%和41.9%。两组分别比较，差异非常显著。由此可见，即使只是部分喂养母乳也可减少幼婴患病率。

母乳喂养有利于宝宝身心全面发展

在母亲哺喂宝宝时，母婴间的皮肤直接密切接触，宝宝对母亲语音的反应、应答，眼神交换，一边吸吮乳房一边抚摩母亲胸部或乳房所产生的感情、依恋，对哺乳环境的定位、认识及对环境物品功用的感受等，都是促进认知发展和加深母婴亲情、增进母子依恋的重要环节。

在哺乳过程中，宝宝中枢神经系统受到不同来源、不同层次信息的刺激，其内在能动性被调动起来，这不仅为大脑-中枢神经系统提供形体发展的条件以及促使其在协调、综合等功能方面的发展，而且也使高级神经活动和心理发展有巩固的网络基础并趋于健康、完善。结果显示，两组智力指数（MDI）测分皆在正常范围之内，但母乳组高9.47点（$p<0.01$）。运动指数（PDI）两组测分皆在正常范围之内，但母乳组高10.93点（$p<0.01$）。两组宝宝测值虽然都在

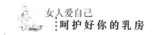

正常范围之内，但母乳喂养组宝宝无论是在智力还是在运动方面都显著优于人工喂养组宝宝，表明母乳喂养对宝宝全面发展是十分有利的。

以上从给孩子的营养标准、预防婴幼儿疾病、亲子关系3个方面阐述了母乳喂养的必要性。母爱是人之天性，在给宝宝母乳喂养时，这种天性得到充分展现，应该也是初为人母的幸福时刻吧。

母乳喂养要注意的误区

新妈妈最初上阵，总是问题多多，难免手忙脚乱，而其中最大的一个问题，大概就是如何给新生儿哺乳了。在产后哺乳问题上，妈妈们有几大典型误区：母乳是一种特殊的产品，其产量完全是根据宝宝的需要来的，请新妈妈谨记：最原始的方法反而是最好的方法。

在产后哺乳问题上，妈妈们有几大误区：

误区一：产后3天才会有母乳

关于这一点，大概很多妈妈们都已经明白，产后，甚至生产前几天，准妈妈们就已经开始生产淡黄色初乳了，虽然量并不大，只有几滴，可那是对新生儿来说很珍贵的富含各种抗体的乳汁。所以强烈建议新手妈妈在产后2小时内立即哺乳，原因很简单，产后2小时，新生儿处于相对"清醒"状态，吮吸反射非常好，宝宝嘴巴一旦接触新妈妈的乳头很容易就学会正确的喝奶姿势，然后自主吮吸，这个时候也是宝宝最不容易发生奶瓶混淆的时候。而这之后24小时内的新生儿因为生产的疲累会陷入睡眠中，很难认真学习喝奶技巧。

误区二：产后需要马上喝催奶汤品

其实对新生儿来说，他们的胃很小，新生儿哺乳，每次可能只需要十几毫升，过早地催奶，会给初产妇带来很大的痛苦：乳房因奶水充盈而胀痛，而且容易引发乳腺炎。而对新生儿来说，胀硬的乳房是吸不动的，所以一边是孩子因饥饿而大哭，一边是妈妈因疼痛而流泪，很是划不来。

其实从西医的角度来说，喝什么液体，哪怕是冰水、果汁都可以转变成乳汁，只要妈妈保证充足的液体供应，其实是没必要一定喝汤的。但对中国人来说，大家都比较迷信汤品，拒绝冷饮，那么，就请新手妈妈谨记，头3天最好少喝各种催乳汤，多喝水，按需供应即可。

误区三：发生乳胀时用热毛巾敷

如果发生乳胀，其实最好的办法不是用热毛巾敷，这样会扩张局部毛细血管，反而会增加母乳产量，如果各位妈妈不信，你们可以试试，当母乳充盈的时候，乳房的温度是略高于手温的。最简单的办法是——用冷藏的卷心菜叶子冷敷。嘿嘿，想想那叶子的形状，可不是正合适吗？适当给你的"大奶瓶"降温，是会减少母乳的产量的。还有就是请自己的宝宝帮忙，当然，就像上文所说，胀硬的乳房，新生宝宝是吸不动的，妈妈自己可以用手挤出一部分母乳，等"奶瓶"稍微软一点时，再喂给孩子吃。如果孩子吃完了感觉还有硬块，或是看到局部皮肤红肿发热，那恐怕是乳腺未通，需要自己按摩或是用吸奶器吸。所以，强烈建议新手妈妈在刚刚生产后不要喝催乳汤。

误区四：为了让孩子一次吃足母乳，延长哺乳时间，或是中间加一次配方奶

母乳是一种特殊的产品，其产量完全是根据宝宝的需要来的，延长哺乳时间，只会给妈妈身体一个错觉：母乳产量过度。所以，这样做反而会降低母乳产量，适得其反。所以，除非妈妈打算让孩子开始喝配方奶混合喂养，

否则最原始的方法反而是最好的方法：几十年前没有吸奶器的时候，妈妈大多亲自喂宝宝，母亲得到来自宝宝吮吸的刺激，基本上宝宝喝多少，母亲供多少，绝不浪费。

一般新生儿由于胃口很小，所以喝奶非常频繁，差不多2小时1次，这些都很正常，并不是母乳不够，所以新妈妈非常辛苦，常常是第一顿喂完，还没喘口气，宝宝就要吃第二顿了。但只要让宝宝经常吮吸，慢慢地孩子的胃口大了，母亲的母乳产量也就跟着上去了。通常出了月子就可以做到3~4小时喂1次。

误区五：母乳6个月就没有营养了

这是一个非常典型的误区，实在是无稽之谈。其实，母乳的奇妙之处就在于它是随着宝贝的成长而发生微妙的变化，并总是最适合宝宝的。根据医生的理论，在宝宝4~6个月前除了母乳是不需要吃任何东西的。6个月后开始增加辅食，而这时母乳依然是宝宝营养的主要来源，医生支持宝宝吃母乳1年以上。

造成哺乳期妈妈乳头疼痛的原因

不少妇女在排卵期会出现乳房胀或乳头疼，有时简直不能触碰乳头，乳房的表现也可能一直持续到下次月经来潮前夕。内衣过紧，做运动时，也会引起乳房局部的疼痛。一般来说，乳头疼痛最常出现在哺乳期。

哺乳期乳头疼是什么原因引起的：

一是乳头疼痛最常见的原因是由婴儿吸吮不当引起的。婴儿含吮乳头时未将足够的乳晕部分含入口腔内，而仅仅是含住了乳头的顶部，这样反复的吸吮导致乳头疼痛。

二是当婴儿吸吮时，母亲感到乳头呈针刺样疼痛，可能发生了乳头皲裂。发生乳头皲裂的原因有：婴儿含吮不当、在母亲的乳头上涂抹酒精、肥皂，或由于婴儿口腔运动功能失调所致。

如果妈妈们发生了乳房疼痛，可根据以下原因，适当调整：

（1）哺乳前，母亲取舒适的体位，用湿热的毛巾敷乳房和乳晕3～5分钟，同时按摩乳房以刺激排乳反射，挤出一些乳汁，这样一来乳晕变软便于婴儿含吮。

（2）先用疼痛轻的一侧乳房哺乳，并注意将乳头及乳晕的大部分含入婴儿的口腔中，还要注意变换婴儿的吃奶位置，以减轻吸吮对乳头的刺激。

（3）如果由于其他原因要中止喂奶时，母亲应用示指轻轻地将婴儿的下颌按压一下，婴儿会自动吐出乳头，千万不要强行将乳头拉出，这样会损伤乳头。（见图91）

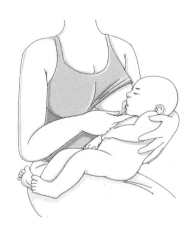

图91

（4）如果已发生乳头皲裂，哺乳后再挤出一些乳汁，涂抹在乳头和乳晕上，并待其自然干燥。

（5）由于乳头皮肤比较娇嫩，尤其是初产妇的乳头更加薄嫩，加之乳头长时间受婴儿唾液浸泡也容易皲裂，因此，每次喂奶时间不宜过长，一般以15～20分钟为好，更不要让婴儿含着乳头睡觉。

除了哺乳期乳头疼之外，怀孕初期，准妈妈容易感到疲倦，常常会想睡觉。在早孕阶段，许多女性会出现浑身乏力、疲倦，或没有兴趣做事情，整天昏昏欲睡，提不起精神。这是早孕期的正常反应之一，怀孕3个月后会自然好转。

哺乳期谨防乳房结石

乳房结石多见哺乳期妇女，病人无意或有意在乳房内摸到硬块，一般为圆形或扁圆形，直径1～3厘米，肿块表面光滑，界限清楚，用手指可以推动，没有疼痛和其他不适感。

乳房结石是妇女排乳不畅引起的。当乳母焦急、烦恼或恐惧不安时，即可反射性地引起输乳管道关闭，导致排乳不畅。若乳房有炎症，可引起输乳管道狭窄阻塞，造成乳汁淤积。当乳汁积存过多，即形成乳腺积乳囊肿。久而久之，囊肿内的水分被逐渐吸收，便形成质地坚硬的乳房结石。

有的结石一旦形成很难消退，需要通过手术切除。因此，乳房结石重在预防，产妇在哺乳期间应该做到：

（1）饮食荤素搭配，少喝汤多饮水，烟酒禁绝，避免不良刺激，以帮助乳汁排出。

（2）保持心情舒畅，情绪稳定，生活要有规律。并注意保护乳房，配戴合适的文胸，防止乳房悬垂和挤压损伤。

（3）经常沐浴清洗乳头，保持皮肤清洁卫生，防止乳管阻塞。

（4）每次尽量让婴儿吸空乳房，如乳汁过剩或乳头皲裂，可用手挤尽或用吸奶器吸出，防止乳汁淤积。

哺乳期胀奶怎么办？

不少妈妈在哺乳期间都有过这样的经历，乳房肿胀、变硬而且会有疼痛感，如果严重的话，即使稍微碰一下都会痛，这就是"胀奶"。

孕妇从孕末期就开始有初乳，当胎盘娩出后，泌乳激素增加，刺激产生乳汁，乳腺管及周围组织膨胀，在产后第3天或第4天达到最高点。如果妈妈在宝宝出世后未能及早哺喂，或哺喂的间隔时间太长，或乳汁分泌过多，宝宝吃不完，乳汁无法被完全吮出，乳腺管内乳汁淤积，乳房就会变得肿胀且疼痛。此时乳房变硬，乳头不易含接，有些妈妈因怕痛而减少喂奶次数，进而造成乳汁停流，加重胀奶。

哺乳期的新妈妈出现胀奶现象是很常见的，新妈妈不必太担心，正确应对就好。

如果妈妈们想预防胀奶，最好产后及早开始哺乳。越早开始，妈妈们越少受胀奶的困扰。在出生半小时内开始哺喂母乳，宝宝想吃就吃，可使乳腺管通畅，有效预防胀奶。如果乳汁分泌过多，或是不能及时哺乳，妈妈们可以使用吸奶器2～3小时1次将乳房定时排空。

当乳房过度肿胀、疼痛难熬时，妈妈们不妨采用按摩的方法。可以双手托住单边乳房，并从乳房底部交替按摩至乳头，先顺时针按摩再逆时针按摩，注意要将流出的乳汁挤在容器中。如果自己没有把握或不方便，可到专业的妇产科进行按摩。（见图92）

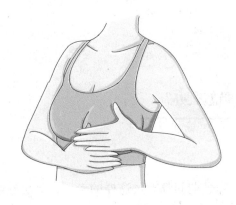

图92

除此之外，妈妈们饮食上也可作少许调整。如，减少汤水的摄入，减少催奶食品的摄入等。

妈妈们发生胀奶，要及时解决，否则容易引起乳腺炎。如果实在疼痛难忍，肿胀无法缓解，就要去医院看医生了，一定不要强撑着。

乳头内陷怎么喂奶?

宝宝出生了，母乳喂养是增加亲子关系的关键，但部分妈妈却有一些烦恼，比如乳头内陷怎么喂奶，或者奶水不足怎么办。妈妈哺乳期如果乳头凹陷或扁平，都会直接影响婴儿获取母乳，从而影响了母乳喂养的成功率，那么到底乳头内陷怎么喂奶呢?

妈妈们产后还没有矫正乳头内陷的问题，但又想母乳喂养，为了可以大大地提高母乳喂养的成功率，可以采用以下方法:

（1）乳头牵拉练习。

乳头牵拉练习可以解决乳头内陷怎么喂奶的问题。具体做法：妈妈一手托乳房，用另一手的拇指和中指、示指和拇指捏住乳头轻轻向外牵拉10～20次。这个方法练习时间不要太长，而且动作一定要轻柔，因为牵拉乳头有可能引起子宫收缩，引起宫缩痛。特别提醒：宫缩时（指产前）要停止练习。（见图93）

（2）乳头伸展练习。

乳头伸展练习可以解决乳头内陷怎么喂奶的问题。具体做法：首先将两拇指平行地放在乳头两侧，然后慢慢地将乳头拉开向两侧外方，牵拉乳晕皮肤及皮下组织，使乳头向外突出。然后，两拇指分别放在乳头上、下侧，将乳头向上下纵行拉开。这两个步骤重复多次，每次练习持续5分钟，可使乳头

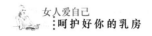
突出。（见图94）

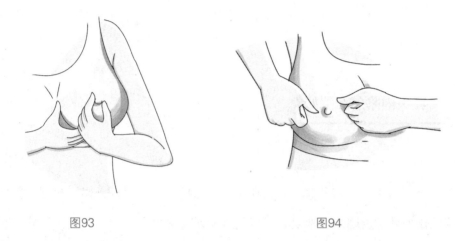

图93　　　　　　　　　　　　　　　图94

（3）吸乳器辅助。

吸乳器辅助母乳喂养和乳头内陷矫正可以解决乳头内陷怎么喂奶的问题。吸乳器可以直接将母乳快速且舒适地吸取到一般奶瓶或是旅行奶瓶中，那么即使妈妈不能亲自哺乳，也可以用吸乳器储存的奶水，让宝宝继续享用母乳。

（4）自制简易负压吸引器。

自制简易负压吸引器可以解决乳头内陷怎么喂奶的问题。如果妈妈乳头内陷比较严重，即使通过伸展和牵拉纠正效果也不明显，可以采用自制简易负压吸引器治疗乳头内陷。具体方法：用注射器自制简易负压吸引器矫正乳头凹陷，或者利用输液瓶空气热胀冷缩原理矫正产妇轻微乳头凹陷。

母乳喂养会给宝宝带来更多的益处

母乳是妈妈馈赠给宝宝最神圣最天然的礼物，坚持给宝宝喂养母乳，宝宝的抵抗力会比没有母乳喂养的要强。无论是对婴儿还是妈妈来说，母乳喂养都是具有很多好处的，从宝宝身体发育到妈妈身材的恢复，如果不坚持母乳喂养，你和宝宝受到的伤害会很多。

（1）喂母乳的妈妈不容易受疾病的侵扰。

多种研究均表明，哪怕妈妈仅仅选择对宝宝喂养母乳几个月，她们患乳腺癌的概率也会大大少于从未给宝宝进行母乳的妈妈。与从未试过给宝宝喂母乳的妈妈相比，哺乳期超过25个月的妈妈们患乳腺癌的概率要减少30%。而且，经母乳喂养的女宝宝日后患乳腺癌的概率也少于没有吃到母乳的女宝宝。

哺乳还可预防卵巢癌、尿路感染和骨质疏松。所以，选择母乳喂养宝宝，不仅对宝宝健康有好处，对于妈妈们来说，可以减少患乳腺癌的概率，也可以预防其他疾病的发生。

（2）喂母乳的妈妈子宫恢复得快。

不要以为母乳就是单向的付出，有很多妈妈不知道，母乳是母子双方之间的共同付出，相互馈赠。在妈妈分娩后，如果可以让新生宝宝吮吸妈妈的乳头，会引起妈妈的子宫收缩，减少出血，因为宝宝的吮吸动作会刺激催产

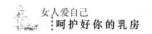

素的分泌，从而使子宫恢复到怀孕前的大小。所以，进行母乳喂养的妈妈子宫复原，比不进行母乳喂养的妈妈更加迅速、彻底。

当妈妈赠给宝宝乳汁、营养和爱的同时，宝宝的吮吸反过来会刺激妈妈乳头神经，将欣喜传送到脑下垂体，促进催乳素的分泌，可以激发女性作为妈妈的幸福感。

（3）喂母乳的妈妈会省下更多的奶粉钱。

近年来，经常曝出吃奶粉致宝宝生病的新闻，奶粉掺杂一些影响宝宝生长发育的东西，各种消息让妈妈们都惶恐不安。喂奶粉虽然免却了妈妈喂养的尴尬和麻烦，但是母乳喂养始终是比任何奶粉都有健康保障，起码不会对宝宝产生危害。此外，对于追求高昂进口价格奶粉的妈妈来说，一个普通家庭的收入是很难承担得起的。

母乳喂养既能省却准备奶粉的麻烦，也能够免除因宝宝的哭声引起的母亲内疚与焦虑情绪。特别是在夜间，遇到宝宝夜哭，在旁边的妈妈马上喂母乳，能够让全家人都睡得更安稳。尤其方便的是在旅行途中，不必担心开水供应、喂奶用具的清洁等问题。

（4）喂母乳的妈妈心情最愉悦。

凡是观察过哺乳妈妈的人都会发现，喂奶中的妈妈非常安详，宝宝吃着吃着也安静地睡着了，好像两个人都服用了天然镇静剂一样。事实恰好如此，母乳中含有一种促进睡眠的天然蛋白质，能让宝宝安然入睡；而宝宝的吸吮动作也会使妈妈体内分泌有助于放松的激素。

许多工作繁忙的职场妈妈都反映，忙碌一天之后，喂奶能够让自己心情放松下来，劳累疲乏的感觉会随之自然消失。给宝宝吃到天然母乳的同时，又能让妈妈们感到愉快，母爱随着乳汁输送进宝宝的小嘴里，宝宝的脸蛋变得光泽红润，妈妈的心里也会升起难以比拟的自豪感。

（5）喂母乳的妈妈更懂母爱。

一位有经验的妈妈说，"喂奶是学习当一个好妈妈的第一步。"因为母乳虽然是新生宝宝重要的营养来源，并且能保护宝宝不受病菌的侵袭，但母乳喂养的益处却远远不止这些。母乳喂养是妈妈理解和满足宝宝需求的最自然最有效的途径。哺乳的妈妈在生理上跟没有哺乳的妈妈有很大的不同，哺乳妈妈体内旺盛的激素——泌乳素和催产素，激发她们产生更加强烈的母爱。

催产素，被称之为"母爱激素"。研究发现催产素的分泌是一种条件反射，哺乳妈妈不仅在宝宝直接吸吮乳头时分泌催产素，而且在接触到与哺乳有关的熟悉的景象、声音和活动时，体内也会自动分泌催产素。这种"母爱激素"会自然地对宝宝进行悉心地呵护。

（6）喂母乳的妈妈乳房不容易下垂。

在怀孕期间妈妈身体积蓄的脂肪，就是大自然为产后母乳而储存的"燃料"。有很多妈妈担心母乳喂养会导致胸部下垂而决绝母乳喂养，也有的妈妈因为怀孕后变胖而节食减肥。其实母乳消耗的是妈妈体内额外的热量，喂奶的妈妈新陈代谢会加速，就算不用节食也就能达到减肥的目的。

正如妈妈让宝宝有一个健康正常的体形，宝宝同时也会帮助妈妈恢复体形。而且，喂养母乳不是改变乳房形状的根本原因，主要还是妈妈平时没有注意好日常的护理和乳房的按摩调节。

（7）喂母乳有利于宝宝肠胃吸收。

相对于人工制作的奶粉来说，母乳更容易消化、吸收，可以被宝宝的机体有效利用。由于宝宝的肠胃消化及肾脏排泄功能还没发育完全，无法承受过量的蛋白质与无机盐。母乳的各种营养不但配合得刚刚好，蛋白质与无机盐含量虽不如牛乳，但母乳的营养成分却非常有利于宝宝吸收，也不会增加消化及排泄的负担。母乳中也有良好的脂肪酸比例，不但容易吸收，也含有

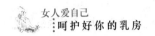

足够的必需脂肪酸供给宝宝正常发育。

（8）喂母乳，宝宝不容易焦虑。

母乳喂养不仅能刺激妈妈体内催产素的释放，还能促进母性行为的发展和母子间亲密关系的形成。哺乳时妈妈和宝宝身体之间的亲密接触与交流，使得妈妈和宝宝在身心上都感到合二为一。在宝宝需求得到满足的同时，妈妈对于爱抚和关怀的需求也得到满足。

当宝宝焦虑的信号在妈妈体内引起生理反应时，妈妈就会感觉到一股马上要抱起宝宝给他喂奶的冲动，这种及时的反应给母子两人带来温馨的感觉。另外妈妈还可以通过喂奶，更加深刻细致地了解宝宝的性格和需要，从而更加充分地掌握成功喂养的诀窍。

细数新妈妈不靠谱"追奶"法

母乳喂养，对于宝宝或者妈妈来说都有很多的好处。所以，现在越来越多的妈妈选择母乳喂养。不过其实有很多小细节都关系到母乳喂养这个大工程。因为紧张就胡乱地用上各种吸奶器，奶水经常供不应求，宝宝也只能饿着肚子不停地哭喊，无奈的妈妈用道听途说的方法增加奶水，殊不知，效果却适得其反。有哪些做法是不靠谱的呢？下面就为妈妈们解答一下。

以为奶胀了才能喂

其实新妈妈有所不知，母乳喂养宝宝的时候以为奶胀了才能喂，这是因为她们担心不奶胀的话，就会奶水不足，喂不饱宝宝。但是如果等奶胀了才喂，奶水过多，很容易呛到宝宝。而且如果胀奶太厉害，奶水过多，宝宝有可能会吃撑，对肠胃消化不利。

提示：有相关专家曾表示，不必担心当前的奶水不足，只要宝宝有需求就可以哺乳，孩子的吮吸会加速乳汁分泌，随之刺激妈妈身体做出调整，形成良性循环。要纠正以为奶胀才能喂的观点。

以为不胀奶就是没奶

妈妈觉得自己的乳房不胀，就认为自己没奶或是奶少。有时候宝宝吸了一会儿之后，胀感消失，妈妈就觉得自己的奶被吸光了，急着为宝宝换一侧吸或是改喂奶粉。其实，这时候妈妈的乳汁还是挺充盈的，完全可以让宝宝继续吸。

提示：通过观察宝宝的细小动作和声音，妈妈其实是可以知道自己是不是有奶水的。只要喂奶时可以听见宝宝的吞咽声，就说明宝宝能够吃到奶水。开始哺喂时，宝宝可能吸 1～2 口就咽一次；到后来可能吸 5～6 口才咽一次，只要宝宝愿意吸吮，完全不用去打扰他。要是宝宝吸着吸着睡着了，就要想办法把他弄醒，养成吃饱了再睡的好习惯。

用各种吸奶器

不少妈妈没有奶胀的感觉，就会担心奶水不足，饿坏宝宝。在这个时候妈妈们都会选择使用各种吸奶器。觉得不用机器吸干净，就会影响产奶量。其实宝宝本身才是最好的吸奶器。宝宝吮吸妈妈乳房时，可以促使妈妈分泌催产素。

提示：其实妈妈的泌乳系统很奇妙，宝宝把乳房吸得越空，下次分泌得就越多，因为脑垂体接收到的信号是"需要更大的产量"。相反，宝宝每次都吃不掉这么多，那么大脑就会认为产量"供大于求"，以后就少分泌点，这就是为什么宝宝吸一口比任何吸奶器都有效了。

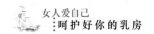
以为宝宝一次就能吃饱

很多新妈妈会以为宝宝和成人一样，一次就可以吃饱。如果这样想就错了！一般而言，每隔3个小时就应该喂宝宝一次。不过这也不是一个硬性的规定，宝宝多久吃一次，一次吃多少，都需要根据宝宝的自身情况而定。

提示：有时候宝宝吃着奶就睡着了，这并不代表宝宝一次就吃饱了。妈妈们可以用自己的示指放在孩子的嘴边，轻轻敲敲，看孩子是否有吸吮的动作，如果孩子没有吸吮的动作，说明孩子吃饱了，如果孩子有吸吮的动作，说明孩子没吃饱。

奶粉减不下去

许多新手妈咪都会担心自己的奶水不够宝宝吃，担心宝宝会营养不够，于是就给宝宝加了配方奶。而更大的问题在于，一些妈妈先给宝宝吃奶粉，然后再喂母乳，更造成宝宝母乳吸收不够，甚至抗拒吃母乳的情况。这样会造成宝宝越来越依赖奶粉。

提示：对于宝宝奶粉减不下去的情况，妈妈们一开始就不应先让宝宝吃太多奶粉。要尽量让宝宝努力去吮吸母乳，因为这样可以刺激妈妈的乳腺，增加产奶量，只要有充足的奶水，就不用依赖奶粉，奶粉量就会自然而然地减下去。

一哭就喂奶

其实宝宝哭的原因有很多种，譬如冷了、热了、尿了、拉了或者是穿的衣服哪刮着他了他都会哭。在宝宝哭的时候妈妈可以检查一下他的小手和小脚是不是凉的，或看看纸尿裤是不是有侧漏或者渗尿，再看看是不是衣服有点紧勒得宝宝哭了。宝宝哭了不一定是饿了，如果胡乱地喂奶水，一天到晚妈妈要喂多少次才够呢？奶量当然就觉得不够了。

提示：其实在日常生活中，宝宝哭的原因有很多种，有可能是身体不舒服，也有可能是提醒妈妈该换纸尿裤了。所以，当宝宝哭了，并不一定是饿了。正确的办法应该是找出宝宝哭的真正原因，而不是一味地喂奶。

没日没夜地喂

宝宝刚生下来的时候，大多数都鼓励妈妈只要宝宝有需要就给宝宝喂奶，不分时间地点。可是这不是意味着没日没夜地喂。原因有两个：一是对于妈妈来说实在太辛苦了，会让妈妈吃不消；二来会令宝宝养成坏习惯，吃不定时。

提示：对于给宝宝喂奶的时间问题，没有一个很确切的时间规定，只能说尽量不要让宝宝饿着。不过没日没夜地喂对妈妈的身体健康会有一定的影响，晚上的时候，尽量让宝宝吃饱了再睡，一来妈妈不会太辛苦，二来宝宝也不会养成晚上频繁吃奶的坏习惯。

长期纠结母乳够不够

有的妈妈很少出现奶胀的情况，就会一直纠结自己的母乳够不够的问题。对于这个问题，可以用较科学的方法确定。譬如一个活泼可爱、体重增长迅速的孩子肯定不存在饥饿问题。这类宝宝吃完奶后会感到很满足，表情快乐，眼睛明亮，反应灵敏而且睡眠踏实，不轻易哭闹。吃不饱的孩子体重增长慢，看上去委屈，不水灵，缺少活力。这类宝宝经常哭闹，睡觉不踏实，常常出现觅食的表现。而且长期纠结于这个问题，无论对妈妈还是宝宝都是不好的。

提示：妈妈的紧张情绪有可能影响产奶量，继而影响到宝宝。有的妈妈从产前开始就紧张产奶量的问题，一看到宝宝的神情不好就马上责怪自己奶水不足，其实放松心情最重要，妈妈一定要通过各种办法缓解这种情绪。多与其他妈妈沟通交流，或者到户外散散心，等等，分散自己的注意力。

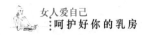
哺乳期如何预防乳房"变形"

乳房的健康不仅关系到女性自身的健康，还会影响下一代的哺育健康，而平时一些不良的生活习惯都有可能导致乳房变形，时刻危害着女性的身心健康。那么你知道对于女性朋友来说，应该怎么预防乳房变形呢？

女性生产完后，体内激素量降低，脂肪和乳腺组织都快速减少，已经被撑大的乳房皮表自然就松垮下来了。所以，无论是否进行母乳喂养，女性的乳房都会有所下垂，对于已经轻微下垂的乳房，可以进行局部按摩，增强胸肌的运动，比如可做伏地挺身等动作来改善。

预防方法一

母亲应该戴一个尺寸合适的文胸，托住乳房，不仅哺乳期如此，妊娠后期也要坚持每天戴，而且要注意白天夜晚都要戴。这样做是为了防止乳房在增大变重后其皮肤和内部支撑组织撑扩伸张。在妊娠期第7个月时，准妈妈应换上大一号的文胸，最好去买专门的哺乳文胸。

预防方法二

在妊娠和哺乳期要避免体重增加过多，因为肥胖也可以促使乳房下垂。

支招：胸部要漂亮，最重要的就是形状匀称，因此不论是A罩杯、B罩杯、C罩杯，个人气质及涵养才是真正的主角。

很多女性都想知道健胸秘诀，在有效、安全、经济、便利等四个原则下，我们的建议是：

（1）营养：很多女生因为怕胖的原因，常常这也不吃、那也不吃，但是乳房是一种充满脂肪的器官，拒绝油水食物的女生，是不可能有丰腴的胸部的。所以要健胸，第一步就是补充营养。补充最好的方法就是每天吃含有五谷杂粮饭或全麦面包的早餐、一天一杯牛奶及一天一粒维生素。

（2）血气充足：乳房是女性美的象征，因此要使自己充满女人味，千万要注意血液循环是否正常。注意自己的月经周期是否正常、月经流血量是否过多或过少、月经血色是否偏黑或偏淡，若有这些问题，赶快先去请教妇产科医师或中医师，让专家帮您调养体质。

（3）乳房按摩：可通过两种方式按摩：一是在每晚临睡前或早晨起床前，将一只手的示指、中指、无名指并拢，放在对侧乳房上，以乳头为中心，由乳房外缘向内侧画圈，两侧乳房各做10次（见图95）。按摩的目的主要是促进乳房局部的血液循环，增加乳房的营养供给，同时还能促进雌激素的分泌。另一种方式就是冲凉时，用莲蓬头环形冲刷胸部，水温不可太烫，这样能使乳房变得更有弹性。

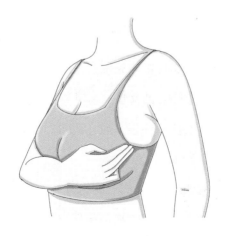

图95

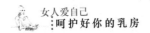

（4）冲拍冷水：不要用太热的水来搓洗胸部，尽量利用莲蓬头将温水或冷水对着胸部冲击，可以让乳晕颜色及乳房形状更漂亮。

（5）断奶讲究：要避免乳房缩水，断奶有讲究。一般不采用吃药或打针的方法，这样容易造成乳房急速收缩，导致乳房萎缩、塌陷、皮肤松弛，失去弹性，可以用一些抑制乳汁分泌的食物如韭菜、麦芽水、人参等来达到退奶的效果。或者通过逐渐减少喂奶的次数和量来达到戒断的效果。

产后护胸"不当"易致乳腺癌

新妈妈们在面对刚出生的宝宝时固然喜悦，但也不要因此而忽视了自己的身体健康。喂奶的女性未来患上乳腺癌的概率确实低于不生育不哺乳的女性，但哺乳期的妈妈也要警惕！

怀孕哺乳期是炎性乳癌高发期

乳腺癌的致病诱因很多，饮食结构不合理、动物蛋白吃太多、环境污染、工作压力大等都有可能让机体免疫力失调，刺激肿瘤生成，但普遍还有一个看法认为，不生育不哺乳的女性发生乳腺癌概率较高。生育哺乳防的是"未来"癌变的可能，女性在怀孕、哺乳期间，也进入了"炎性乳癌"的高发期，孕妇产妇们千万不可掉以轻心。

怀孕哺乳期的女性体内激素水平大为改变，比平时更容易患"炎性乳癌"。炎性乳癌的特点是恶变程度高、进展快、复发转移多、症状类似炎症从而非常容易被忽略，不少妈妈由此不幸抛下襁褓中的新生婴儿离开人世，还有一些则在怀孕期间就面临"保孩子还是保自己"的艰难选择，因为怀孕期不能大量用药，而一旦拖延则可能回天乏力。

不爱哺乳的妈妈易得乳腺癌

研究结果显示，女性在生产之后以母乳喂养的时间越长，日后发生乳腺癌的危险越小。研究专家指出，很多女性在婴儿6个月大后，便不继续喂哺母乳。如果她们能够喂哺6个月以上，每年至少有1000人可免受乳腺癌的侵犯。通过哺乳可以促使女性的内分泌系统得到调整，使性激素逐渐恢复到平衡状态。资料表明，哺乳次数越多，时间越长，乳腺癌的危险越小，而未哺乳女性的乳腺癌发生率要比哺乳女性高出5倍左右。

哺乳对宝宝有益，对妈妈更有好处。民间常说，金水银水不如妈妈的奶水。的确，母乳的价值对宝宝来说是其他任何食品所无法代替的。母乳喂养可促进宝宝与母亲的感情建立与发展，可使宝宝获得满足感和安全感，是宝宝心理正常发展的重要因素，可以更好地促进宝宝大脑发育。

对于母亲来说，产后坚持哺乳有利于子宫恢复，可降低乳腺癌的发病率。那种认为产后哺乳会影响身材的看法是错误的，喂奶是一个消耗大量热能的过程，有利于妈妈减轻体重。

产后挤奶不当易得乳腺癌

乳房是个非常娇气的器官。对乳房护理知识不了解、没经过正规培训的人，无法掌握好手法的轻重，多用蛮劲对乳房进行暴力挤压。暴力挤压，不仅不能将乳汁淤积的乳腺管通开，反而还会使乳汁淤积更严重，从而引发乳腺炎，继而导致乳腺癌。此外，对于乳头发生皲裂的产妇，如果按摩者不卫生，会大大增加感染的机会，细菌可从乳头皲裂处进入乳腺组织，从而引发乳腺炎。

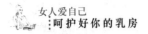

产后妈妈挤奶技巧：

首先，要注意在挤奶时，不要弄痛乳晕和乳头。

用拇指和示指挤压乳晕，以无疼痛感为宜。即使乳汁很难流出，也不要使劲挤压。挤奶的关键是挤压的部位和角度，用力过度会弄伤乳晕。（见图96）

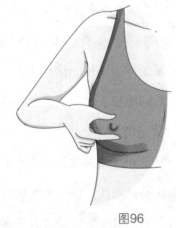

图96

其次，挤压乳晕的手指要勤换位置。

挤压乳晕的位置有多种，手指可以上下挤压，也可以左右挤压，还可以斜着挤压。只挤压乳晕的一个部位，那个部位的负担就会过重，会有受伤的危险。

再次，要尽量避免使用挤奶器。

挤奶器的原理就是，通过乳头给乳房表面施压，使乳汁流出。这不符合乳房通过挤压输乳管窦使乳汁流出的生理构造，容易弄痛乳头，因此要注意使用挤奶器时间不宜太长。

产后护胸方法不当让乳房受伤

没有哪个女性不爱护自己的胸部，但是有些女性认为自己的乳房长得不称心，于是人为地抑制或增大，结果却适得其反，因此，要有骄人的胸部，千万不要再犯下列错误：

（1）压迫法缩胸：有些女性，生育之后感到乳房过度增大，认为不美观，便使用文胸予以压迫，殊不知这种"压迫法"往往会适得其反，一旦解除"压迫"，乳房立刻一蹶不振耷拉下来。

（2）人工填充：至于采用填充材料来丰乳"增肥"的人工方式，对健康有着严重的影响。国外有资料统计，硅胶之类的填充物在体内时间长了，容易诱发乳腺癌。

母乳喂养使乳房更丰满

都说母乳喂养会让乳房下垂变形，但专家说，女性孕期乳房变得比以前丰满是雌激素作用的结果。妈妈体内的激素逐渐恢复孕前水平，乳房也会发生不同程度的变化，有些妈妈的乳房会变大，而有些会变小，但是母乳喂养新生儿，并没有改变乳房的生理组织结构，只是引起乳房的一些反射调节作用。

哺乳对胸部影响众说纷纭，有人说哺乳会令乳房下垂变形；也有人说哺乳更利于产后身材恢复，到底哪种说法更有科学依据呢？

母乳喂养不但不会影响母亲的体形，还能消耗怀孕时积累的能量，促进母亲产后身体的复原。引起乳房产生变化的，不是哺乳，而是怀孕本身。女性孕期的激素使乳房变得比以前丰满许多，皮肤拉伸紧绷。母乳喂养新生儿，并没有改变乳房的生理组织结构，只是引起乳房的一些反射调节作用，相反，哺乳会使乳房更加丰满。

孕期和哺乳期结束后，体内激素逐渐恢复孕前水平，妈妈们乳房的变化也发生不同程度的变化。有些人恢复到原来的大小，有些比以前大，也有些比以前小。乳房下垂与否主要同怀孕次数、个人体质、年龄有关。而母乳喂养与乳房变形之间的关系微乎其微。乳母如果选戴合适的棉质文胸，断奶后乳房也会基本恢复到原来的形状。只有当哺乳停止时，不恰当的或不注意乳房护理，才有可能出现乳房下垂的现象，所以说哺乳本身并不影响乳房下垂。

因此，只要平日多注意乳房护理，就不用担心乳房下垂或变小的问题，而且哺乳更是产后恢复身材的好方法。乳房本身没有肌肉支持，在哺乳期，需要文胸支持，罩杯的大小要能覆盖整个乳房，不使乳房奶水过胀，及时吸空乳房，每天用手按摩乳房以增强乳房的弹性和韧性。

需要说明的是，母乳喂养的姿势一定要正确。

（1）不要让婴儿太过贴近胸部，当他位于正确的位置开始吸吮时，会发现他的太阳穴与耳朵微微地颤动。如果婴儿的位置很正确，就不会觉得乳头肿痛。

（2）在自己胸部下方，用一只手平贴在肋骨上，支撑自己的胸部。要避免压迫到胸部顶端，因为这样很可能会使乳头的方向改变，从而导致乳腺管阻塞。（见图97）

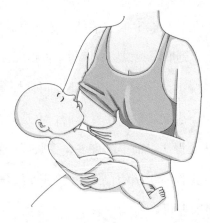

图97

（3）每到下一次哺乳，都要换不同的乳房来哺育。在不同的时间哺乳婴儿时，给它吸吮不同的乳房，有助于避免一边的胸部受到太大的压力。

（4）哺乳以前，在胸部洒一些温水，有助于乳汁的分泌。如此，婴儿就不需要费力地从坚硬而疼痛的乳头吸吮乳汁。

（5）假如乳房变硬，可以用手把奶挤出，以方便婴儿吸吮。

（6）哺乳后，用冰冷的毛巾擦拭乳房，可以收缩血管，降低乳房肿胀的程度。

（7）轻轻地挤压肿胀的乳头，这是个简单方便的好方法。

（8）带合适的文胸可以使胸部感到舒服。

产后妈咪当心乳房告"急"

母乳喂养对宝宝的好处可谓举不胜举，新妈妈要想坚持母乳喂养宝宝，会遇到很多意想不到的困难，急性乳腺炎就是其中之一。宝宝的"粮库"出了问题，新妈妈该怎么办？停奶？吃药？还是动手术？这些对宝宝的健康会不会有影响？

产后哺乳期的新妈妈容易患急性乳腺炎，产后全身抵抗力下降是一个重要的原因，另外还与乳腺局部因素密切相关：

一是哺乳期细菌入侵机会增加，细菌大多数经破损乳头沿淋巴管侵入，如婴儿口含乳头而睡或婴儿患有口腔炎症吮乳则可直接侵入乳管；

二是有些产妇由于乳头过小或乳头内陷等发育不良等妨碍哺乳，或者

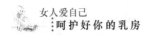

乳汁分泌过多而婴儿吮乳少，又没有及时将乳汁完全排空，结果发生乳汁淤积，为细菌入侵提供了生长繁殖的场所。

新妈妈预防急性乳腺炎的关键在于避免乳汁淤积，防止乳头损伤，保持乳房皮肤清洁。哺乳期要定时哺乳，不要让婴儿含乳而睡，乳汁过多时就用吸乳器吸尽，及时治疗婴儿口腔炎症。急性乳腺炎应及早治疗，可以采用先进的非手术绿色疗法，以中药、物理及微创治疗为核心，通过专业医生的手法排乳、外敷中药、微波治疗相结合，能够达到比较理想的治疗效果。更关键的是，新妈妈可以安心照常哺乳，对宝宝没有任何影响。

漂亮乳房，从孕期开始打造

乳房的美丽与健康不仅满足了准妈妈爱美的需要，也保障了产后母乳喂养能够顺利进行。怎样才能保证让日益变大的乳房不走样？怎样才能让哺乳过后的乳房恢复原来的"傲慢"？一切都要从孕期开始。怀孕期间，应该随着乳房的日益增大，及时更换文胸，并做好必要的护理工作，防止妊娠纹，以及乳头凹陷等问题的发生。

孕早期乳房护理

从怀孕后6～7周开始，乳房逐渐膨胀起来，十分柔软，乳房皮肤下的血管变得明显突出。乳头也会渐渐变大，乳晕颜色由于色素沉淀的增加而日益加深。准妈妈开始能够感到乳房的不适：发胀、有刺痛感或者触摸时感到疼痛，走路时也能感到有些沉重。

护理：可以采用热敷、按摩等方式缓解乳房的不适感。每天用手轻柔地按摩乳房，促进乳腺发育。

文胸：这个阶段，一定要选用松紧度适宜的、最好是可调节的文胸，既要很好地托起乳房，又要避免文胸过紧摩擦乳头，产生不适，并且随着乳房和胸围的增长，进行适当地调节。在睡觉休息的时候，最好是取下文胸，这样有利于乳腺的血液循环。

孕中期乳房护理

这个阶段，乳房会持续增大，不适感消失。第一次怀孕的准妈妈，乳头会比较娇嫩、敏感，在哺乳的时候往往经受不住婴儿的反复吮吸，会感到疼痛或者奇痒无比。为了预防这种情况的发生，可以从孕期就开始做一些预防的工作。

护理：从怀孕5～6个月开始，可以每天用温水和干净的毛巾擦洗乳头一次，注意要将乳头上积聚的分泌物结痂擦洗干净，然后在乳头表面擦一点婴儿油，这样可以增强皮肤的弹性和接受刺激的能力。

纠正：正常的乳头为圆柱状，凸出在乳房表面，如果乳头内陷，有可能会造成产后哺乳困难。不过，大多数的乳头凹陷的准妈妈都可以从怀孕5～6个月开始，通过适当的纠正来改变乳头的情况。注意：在纠正乳头时，应先将双手洗净，指甲修减整齐，不要留长指甲，以免划伤肌肤。

方法：把两个大拇指放在靠近凹陷乳头的部位，适度用力下压乳房，以突出乳头，然后逐渐从乳晕的位置向外推，每日清晨或入睡前做4～5次，待乳头稍稍突起后，用拇指和示指轻轻捏住乳头根部，向外牵拉。（见图98）

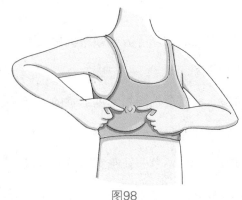

图98

文胸：尺码大约增加了一个或一个以上，应该及时更换。

怀孕晚期乳房护理

乳房的尺寸不断增大，乳头的距离也不断增大，但在分娩前，胸部增大的速度反而减慢。

护理：除了正常的清洁外，可以适当进行乳房的按摩。

乳房的按摩1：用一只手托住乳房，另一只手的拇指、示指及中指捏住乳房，三指靠拢，轻轻用力压迫乳晕。然后改变位置，重复上面的动作。（见图99）

乳房的按摩2：用一只手托住乳房，另一只手的拇指和示指捏住乳头，先向左，再向右轻轻扭动乳头。（见图100）

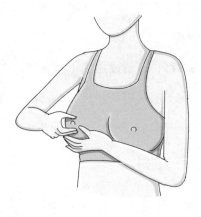

图99

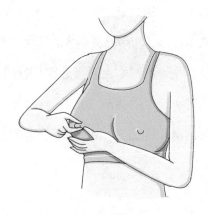

图100

文胸：怀孕后期，一定要选用不压迫乳房的大号文胸，并选用宽的肩带，以便能有效地拉起乳房的重量；选择全罩杯包容性好的款式，最好有侧提和软钢托的文胸，可以将乳房向内侧上方托起，防止外溢和下垂。乳头变得敏感脆弱，且可能有乳汁分泌，必要时可以选用乳垫来保护。

贴心提示：女性的乳房，尤其是乳头是非常敏感的部位，因此在护理和纠正时，一定用力要适当，以免引起宫缩。

如何选择孕期文胸

方便：准妈妈的内衣首先应该易于清洗，方便穿脱，尤其是孕晚期，最好是选择搭扣在前面的。

面料：舒适、吸汗、透气的纯棉质地是最理想的。色调应该选择明亮、轻快的颜色，如白色、粉色、淡蓝色等。

数量：每两个月为一个阶段，每个阶段至少要有两套内衣。如果乳房变化得快，应随时更换。

舒适：怀孕期间，最好选用全罩杯的文胸，并有软钢托支撑。

肩带：文胸肩带是否合适非常重要，尽量选择宽的肩带，合适的文胸肩带应该会紧紧地贴在你的肩胛骨附近，不应该有束缚感。在试穿文胸的时候，你可以举起手或耸耸肩，看看它是否容易掉下来或有任何不适。

安全：曾有研究发现，有些准妈妈奶水少，与穿着内衣不当有关，导致细微纤维进入乳腺管造成堵塞。因此，怀孕期不要戴过紧的文胸。不要贴身穿化纤衣服或羊毛类衣服。清洗时应与其他衣服分开，每次穿用前要将文胸内侧附着的纤维抖掉。

怀孕后也要定期自检

每月一次的乳房自检，也是保证孕期乳房健康所必需的。

可以选择沐浴前，站在浴室的镜子前面，仔细观察每一侧乳房的外观、大小、皮肤颜色或者乳头颜色的变化，乳房是否有湿疹，或者皮肤是否出现凸痕，两个乳头高度是否有差别，乳头有无液体流出。如果乳房有明显变化，你就需要注意了。

双臂高举过头，仔细观察两侧乳房，观察的具体内容如上。

放下两臂，双手叉腰，两肘努力向后，使胸部肌肉绷紧，观察两侧乳房是否等高、对称，乳头、乳晕和皮肤有无异常。

还可以采用触摸法，在床上躺平，右臂高举过头，可在右肩下垫一软垫，使右侧乳房成水平状态。左手四指并拢用指端掌面顺时针按压，检查乳房各部位是否有肿块或其他变化。然后用同样的方法检查左侧乳房，并比较左右乳房有何不同。（见图101）

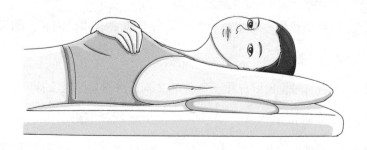

图101

贴心提示：如发现肿块或其他异常，应立即到医院就诊，并告知医生怀孕的具体情况，以免耽搁诊断和治疗的时间。

哺乳期后的乳房恢复

乳房是否会因为给小宝宝喂奶而改变形状，这很难预先知道。因为在怀孕前和怀孕期间结缔组织的坚实程度对乳房的形状有决定作用。在刚刚断奶之后，很多女性都感觉自己变平胸了。

从医学的角度来看，在哺乳期后乳房的形状发生变化是非常正常的，因为哺乳期后，乳房中的内分泌开始收缩，因而乳房上的皮肤"外衣"就显得过于宽大了。另外，在怀孕期间积淀在乳房中的脂肪也在喂奶期间被消耗了。

但是，这并不意味着乳房的形状就此定型了。

乳房自身是没有肌肉的，而是由乳腺、结缔组织和脂肪组织构成。皮肤和结缔组织中的血液循环越好，乳房就将有更美丽的外形。

下面的方法可以让你的乳房重新坚挺：

结缔组织：冷热交替使之强壮。

用冷、热水交替淋浴对乳房可以起到"增高"的作用。每天早上用约1分钟的时间，以10秒钟为一个单位，交替地用冷、热水淋浴，在胸部画圈，这样会对乳房壁和乳房内纤维都起到锻炼作用。更有效的方法是使用喷出旋转水流的淋浴龙头。下面这个做法需要一些"毅力"，但是作用更好——用冰块代替冷水，最好是用圆形的没有棱角的冰块。突然的冷敷让皮肤的毛孔快速收缩，从而刺激细胞的血液循环和能量供应。相似的办法是用"冰爽文胸"，也就是把内有特种乳胶的文胸放在冰箱的冷藏室（千万不要放在冷冻室里！）10分钟，然后穿戴。

皮肤：油脂使之紧绷。

乳房上的皮肤是非常敏感的，因为它们几乎没有皮脂腺，因此每天用乳霜呵护是非常有必要的。尽管不存在让乳房变大或者变小的神奇乳霜，但是科学研究证明，对乳房经常进行温柔地抚摩会使它们保持坚挺。如果同时配用乳房专用的乳霜会有更好的效果。

乳头：敲击按摩使之恢复活力。

大多数用于乳房的产品只有在使用了一段时间之后，才能显现出效果，尤其是在早上和晚上使用。最好的按摩方法是把乳霜先涂在手上，使之变得温暖，然后从乳房的下方向上画圆圈并向两边按摩。最后用指尖在乳头周围画圈，并敲击乳头，这样可以促进血液循环，并促进组织中细胞的新陈代谢。

挺拔的形状：少吃盐。

饮食也对乳房坚挺的外形起到决定作用。含盐过多的食品会因为组织中"保存"了大量水分而导致乳房下垂。相反富含维生素C的食品，如高粱和猕猴桃，可以强化组织纤维。另外，对健胸很有帮助的食物还有含丰富蛋白质的木瓜、鱼、肉、鲜奶等，以及黄豆、花生、杏仁、桃仁、芝麻及粟米等，富含维生素E的食物，如芹菜、核桃也是不可或缺的。含维生素A的食物，如花椰菜及葵花子油等，可刺激到激素的分泌；含B族维生素的食物，如牛肉、牛奶、豆类及猪肝等，有助于激素的合成，这些都对保持乳房的挺拔很有帮助。

产后妈妈如何护理乳房

哺育婴儿是母爱的体现，母乳喂养是喂养婴儿的最佳方式。凡是身体健康的产妇，都应以母乳喂养自己的孩子。有不少产妇，孩子生下后便拒绝哺乳，代之以人工喂养，为的就是保持乳房的原有形态。请不必担心，只要保养得法，乳房就不会下垂。

哺乳期间应注意以下几点：

①产后要早吸吮。分娩后30分钟，母婴裸体皮肤接触并让婴儿吸吮30分钟以上。早吸吮有利于早分泌、多分泌乳汁，也有利于乳房的健康和子宫的收缩。大多数妇女在产后第二天就可从乳头挤出少许乳汁，叫作初乳，以后

由于哺乳的关系，乳汁的分泌量日见增多。②根据具体情况选择正确的喂奶方式，一般常用坐式、侧卧式、环抱式等。正确的喂奶姿势有利于防止乳头疾病的发生。根据婴儿需要随时哺乳。每次喂奶后应将乳汁排空。③哺乳时不要让孩子过度牵拉乳头，每次哺乳后，用手轻轻托起乳房按摩10分钟。④每日至少用温水洗浴乳房两次，这样不仅有利于乳房的清洁卫生，而且能增加悬韧带的弹性，从而防止乳房下垂。⑤文胸选戴松紧合适，令其发挥最佳提托效果。⑥哺乳期不要过长。孩子满10个月，即应断奶。⑦注意婴儿口腔卫生，如有乳头破损，要停止喂奶并及时治疗。⑧哺乳期妇女应注意休息，保持精神愉快，增强全身抵抗力，减少乳腺炎的发生。一旦发现乳腺炎要及时去医院，在医生指导下治疗。⑨坚持做俯卧撑等扩胸运动，促使胸部肌肉发达有力，增强对乳房的支撑作用。

产妇产后乳房不发胀，奶水自然也不多，怎么办

乳母的乳汁如不足，就要采取下奶的方法使乳汁量增多。无论是什么原因引起的乳汁不足，首先都要鼓励乳母，使其对母乳喂养充满信心，情绪乐观，虽然奶量少，也要坚持按时喂奶；饮食起居安排得当，不要过度劳累，睡眠应充足；饮食要富于营养，多喝些鸡汤、鱼汤、排骨汤、鲫鱼或猪蹄汤；口服多种维生素；同时配合中西药物或针灸治疗。下面介绍几个催奶的偏方：

①常用中药方剂为：王不留行、漏芦、木通、当归各9克，炙黄芪、丹参各15克，党参20克，穿山甲12克，每日1剂，水煎服。也可将中药与猪蹄1对一起炖服。②西药可服甲状腺素0.03克，每日2～3次，连服5天。③针刺穴位可采用外关、少泽、足三里、合谷，艾灸膻中穴。

每次哺乳时，双侧乳汁都要吸净，有剩余的也要全部挤出，这样可以多分泌乳汁。如果母亲的乳腺发育很差，即使采用上述各种方法，也不会有多

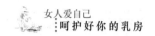

大效果，但这毕竟属于少数。

产后乳房松弛怎么办

有些女性在生完孩子后，为了使乳房不松弛，保持身材不走样，放弃给孩子哺乳。给孩子喂奶后，乳房就真的无法保持原状了吗？

其实，大多数妈妈产后并不会出现乳房松弛。但也有几种情况会影响胸部挺拔：生育多胎，乳房会变得松弛；年龄大了，乳房会因重力的作用变得松弛，这是不可避免的；哺乳时间过长，比如一般提倡喂4～10个月，但有些妈妈喂到2岁；每次哺乳时间过长，有些妈妈让孩子含着乳头睡觉，一喂就是1个小时，这种情况较多见；还有，有些人乳房较大，本身就松，哺乳后会变得更松。

专家指出，产后采用一些正确的保养方法，就能让乳房保持健美。比如：

①健胸操，这是最有效、最经济的方法。产后若及时进行胸部肌肉锻炼，能使乳房看上去坚挺、结实、丰满。但健胸运动需要长期坚持，效果才明显。②戴合适的文胸，从哺乳期开始，就要坚持戴文胸。如果不戴文胸，重量增加后的乳房会明显下垂。穿文胸时，要选择大小合适、有钢托的款式。③喂奶姿势正确，哺乳时，应两个乳房交替喂奶，每次时间不超过20分钟。④经常按摩，将一只手的示指、中指、无名指并拢，放在对侧乳房上，以乳头为中心，顺时针由乳房外缘向内侧画圈。两侧乳房各做10次，可以促进局部的血液循环，增加乳房的营养供给，并有利于雌激素分泌。⑤沐浴乳房，在沐浴时，使用花洒冷热交替喷洒乳房，有助于提高胸部皮肤张力，促进乳房血液循环。

此外，多吃富含维生素E和B族维生素的食物，如瘦肉、蛋、奶、豆类、芝麻等，也有利于保持乳房的健美。

产后乳房需不需要"揉"

李女士在医院剖宫产下女儿后第3天，一位妇女走进病房，自称是揉乳师，了解李女士乳汁分泌情况，问是否需要揉乳。

李女士感觉自己乳汁很少，便同意了揉乳。揉乳师连着给她揉了3天，每天1次。看着揉乳师汗流浃背卖力地揉，李女士和家人都很高兴。可几天后，李女士突然感到乳房灼痛。经检查，她患上了乳腺炎。医生诊断称，是由于揉乳不当造成的。

通过了解，因揉乳揉坏乳房的产妇还真不少。很多产妇生产后，都有过揉乳的经历。

催乳师、揉乳师，近年来在各地悄然兴起，几乎在医院里生产后，就会有揉乳师造访。有的产妇请揉乳师，也有的产妇让家里的老人或爱人给其按摩揉乳。由于不懂乳房护理知识，往往因过于用力给乳房造成伤害。

揉乳催乳是否有科学依据？专家说，催乳、揉乳是民间说法，实际叫作乳房护理。产后乳房护理不能乱揉，必须是经过专业培训的人员才能揉。

有的产妇产后会出现乳房胀痛的情况，那是乳腺管堵塞、不通畅，造成乳汁淤积引起的。这样的产妇，需要专业的人员为其进行乳房护理，即轻轻沿着乳腺管的走向按摩，将乳汁淤积的地方揉通。乳腺管通畅了，乳汁自然就会顺畅地流出来。

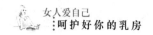

乳汁淤积、乳腺堵塞的地方，民间叫"奶核"。有些农村妇女，对乳房护理的知识根本不懂，认为只要用劲儿揉，就能将"奶核"揉开。

其实，乳房是个非常娇气的器官。对乳房护理知识不了解、没经过正规培训的人，无法掌握好手法的轻重，多用蛮劲对乳房进行暴力挤压。暴力挤压，不仅不能将乳汁淤积的乳腺管通开，反而还会使乳汁淤积更严重，从而引发乳腺炎。

此外，对于乳头发生皲裂的产妇，如果按摩者不卫生，会大大增加感染的机会，细菌可从乳头皲裂处进入乳腺组织，从而引发乳腺炎。

专家提醒，乳汁的分泌，与人的神经系统有很大关系，一些刺激有利于乳汁分泌。如产妇生产后，就应与宝宝有皮肤的接触，如贴贴脸，或者产妇能坐起时，抱抱宝宝，增进母子感情，这些都对产妇是一个刺激。另外，自然生产的产妇，半小时后即可让宝宝吸吮乳头。剖宫产的产妇在麻醉清醒后，也应在宝宝每次饥饿时，让宝宝吸吮乳头。宝宝吸吮的刺激，能加快乳汁分泌。

另外，营养、心情对乳汁分泌也有很大的影响。有的产妇产后心情忧郁，会影响乳汁的分泌。进食少、偏食，也不利于下奶。所以，产后要加强营养，如多喝排骨汤、猪手黄豆汤、公鸡汤（千万不能喝母鸡汤，母鸡汤有回奶作用）、乌鸡汤、鱼汤等汤类，能加快乳汁分泌。

经过以上调理，如果乳汁分泌依然很少，可在医生的指导下，服用一些通乳的中药。

产妇如果乳房胀痛不明显，说明乳汁没有淤积，没有必要进行揉乳，自己进行轻轻地按摩即可。如果乳房胀痛得厉害，也应请医院护士等专业人员进行乳房护理。

自然生产的产妇一般在2天后开始下奶，之后随着营养的加强，乳汁分泌会越来越多。剖宫产的产妇，在3天后也会开始下奶，之后随着能正常进食、营养的增加，乳汁会越来越多。

产妇乳头皲裂，多是哺乳姿势不正确造成的，应在医护人员的指导下，及时调整哺乳姿势。乳头凹陷的问题，在孕早期就应该在医生的指导下纠正。如果纠正晚了，效果不佳。

新生婴儿乳房肿大正常吗？

新生儿出生后3～5天时，不论男女，都有可能出现乳房肿大，如同蚕豆或杏核大小，有时还可看到流出少量乳汁样的淡黄色液体。这些现象常使年轻的父母迷惑不解，深感不安。其实，新生儿出现乳房肿大及泌乳的现象是正常的，父母不必担心。

新生儿乳房肿大及泌乳的原因是由于在出生前胎儿通过胎盘得到母体给予的相应激素所造成的。如从母体中得到的黄体酮，能刺激新生儿乳房增大充盈；泌乳素可促进新生儿乳房泌乳。新生儿乳房肿大及泌乳都是暂时的生理现象，2～3周后就会自然消失，极少数要延续1个月以上。

但是，有些人由于旧风俗习惯的影响，认为新生儿要挤压奶头，特别是女娃娃，如果不挤压奶头，日后就是瞎奶头，将来不能喂奶。这是一种极为错误、没有任何科学根据的陋习。相反，挤压乳头，有可能破坏乳腺功能或造成乳头的扭曲。

同时，挤压新生儿奶头还是一种非常危险的做法。局部的挤压，很容易

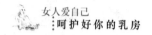

引起皮肤的破损，除了给新生儿带来不必要的痛苦外，还可使皮肤表面的细菌乘虚而入，造成新生儿乳房红肿热痛，发生乳腺炎。而新生儿的抵抗力比较差，很有可能引起病菌在全身的扩散，出现败血症，危及新生儿的生命。

新生儿乳房肿大是新生儿时期特有的生理现象，父母不必进行任何处理，尤其是千万不要热敷、按摩、挤压，随着时间的推移，肿大的乳房会自行消失。

怀孕前后乳房变化答疑

产后，乳房变得非常丰满且有了乳汁，很多妈妈都会面临着一系列的乳房问题：比如，如何清洁，如何自检，以及如何防止乳汁渗漏等。

（1）产后乳房如何清洁。

每天以棉球沾水或婴儿油清洁乳房，避免使用碱性香皂，因为它会将皮肤的油脂洗掉，令肌肤变得干燥、敏感。小心地照顾您的乳房，切勿用毛巾用力擦拭，小心拍干即可。穿文胸之前最好先让乳房自然干，每次哺乳前应记得洗手以预防感染。

（2）怀孕及哺乳期，如何自检。

怀孕或哺乳时因乳房胀大，常常容易忽略乳房病变，其实这个时候乳房患病的危险性并不低，因此怀孕或哺乳期间，乳房检查仍有必要。专家提醒，怀孕或哺乳期妇女也应该定期自我检查，尤其怀孕期间，因受内分泌影响，某些乳房肿瘤可能变大，特别是腺瘤，会给妈妈造成心理上的焦虑，需要作进一步检查确诊。与繁杂的医院检查不同的是，日常生活中的自我检查显得快速而简单。

（3）为什么会乳管阻塞。

刚哺乳的头几周，可能发生乳管阻塞的情况。原因很可能是胀奶、文胸太紧或干燥的乳汁堵住了乳头所致。如果乳管堵住了，乳房会变得沉重，同时皮肤发红。

使乳管通畅的办法是用胀奶的那一侧乳房哺乳，喂奶时由疼痛处的上方朝乳头的方向按摩也可以缓解，如果乳房还未通畅的话，不应再用此侧的乳房哺乳，需立即就医。

如果文胸不合适，乳头在文胸的压迫下，容易致使乳头和文胸之间摩擦加剧，造成乳管堵塞，会引起奶水少或无奶的现象。所以一定要选对文胸。同时注意保持文胸和乳房的清洁，尽量不要使用充满香气的肥皂和化妆水来清洁乳房。

（4）胀奶怎么办。

产后3～4天，乳房中会充满乳汁，乳房变大变重，变得柔软而且温暖，此即俗称的胀奶。胀奶通常只持续1～2天，但非常不舒服。缓解胀奶的办法是用吸奶器人工挤奶或给宝宝喂食（哺喂前应先挤掉一些，好让宝宝能更好地吮吸乳房）。此外，热敷或轻缓地按摩都可以缓解疼痛。

（5）乳头疼痛怎么办。

开始哺乳时，宝宝吸食的前几分钟，乳房感觉有点儿疼痛，这种疼痛是正常的，几天后就会消失。但如果乳头持续疼痛，您就需要去看专科医生了。

（6）乳头皲裂怎么办。

哺乳时，宝宝不正确的吮吸乳房，可能造成乳头疼痛及皲裂。只有在开始和结束哺乳时小心地处理，才可避免；若已经发生疼痛或皲裂，喂食前后

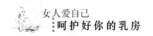

也必须小心地处理好，让乳头能尽快康复。

（7）有必要使用乳头套吗。

为保护疼痛的乳头，可以使用乳头套。哺乳时将乳头套套在乳头上，让宝宝通过套子吸奶。将您的手置于乳房与肋骨间，轻轻地向上挤，以便将乳头置于乳头套间，这个方法可以让宝宝完全吸入乳头，并避免疼痛的乳头受伤。宝宝很快便会适应乳头套的感觉和味道。

（8）如何防止乳汁渗漏。

如果您使用胸垫来防止乳汁渗出沾湿衣服的话，应避免选购有塑胶边或支撑的胸垫。每次喂奶后或湿透时即应更换胸垫。

（9）我得的是乳腺炎吗。

乳腺炎最初的症状是乳房肿胀、变软且感染的部位红肿，有时还出现以下症状：包括发热、发冷、疼痛、头痛、恶心及呕吐。如果您怀疑自己患上乳腺炎，应立即就医。如果治疗妥当，乳腺炎可在1周左右治愈。由于乳腺炎只感染乳房组织，与乳汁无关，因此不会传染给宝宝。

（10）乳房充血怎么办。

乳房充血可在产后乳腺刚开始分泌乳汁的24～72小时发生，也有可能发生在给孩子断奶的过程中。乳腺充血会使乳部胀满、肿大，双乳触痛。这时候应采用哺乳期专用优质文胸，并且用冰块冷敷，几天之后就能消肿。随着乳汁分泌正常，乳房会变软。

（11）断奶后渗乳，正常吗。

很多妈妈发现，她们停止母乳几周乃至几个月之后，依然发现乳房继续渗出少量的乳汁。这也是属于正常现象，因此不需要过分担心。

（12）选择文胸。

应尽量选择合身、舒适、棉质的文胸。产后，特别是断奶后的一段时期内，胸围会不断变化，要注意随时更换，保证穿合身的文胸，预防乳房下垂。

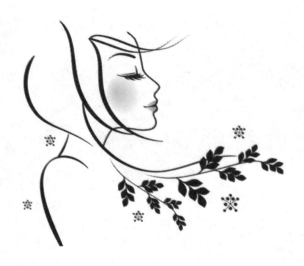